常见
脊柱外科
疾病诊疗

陈修福　编著

赵永生　审

化学工业出版社

·北京·

内容简介

本书紧密结合国内外脊柱疾病领域的最新研究成果，系统地对常见脊柱疾病进行了全面而深入的阐述，内容涵盖了颈椎疾病、胸椎疾病、腰椎疾病、脊柱脊髓损伤、脊柱脊髓畸形、脊柱感染以及脊柱肿瘤等常见疾病，详细介绍了每种疾病的临床表现、诊断要点、治疗策略及康复指导。本书内容丰富、实用性强，不仅总结了丰富的临床经验，还介绍了前沿的医学理念和技术手段，旨在提高脊柱外科临床工作者的临床诊疗水平。

本书适合骨科住院医师、实习医师、研究生等相关专业人员阅读参考，还可作为脊柱外科住院医师培训的指导用书。

图书在版编目（CIP）数据

常见脊柱外科疾病诊疗 / 陈修福编著. -- 北京：
化学工业出版社，2025. 9. -- ISBN 978-7-122-48787-2

Ⅰ. R681.5

中国国家版本馆CIP数据核字第2025E1P666号

责任编辑：戴小玲　李　悦
责任校对：王鹏飞
装帧设计：王晓宇

出版发行：化学工业出版社
　　　　　（北京市东城区青年湖南街 13 号　邮政编码 100011）
印　　装：北京科印技术咨询服务有限公司数码印刷分部
710mm×1000mm　1/16　印张 15　字数 284 千字
2025 年 9 月北京第 1 版第 1 次印刷

购书咨询：010-64518888　　　　售后服务：010-64518899
网　　址：http://www.cip.com.cn
凡购买本书，如有缺损质量问题，本社销售中心负责调换。

定　　价：78.00元　　　　　　　　版权所有　违者必究

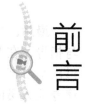

在医学飞速发展的浪潮中，脊柱外科领域正在经历着前所未有的变革与进步。脊柱作为人体最重要的支撑与保护结构之一，其健康状况关系到患者的生活质量与身体功能。然而，脊柱疾病的复杂性与多样性给临床诊疗带来了诸多挑战。作为一名长期从事脊柱外科临床与研究工作的医生，我深知医疗专业人员在面对脊柱疾病诊疗时的困惑与需求，正是基于这样的初衷，编写了这本《常见脊柱外科疾病诊疗》。

全书内容涵盖了脊柱外科的基础知识以及常见脊柱疾病的详细诊疗要点。在基础部分，详细介绍了脊柱的解剖结构、生理功能、生物力学特性以及影像学检查方法等。这些基础知识是理解脊柱疾病发生机制、制定合理诊疗方案的前提。

在疾病诊疗部分，本书分别对颈椎疾病、胸椎疾病、腰椎疾病、脊柱脊髓损伤、脊柱脊髓畸形、脊柱感染以及脊柱肿瘤等常见脊柱外科疾病进行了系统阐述。书中不仅介绍了颈椎病、颈椎后纵韧带骨化症等常见疾病的诊疗方法，还探讨了颈椎疾病的微创治疗技术。胸椎疾病的诊疗部分介绍了多种胸椎疾病的诊疗技巧。腰椎疾病部分则涵盖了腰椎间盘突出症、腰椎管狭窄症、腰椎滑脱症等疾病的诊断与治疗，同时强调了术后康复的重要性。脊柱脊髓损伤的部分扼要地概述了损伤的分类、诊断以及手术治疗原则，为临床医生提供了清晰的诊疗思路。脊柱脊髓畸形部分则详细阐述了脊柱侧弯等疾病的病因、临床表现、诊断方法及手术策略。脊柱感染部分探讨了脊柱结核、椎间隙化脓性感染等疾病的诊断要点、治疗方案及预后评估。脊柱肿瘤部分则涵盖了脊柱原发性肿瘤和转移性肿瘤的诊断、治疗策略及术后随访，结合新近研究进展，为读者提供了肿瘤诊疗指导。各章节从疾病的临床表现、诊断要点、鉴别诊断、治疗策略以及术后康复指导等方面展开，结合临床案例与实践经验，旨在为读者提供全面、实用的诊疗思路与方法。

最后，本书的编写得到了青岛市市立医院脊柱外科赵永生主任的审阅与指导，在此特别致谢。同时，也要感谢参与本书编写与出版的同仁们的付出与支持。希望本书能够成为骨科住院医师、主治医师、康复医师等医疗专业人员的良师益友。期待与大家共同在脊柱外科领域探索前行，为患者的脊柱健康保驾护航。

CONTENTS

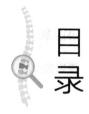

目录

第八章

脊柱肿瘤

第一章
脊柱外科基础

第一节　脊柱解剖

脊柱是人体最重要的骨骼结构之一，脊柱的解剖学研究对于理解脊柱功能、脊柱疾病的发病机制以及治疗手段具有重要的意义。

一、脊柱骨骼

脊柱由 30 多块不同的椎骨组成，包括 7 块颈椎、12 块胸椎、5 块腰椎、5 块融合骶椎以及 3～5 块融合尾骨，是人体重要的支撑结构。每个椎骨由椎体、椎弓、椎孔和突起（棘突、关节突及横突等）构成。椎体是脊柱的主要承重部分，椎管内有神经组织，椎间盘位于相邻椎体之间，由纤维环和髓核组成，起到缓冲和稳定作用。

1. 椎骨结构

（1）颈椎：颈椎由 7 块椎骨组成，具有较大的灵活性。寰枢椎上承颅骨，下接下位颈椎，其位置深在，周围解剖结构复杂。颈椎主要负责支撑头颅，完成屈伸、旋转等动作。其具有横突孔和钩椎关节，横突孔内有椎动脉穿过，钩椎关节在椎体的两侧起到维持颈椎稳定性方面的重要作用。

（2）胸椎：胸椎由 12 块椎骨组成，其与肋骨相连，形成胸廓，具有保护心、肺等重要脏器的作用。胸椎的棘突较长，呈叠瓦状排布。

（3）腰椎：腰椎由 5 块椎骨组成，它是脊柱的主要承重部分，承担上半身的重量。腰椎的椎体较大，棘突呈板状。

（4）骶骨和尾骨：骶骨由 5 块骶椎融合而成，尾骨由 3～4 块尾椎融合而成。骶骨与尾骨共同构成骨盆的一部分，起到支撑和保护作用。

2. 椎间盘

椎间盘是脊柱的重要组成部分，椎间盘的退变是导致脊柱疾病的重要因素之一。有研究表明，椎间盘退变与细胞老化和基因组不稳定密切相关。老化的椎间盘细胞通过分泌异化性细胞因子，降低邻近细胞的生理功能，促进细胞外基质的降解。椎间盘的力学功能和成分的量化研究为理解其健康状况提供了新的视角。

二、脊柱肌肉

脊柱周围的肌肉系统主要由多裂肌、竖脊肌、腰方肌等组成，负责维持脊柱的稳定性和支持躯干运动。肌肉的分布和功能因脊柱部位不同而异。

1. 多裂肌

多裂肌是脊柱深层的主要肌肉，主要负责维持脊柱的稳定性。研究表明，多裂肌的肌张力可以有效减少椎间盘的压力，其功能障碍与脊柱不稳定和腰痛密切相关。

2. 竖脊肌

竖脊肌是椎旁肌肉中最重要的一组肌肉，由髂肋肌、最长肌和棘肌组成，起自骶骨和髂嵴，向上分为多条肌束，止于椎骨、肋骨和枕骨。竖脊肌的主要功能是支配脊柱的后伸和侧屈，其功能障碍可能导致脊柱侧弯和腰椎不稳。

3. 腰方肌

腰方肌位于腰椎侧方，主要负责腰椎的侧弯和旋转。腰方肌的肌力和耐力与腰椎的稳定性密切相关。

在临床手术中采用椎旁肌间隙入路不仅可以最大程度地减少软组织损伤，而且从不同肌间隙入路可以显露腰椎的不同部位，灵活选择手术方式。Wiltse 肌间隙入路为通过多裂肌与最长肌之间的间隙显露腰椎，此术式与传统肌肉剥离的手术方式相比创伤明显减小。另外，还有最长肌和髂肋肌之间的 LIMP 间隙入路、髂肋肌与腰方肌之间的 Watkins 肌间隙入路等。

三、脊髓神经

脊髓是中枢神经系统的重要组成部分，通过椎管贯穿脊柱全长，脊髓的主要功能是传导神经信号和协调反射活动。脊髓控制躯干和四肢肌肉，并接收来自这些区域的感觉传入，脊髓充当沟通的媒介，将运动信息从大脑传递到外周，在远端接收感觉信息并将其传入中枢。它从延髓延伸到第一腰椎的下缘，脊髓末端呈圆锥形结构，称为脊髓圆锥。在成人中，脊髓长约45cm，最宽处直径约1cm。脊髓分为31对脊神经，包括8对颈神经、12对胸神经、5对腰神经、5对骶神经和1对尾神经。

1. 脊髓结构

脊髓由三层脑膜覆盖，由外向内依次为硬脊膜、蛛网膜和软脊膜。脊髓的横切面可见灰质和白质，脊髓的灰质位于中央，外周被白质包围，其形状类似字母 H，中间通过一条由灰质和白质组成的狭窄桥梁相连，中央管从中穿过，上行和下行神经通路在脊髓组织中有着特定的位置。脊髓灰质主要由神经元胞体构成，负责处理神经信号；白质则由神经纤维构成，负责传导神经信号。脊髓的结构和功能在不同部位有所不同。例如，颈膨大和腰骶膨大是脊髓的重要结构，分别负责上肢和下肢的运动和感觉。

2. 脊髓损伤与新治疗

干细胞技术的发展为脊髓损伤的康复治疗提供了新思路。研究表明，神经干细胞移植具有独特的神经保护功能，可促进急性脊髓损伤后的功能恢复。干细胞通过释放旁分泌因子，减少神经元凋亡、小胶质细胞活化和神经炎症，显著降低脊髓损伤的程度，促进功能恢复。

四、脊柱的血液供应

脊柱的血液供应主要来自椎动脉、脊髓动脉和节段性动脉。椎动脉负责供应颈椎和上胸椎的血液，而脊髓动脉则为脊髓提供营养。节段性动脉从主动脉分支而来，供应腰椎和下胸椎的血液。

1. 椎动脉

椎动脉起源于锁骨下动脉，经过颈椎横突孔进入颅腔，供应颈椎和上胸椎的血液。椎动脉通过提供近三分之一的脑血流发挥关键作用，主要参与后循环。椎动脉的血流动力学特性与颈椎的稳定性密切相关。颈椎钝器、穿透性损伤可能会对椎动脉造成伤害，椎动脉损伤最令人恐惧的并发症是后循环中风，在创伤环境中对这些损伤进行适当的筛查和治疗对于预防破坏性的神经系统后遗症仍然至关重要。脊柱外科医生需要对椎动脉解剖结构有扎实的了解，以免在颈椎入路和器械检查期间发生椎动脉损伤。

2. 脊髓动脉

脊髓动脉主要由椎动脉分支而来，负责供应脊髓的血液。研究表明，脊髓动脉的血流动力学特性与脊髓的营养供应密切相关。

3. 节段性动脉

节段性动脉从主动脉分支而来，供应腰椎和下胸椎的血液。研究表明，节段性动脉的血流动力学特性与椎间盘的营养密切相关。椎间盘的营养主要通过软骨终板从椎体的血液中获取，而纤维环则通过外层的血管网获取营养。

五、总结

脊柱的解剖结构复杂且功能多样，脊柱骨骼、肌肉、神经和血液供应系统共同协作，维持人体的正常功能。随着研究的深入，椎间盘退变、脊髓损伤和脊柱血液供应等领域的新进展为脊柱疾病的治疗提供了新的思路和方法。未来的研究应进一步探索脊柱各部分结构的功能及其相互关系，为脊柱相关疾病的诊断和治疗提供更全面的理论支持。

参考文献

[1] Bican O, Minagar A, Pruitt A A. The spinal cord: a review of functional neuroanatomy. Neurol Clin,

2013, 31(1): 1-18.

[2] Hermes T A, Jarry V M, Reis F, et al. Anatomy and Imaging of the Spinal Cord: An Overview. Semin Ultrasound CT MR, 2023, 44(5): 400-407.

[3] 吕国华. 内镜脊柱微创外科技术的基础与临床研究. 中南大学学报, 2009.

[4] 王世栋，邓雪飞，尹宗生，等. 腰椎后路椎旁肌间隙入路的解剖学与影像学观察. 中国脊柱脊髓杂志, 2013, 23(03): 257-262.

[5] Peeters J B, Idriceanu T, El Hage G, et al. A comprehensive review of the vertebral artery anatomy. Neurochirurgie, 2024, 70(3): 101518.

[6] Lee M J, Weaver D J, El Dafrawy M H. Extracranial Vertebral Artery Injuries. J Am Acad Orthop Surg, 2024, 32(18): e899-e908.

[7] Stanners M, O' Riordan M, Hartley L, et al. The mechanical properties of the spinal cord: a protocol for a systematic review of previous testing procedures and results. Syst Rev, 2024, 13(1): 56.

[8] Taitano R I, Yakovenko S, Gritsenko V. Muscle anatomy is reflected in the spatial organization of the spinal motoneuron pools. Commun Biol, 2024, 7(1): 97.

[9] Davis L, Diaz C, Hulsey K, et al. Combining physical therapy and anatomy education in a high school anatomy outreach program in central Arkansas. Anat Sci Educ, 2025, 18(4): 406-414.

[10] Myatich A, Haque A, Sole C, et al. Clemastine in remyelination and protection of neurons and skeletal muscle after spinal cord injury. Neural Regen Res, 2023, 18(5): 940-946.

[11] Kong G, Xiong W, Li C, et al. Treg cells-derived exosomes promote bloodspinal cord barrier repair and motor function recovery after spinal cord injury by delivering miR-2861. J Nanobiotechnology, 2023, 21(1):364.

[12] Chen G, Lin C, Zhu Z, et al. Increased blood flow of spinal cord lesion after decompression improves neurological recovery of degenerative cervical myelopathy: an intraoperative ultrasonography-based prospective cohort study. Int J Surg, 2023, 109(5):1149-1157.

[13] Gonuguntla S, Herz J. Unraveling the lymphatic system in the spinal cord meninges: a critical element in protecting the central nervous system. Cell Mol Life Sci, 2023, 80(12):366.

第二节　脊柱运动功能

脊柱运动功能是脊柱在神经和肌肉的共同作用下，完成多种运动协调能力和灵活性等动作，主要涉及屈伸运动、侧屈运动、旋转运动等动作。它涉及脊柱运动的解剖结构、基本形式、生物力学基础以及测量等多个方面。

一、脊柱运动的结构

（1）每节椎骨的长度、宽度及高度由上到下逐渐增加，以承受更大的压力。椎体之间通过椎间盘、关节突关节、韧带和周围的肌肉相互连接，构成了脊柱最基本的运动单位。椎体之间的协同作用形成三维运动能力，使脊柱起到承载、运动、保护内脏器官及脊髓神经等作用。

（2）正常脊柱在屈伸、旋转及侧弯时呈现特定运动序列。例如，颈椎在头部运动时各节段椎骨存在一致性模式，80%～90%的年轻健康个体呈现可预测的运动序列。然而，随着年龄的增长，脊柱的运动幅度逐渐减小，但基本运动序列可能仍保持稳定。脊柱的生理运动功能与退变后运动功能之间的差异是临床诊断疾病的关键点之一。退变早期受累节段仍维持一定活动度，但随着退变加重，受累节段的活动度可能由邻近非退变节段来代偿。

二、脊柱运动的基本形式

脊柱的运动功能涉及多个解剖平面的协同作用，主要包括屈伸、侧屈、旋转三个基本动作。在日常生活中，脊柱的运动是这些基本形式的组合。例如，在弯腰时，脊柱主要进行屈伸运动；在转身时，脊柱主要进行旋转运动。脊柱的运动范围受到多种因素的影响，包括年龄、性别、姿势、肌肉力量和韧带的弹性等。

1. 屈伸运动

主要动作特征：在屈曲时脊柱前弯，椎体前部压缩，后部韧带复合体（如棘上韧带、棘间韧带等）拉伸，椎间盘后部承受张力。在伸展时，脊柱后仰，椎体后部结构压缩，前纵韧带及椎间盘前部受牵拉。脊柱屈伸动作主要涉及的平面为矢状面，胸椎屈伸活动度较小（15°～20°），而腰椎屈伸活动度较大（50°～60°）。在临床手术中，有研究表明腰椎椎间融合术可显著减少腰椎屈伸活动度。单侧固定减少77%，双侧固定减少83%。在康复治疗中，分段屈伸训练可改善躯干肌肉控制模式，节段性脊柱运动可以改善脊柱的活动性，并可能降低整体肌肉张力。

2. 侧屈运动

主要动作特征：在脊柱向一侧弯曲时，同侧的椎体呈压缩状态，而对侧韧带（如横突间韧带等）及肌肉（腰方肌、竖脊肌）拉伸，主要运动平面为额状面。颈椎侧屈活动范围为30°～45°，腰椎活动范围为20°～25°。在神经根型颈椎病康复治疗中，远离患侧的侧屈运动使患者椎间孔面积增大，而在治疗前向患侧主动伸展、侧屈使椎间孔面积减小，颈椎向患侧侧屈可减少椎间孔面积（平均减少12%），但会加剧神经根的压迫。

3. 旋转运动

主要动作特征：轴向旋转，椎体围绕垂直轴扭转，常与侧屈或屈伸结合。例如，在颈椎旋转时伴对侧侧屈可增加椎间孔面积，可改善椎间孔狭窄病人的神经压迫症状。腰椎旋转受限主要由纤维环和关节突方向决定，椎间盘切除术后腰椎旋转活动度增加，可能加剧节段不稳定。

4. 复合运动

复合动作由脊柱基本运动组合而成，如颈椎"旋转＋伸展＋对侧侧屈"，可显著增加其活动度。对于有颈椎失稳的患者，在运动时应注意避免剧烈活动，预防神经损伤、脱位等风险。临床中对于需要佩戴颈托的患者，硬质颈托可显著降低屈伸和旋转活动度，而软质颈托效果有限。脊柱侧凸患者为平衡脊柱侧弯、旋转等畸形，通常会通过改变椎旁肌肉协同模式驱动不同的优势肌肉作为变形的适应性补偿。

正常情况下，脊柱的运动范围因个体差异而有所不同。一般来说，颈椎的运动范围最大，腰椎次之，胸椎的运动范围相对较小。脊柱的运动模式也因姿势和活动类型而异。例如，在站立时，脊柱主要承受身体的重量，运动范围较小；在运动时，脊柱的运动范围和运动模式则更加复杂。脊柱运动功能的异常表现通常与脊柱疾病有关。例如，脊柱侧弯会导致脊柱的侧弯角度增大，影响脊柱的正常运动；椎间盘突出则会导致脊柱的屈伸和旋转运动受限。此外，脊柱的稳定性异常也会导致其运动功能的异常。例如，脊柱不稳定会导致脊柱的过度运动，可能会产生疼痛等不适。

三、脊柱运动的生物力学基础

脊柱由一系列运动节段组成，每个节段包含椎体、椎间盘、韧带和关节突关节等结构。脊柱的生物力学特性是其运动功能的基础，主要包括椎间盘的弹性、韧带的张力和肌肉的力量。椎间盘在正常活动及力学支撑中起着最重要的作用，它能够吸收和分散脊柱受到的压力，同时允许脊柱在一定范围内进行运动。韧带通过连接相邻的椎骨，维持脊柱的稳定性和正常形态。肌肉则为脊柱的运动提供动力，并在维持脊柱稳定性和保护脊髓方面发挥重要作用。

1. 脊柱解剖结构

脊柱的椎体、椎间盘及关节突关节等组成的运动单元，这些结构的协同作用使脊柱能够完成屈伸、侧弯、旋转等运动。

2. 肌肉系统的协调作用

椎旁肌群通过收缩产生力量，配合完成脊柱运动，直接影响脊柱负荷和稳定性。肌肉生理横截面积的变化会显著改变脊柱受力，而其他生物力学特性（如被动刚度、肌节长度等）的作用仍需深入研究。成人脊柱畸形（ASD）患者的椎旁肌力学性能下降，可能导致脊柱负荷异常。

3. 后韧带复合体

后韧带复合体主要包括黄韧带、棘间韧带和棘上韧带等，在缓解生物力学应力中起到关键作用，其力学特性退化可能与脊柱病理变化相关。

综上，脊柱运动的生物力学基础是解剖结构、肌肉力学、被动组织特性及外部负荷共同作用的动态系统，其研究对理解脊柱生理、病理及优化临床干预至关重要。

四、脊柱运动的测量

脊柱运动的测量是研究脊柱运动功能的重要手段，它可以帮助我们了解脊柱的运动范围、运动模式和生物力学特性。随着科学技术的不断发展，脊柱运动的测量方法也在不断更新和完善。

1. 传统的测量方法

传统的脊柱运动测量方法主要包括 X 线片测量、体表标志测量和关节活动度测量等。X 线片测量是通过拍摄脊柱的 X 线片，测量脊柱的弯曲度、椎体的倾斜角等参数，从而评估脊柱的运动状态。体表标志测量是通过测量脊柱表面的标志点的位置变化，来推断脊柱的运动情况。关节活动度测量则是通过测量脊柱各个关节的活动范围来评估脊柱的运动功能。这些传统方法虽然简单易行，但存在一定的局限性，如测量精度较低、无法实时测量等。

2. 现代的测量技术

随着计算机技术、影像技术和传感器技术的发展，现代的脊柱运动测量技术得到了很大的提高。例如，CT 扫描技术和 MRI 成像技术可以提供脊柱的高分辨率图像。通过对图像进行处理和分析，可以精确地测量脊柱的运动参数。运动捕捉系统则可以实时测量脊柱的运动轨迹和运动速度，为研究脊柱的运动模式提供了有力的工具。此外，一些新型的传感器技术，如光纤传感器和压力传感器，也可以用于测量脊柱的运动和力学特性。

3. 测量方法的比较与选择

不同的脊柱运动测量方法各有优缺点，选择合适的测量方法需要根据具体的研究目的和实验条件。传统的测量方法虽然精度较低，但成本较低，适合大规模的临床研究和初步筛查。现代的测量技术虽然精度高，但设备昂贵，操作复杂，适合实验室研究和高精度的测量。在实际应用中，可以根据需要将多种测量方法结合起来，以获得更全面、准确的测量结果。

五、脊柱运动功能的康复与治疗

脊柱运动功能的康复与治疗是脊柱疾病治疗的重要组成部分。康复治疗的目标是恢复脊柱的正常运动功能，提高脊柱的稳定性和灵活性。常用的康复治疗方法包括物理治疗、运动疗法和手术治疗。物理治疗可以通过热敷、按摩等方法缓解肌肉紧张，改善脊柱的血液循环。运动疗法则可以通过特定的运动训练，增强脊柱周围肌肉的力量和耐力，提高脊柱的稳定性。手术治疗则是针对一些严重的脊柱疾病，如脊柱侧弯和椎间盘突出等，通过手术纠正脊柱的畸形，恢复脊柱的正常结构和运动功能。

六、总结

脊柱运动功能是人体正常生理功能的重要组成部分，它涉及多个系统的协调作用。通过对脊柱运动学概念、运动功能、生物力学及测量方法等的研究，我们可以更好地了解脊柱的运动规律和机制，为脊柱疾病的预防、诊断和治疗提供理论依据。

参考文献

[1] Park W M, Li G, Cha T. Development of a novel FE model for investigation of interactions of multi motion segments of the lumbar spine. Med Eng Phys, 2023, 120: 104047.

[2] Schuermans V N E, Smeets A Y J M, Breen A, et al. An observational study of quality of motion in the aging cervical spine: sequence of segmental contributions in dynamic fluoroscopy recordings. BMC Musculoskelet Disord, 2024, 25(1): 330.

[3] Lindenmann S, Tsagkaris C, Farshad M, et al. Kinematics of the cervical spine under healthy and degenerative conditions: A systematic review. Ann Biomed Eng, 2022, 50(12): 1705-1733.

[4] Özkan T, Ünlüer N Ö, Yaşa M E, et al. The relationship between trunk control, spinal posture, and spinal mobility in patients with multiple sclerosis: a cross-sectional study. Turk J Med Sci, 2023, 54(1): 175-184.

[5] Meszaros-Beller L, Hammer M, Schmitt S, et al. Effect of neglecting passive spinal structures: a quantitative investigation using the forward-dynamics and inverse-dynamics musculoskeletal approach. Front Physiol, 2023, 14: 1135531.

[6] Cavalcanti Kußmaul A, Kühlein T, Greiner A, et al. Improving stability of atlantoaxial fusion: a biomechanical study. Eur J Orthop Surg Traumatol, 2023, 33(6): 2497-2503.

[7] Vedantam A, Harinathan B, Warraich A, et al. Differences in spinal cord biomechanics after laminectomy, laminoplasty, and laminectomy with fusion for degenerative cervical myelopathy. J Neurosurg Spine, 2023, 39(1): 28-39.

[8] Mok J M, Forsthoefel C, Diaz R L, et al. Biomechanical comparison of unilateral and bilateral pedicle screw fixation after multilevel lumbar lateral interbody fusion. Global Spine J, 2024, 14(5): 1524-1531.

[9] Mitsuda M, Nakajima M. Effects of spinal segmental flexion and extension exercises on spinal flexibility. J Bodyw Mov Ther, 2023, 35: 256-260.

[10] Wu S K, Chen H Y, You J Y, et al. Outcomes of active cervical therapeutic exercise on dynamic intervertebral foramen changes in neck pain patients with disc herniation. BMC Musculoskelet Disord, 2022, 23(1): 728.

[11] Feng K K, Xiang X B, Li C P, et al. The biomechanical effects of treating double-segment lumbar degenerative diseases with unilateral fixation through interlaminar fenestration interbody fusion surgery: a three-dimensional finite element study. BMC Musculoskelet Disord, 2025, 26(1): 40.

[12] Henn E D, Lanza S, Ambegaonkar J P, et al. Spinal counts, impact, and partnering movements in ballet, modern, and hip hop dance: A youTube video analysis study. J Dance Med Sci, 2023,27(4):203-221.

[13] Hidalgo-García C, Lorente A I, López-de-Celis C, et al. Effects of occipital-atlas stabilization on the upper cervical spine rotation combinations: an in vitro study. Sci Rep, 2023, 13(1): 3578.

[14] Huthwelker J, Konradi J, Wolf C, et al. Reference values and functional descriptions of transverse plane spinal dynamics during gait based on surface topography. Hum Mov Sci, 2023, 88: 103054.

[15] Jorda-Gomez P, Vanaclocha V, Vanaclocha A, et al. Cadaveric biomechanical studies of ADDISC total lumbar disc prosthesis. Clin Biomech (Bristol), 2024, 112: 106185.

[16] Bäcker H C, Elias P, Braun K F, et al. Cervical immobilization in trauma patients: soft collars better than rigid collars? A systematic review and meta-analysis. Eur Spine J, 2022, 31(12): 3378-3391.

[17] Wang W, Jiang N, Teng L, et al. Synergy analysis of back muscle activities in patients with adolescent idiopathic scoliosis based on high-density electromyogram. IEEE Trans Biomed Eng, 2022, 69(6): 2006-2017.

[18] Malakoutian M, Sanchez C A, Brown S H M, et al. Biomechanical properties of paraspinal muscles influence spinal loading-a musculoskeletal simulation study. Front Bioeng Biotechnol, 2022, 10: 852201.

第三节　脊柱体格检查

体格检查作为临床诊断的第一步，具有简单、无创、经济等优点。系统掌握颈椎、胸椎、腰椎、骶椎的体格检查方法，包括观察外观、触诊、叩诊、运动、测量等检查，以及特殊体格检查及其临床意义，能够帮助医生初步判断病变部位和性质，为后续的影像学检查和治疗提供方向，早期发现和诊断脊柱相关疾病，优化治疗方案并改善患者预后。

一、颈椎体格检查

1. 观察外观

（1）姿势评估：检查患者站立或坐位时的头部位置，注意头部位置是否在中立位。正常情况下，头部应保持中立位，检查颈部对称性、生理曲度，注意查看有无侧弯、斜颈、肿块、皮肤异常及活动受限。颈椎前倾、后仰、侧偏或旋转等异常姿势可能提示颈椎病变或肌肉失衡。

（2）形态观察：注意颈椎的生理前凸是否正常，有无后凸、侧凸畸形。颈椎后凸可见于颈椎结核、肿瘤、畸形、严重退行性变等；侧凸可能与外伤、肌肉痉挛、姿势不良等因素有关。

2. 触诊

（1）棘突触诊：自上而下依次触摸颈椎棘突（C2～C7），检查其排列是否整齐，有无偏歪、压痛，检查关节突关节有无压痛、肌肉紧张等。正常棘突无压痛，若出现压痛，提示可能有棘突炎、颈椎骨折、颈椎间盘突出等病变。

（2）椎旁肌肉触诊：评估颈椎两侧肌肉的紧张度，检查颈椎椎旁肌肉有无压痛和条索状改变。肌肉紧张常见于颈椎病、落枕、颈部肌肉劳损等。

3. 叩诊

（1）直接叩击法：用叩诊锤或手指直接叩击颈椎棘突，正常无疼痛反应。若出现叩击痛，可能提示椎体骨折、椎间盘突出、神经根病变、脊柱结核等病变。

（2）间接叩击法：患者取坐立位，检查者左手置于患者头顶，右手半握拳叩击左手，通过传导振动引起颈椎的叩击痛及放射痛等。此方法对颈椎深部病变较敏感。

4. 运动

（1）前屈：患者尽量用下巴触碰胸部，正常可屈曲约 35°～45°。运动受限可能见于颈椎病、颈椎术后、颈部肌肉痉挛等。

（2）后伸：患者尽量仰头，正常后伸约 55°～75°。运动受限常见于颈椎小关节紊乱、颈椎间盘突出、颈椎肿瘤等。

（3）侧屈：患者分别向左右两侧倾斜头部，耳朵尽量贴近肩部，正常侧屈约 45°。受限可能与颈椎侧方软组织病变、关节突关节炎等有关。

（4）旋转：患者头部尽量向左右两侧转动，下巴指向肩部，正常旋转每侧约 60°～80°。旋转受限常见于颈椎关节突关节退变、颈椎病等。

5. 测量

（1）活动度测量：使用量角器或电子测量设备，精确测量颈椎各个方向的活动度。例如，测量下巴至胸骨距离评估是否存在颈椎屈曲受限等。通过与正常值对比，评估颈椎功能状态。

（2）肌肉力量测量：通过徒手肌力测试或仪器测量颈部肌肉的力量，了解肌肉功能是否正常，是否伴有肌张力改变、反射异常、感觉异常等，对康复治疗有指导意义。

6. 特殊体格检查及临床意义

（1）椎间孔挤压试验：患者头转向患侧并略屈曲，检查者用手掌压于患者头顶，轻轻向下加压。若出现放射性疼痛或麻木，为阳性，提示神经根受压，常见于神经根型颈椎病等。

（2）椎间孔分离试验：检查者双手托住患者下颌，向上牵引。若患者原有神经根性症状减轻，提示神经根性损害。本试验与椎间孔挤压试验相反，可用于鉴别神经根受压情况。

（3）臂丛神经牵拉试验：患者头转向健侧，检查者一手握住患者腕部，向相反方向牵拉。若出现麻木或放射痛，为阳性，提示臂丛神经受压，常见于颈椎病、颈椎间盘突出等。

二、胸椎体格检查

1. 观察外观

（1）脊柱形态：胸椎正常生理后凸角度为 20°～ 45°，检查胸椎的生理后凸是否正常，观察有无驼背、剃刀背、侧凸畸形及皮肤有无异常改变。角状驼背多见于胸椎结核、陈旧性骨折，圆形驼背常见于老年人的脊柱退变、类风湿关节炎、强直性脊柱炎等。观察呼吸时胸廓扩张是否对称，正常差异小于 2.5cm。

（2）肩胛骨位置：观察两侧肩胛骨是否对称，有无翼状肩胛。翼状肩胛提示可能是前锯肌麻痹，与胸椎疾病相关。

2. 触诊

（1）棘突触诊：检查胸椎棘突，T1 ～ T12 棘突自上而下触摸，注意有无压痛、偏歪及台阶感等。压痛可能提示棘突炎、棘突骨折、胸椎间盘突出等。

（2）椎旁肌肉触诊：评估胸椎两侧椎旁肌肉的紧张度、有无压痛等。肌肉紧张常见于胸椎小关节紊乱、肌肉劳损，注意排除有无内脏牵涉痛等。

3. 叩诊

（1）直接叩击法：用叩诊锤直接叩击胸椎棘突，正常无疼痛。叩击痛阳性提示可能有椎体骨折、结核、肿瘤等病变。

（2）间接叩击法：患者坐位，检查者左手置于患者头顶，右手叩击左手，通过传导引起胸椎叩击痛。此方法对深部病变较敏感。

4. 运动

（1）前屈：患者弯腰前屈，正常胸椎前屈约30°。此运动受限可能见于胸椎小关节紊乱、强直性脊柱炎等。

（2）后伸：患者尽量向后仰，正常后伸约20°。此运动受限常见于胸椎退行性变、结核等。

（3）侧屈：患者向左右两侧弯腰，正常侧屈每侧约25°～35°。此运动受限可能与胸椎侧方软组织病变、关节突关节炎等有关。

（4）旋转：患者旋转身体，正常旋转每侧约30°。旋转受限常见于胸椎小关节紊乱、胸椎间盘突出等。

5. 测量

（1）活动度测量：使用量角器测量胸椎各个方向的活动度，与正常值对比，评估胸椎功能状态。

（2）胸廓扩张度测量：测量患者深吸气和深呼气时胸廓的前后径、左右径变化，评估胸廓的扩张功能，对胸椎疾病伴发的呼吸功能障碍有诊断意义。

6. 特殊体格检查及临床意义

（1）拾物试验：患者伸膝站立，弯腰拾物。若因胸椎病变导致腰部僵硬，患者不能弯腰拾物，而需下蹲拾物，为阳性，常见于胸椎结核、强直性脊柱炎等。

（2）胸廓挤压试验：检查者双手挤压患者胸廓两侧，若引起胸痛，为阳性，提示可能存在肋骨骨折、胸壁软组织损伤、胸廓畸形、肋软骨炎等。

三、腰椎体格检查

1. 观察外观

（1）脊柱形态：检查腰椎的生理前凸是否正常，观察有无扁平背，有无侧凸、后凸或腰前凸加大等。侧凸可能见于腰椎间盘突出、脊柱侧弯等，后凸常见于腰椎结核、压缩性骨折等。

（2）姿势评估：观察臀纹是否对称、是否存在骨盆倾斜。观察患者站立或坐位时的姿势，有无前倾、后仰、侧凸畸形、后凸畸形等异常姿势。异常姿势提示可能是腰椎病变、脊柱畸形、肌肉失衡等。

2. 触诊

（1）棘突触诊：自上而下触摸腰椎棘突，检查有无压痛。压痛提示可能存在棘上韧带炎、脊柱骨折、椎间盘突出等。

（2）椎旁肌肉触诊：评估腰椎两侧肌肉的紧张度、有无压痛和条索状改变。肌肉紧张常见于腰椎小关节紊乱、腰肌劳损等。椎旁椎板间隙水平压痛，或伴随下肢放射性疼痛提示腰椎间盘突出可能。

3. 叩诊

（1）直接叩击法：用叩诊锤直接叩击腰椎棘突，正常无疼痛。叩击痛阳性提示可能有椎体骨折、结核、肿瘤等病变。

（2）间接叩击法：患者坐位，检查者左手置于患者头顶，右手叩击左手，通过传导引起腰椎叩击痛。此方法对深部病变较敏感。

4. 运动

（1）前屈：患者弯腰前屈，尽量用手触地，正常腰椎前屈 40°～60°。此运动受限可能见于腰椎间盘突出、腰椎感染性疾病、腰椎术后改变等。

（2）后伸：患者尽量向后仰，正常后伸约 30°。此运动受限常见于腰椎小关节紊乱、腰椎退行性变等。

（3）侧屈：患者向左右两侧弯腰，正常侧屈每侧约 30°。此运动受限可能与腰椎侧方软组织病变、关节突关节炎等有关。

（4）旋转：患者旋转身体，正常旋转每侧约 30°。旋转受限常见于腰椎小关节紊乱、腰椎间盘突出等。

5. 测量

（1）活动度测量：使用量角器测量腰椎各个方向的活动度并与正常值对比，评估腰椎功能状态。

（2）指地距离测量：患者弯腰前屈，测量双手指尖与地面的距离，评估腰椎前屈功能。距离越大，提示前屈功能越差。

6. 特殊体格检查及临床意义

（1）直腿抬高试验：患者仰卧，下肢伸直，检查者抬高患者下肢。若抬高至 60°～70°时出现坐骨神经痛，为阳性，提示腰椎间盘突出压迫坐骨神经。

（2）加强试验：在直腿抬高试验阳性的基础上，降低下肢 5°～10°，踝关节背伸后若疼痛加剧，为阳性，进一步支持腰椎间盘突出的诊断。

（3）托马斯征：患者仰卧，一侧髋关节屈曲，另一侧下肢伸直。若伸直侧下肢出现疼痛或不能伸直，为阳性，提示腰大肌病变，可能与腰椎结核、腰椎间盘突出等有关。

四、骶椎体格检查

1. 观察外观

（1）骶椎形态：检查骶骨轮廓的对称性，是否存在凹陷、肿胀，皮肤异常等；检查骶椎的后凸形态是否正常，有无隆起。异常形态提示可能存在骶椎骨折、骶髂关节病变等。

（2）臀部形态：观察臀部两侧是否对称，有无臀肌萎缩、瘢痕等。肌肉萎缩可提示神经根受压可能。

2. 触诊

（1）骶椎棘突触诊：触摸骶椎棘突，检查有无压痛、叩击痛。压痛提示可能存在骶椎骨折、骶髂关节炎等。

（2）臀部肌肉触诊：检查臀部肌肉的紧张度、有无压痛等。肌肉紧张常见于臀部肌肉劳损、梨状肌综合征等。

3. 叩诊

（1）直接叩击法：用叩诊锤直接叩击骶椎棘突，叩击痛阳性提示可能存在骶椎骨折、骶髂关节炎等病变。

（2）间接叩击法：患者侧卧，检查者叩击患者臀部，通过传导引起骶椎叩击痛。此方法对深部病变较敏感。

4. 运动

（1）骶髂关节活动度：观察患者行走及上下楼梯等动作，评估骶髂关节的活动度。活动度异常提示可能存在骶髂关节炎、强直性脊柱炎等。

（2）骨盆稳定性检查：检查骨盆的稳定性，有无旋转、歪斜等。骨盆不稳定提示可能存在骶髂关节损伤、韧带损伤等。

5. 测量

（1）步态分析：观察患者的步态，评估骶椎和骶髂关节的功能。异常步态提示可能存在骶椎病变或神经根受压。

（2）骨盆倾斜度测量：使用测量工具评估骨盆的倾斜度，了解骶椎的姿势状态。倾斜度过大或过小提示可能存在骶椎病变。

6. 特殊体格检查及临床意义

（1）骶髂关节分离试验：患者取侧卧位，检查者双手按压患者骨盆，试图分离骶髂关节。若引起疼痛为阳性，提示骶髂关节病变。

（2）梨状肌紧张试验：患者仰卧，下肢伸直，检查者将患者下肢向内旋转。若引起坐骨神经痛，为阳性，提示梨状肌综合征等。

五、总结

脊柱体格检查是临床诊断脊柱疾病的重要手段。通过对颈椎、胸椎、腰椎、骶椎的系统检查，以及观察外观、触诊、叩诊、运动、测量等检查，能够初步评估脊柱的功能状态和病变情况。掌握这些检查方法及其临床意义对于早期发现和诊断脊柱疾病、制定合理的治疗方案具有重要意义。临床医生应不断学习和实践，提高脊柱体格检查的技能和准确性，为患者提供更好服务。

参考文献

[1] Mohai A, Gifford J, Herkt R, et al. A scoping review of cervical spine evaluation in standardized clinical concussion evaluation tools. Phys Ther Sport, 2022, 57: 95-104.

[2] Hashmi S S, Seifert K D, Massoud T F. Thoracic and lumbosacral spine anatomy. Neuroimaging Clin N Am, 2022, 32(4): 889-902.

[3] Donato Z, Gonzalez D, Markowitz M, et al. Postoperative spinal orthoses: types and outcomes. J Am Acad Orthop Surg, 2024, 32(5): 211-219.

[4] Haig A J, McGuire T J. Anatomical study and proposed EMG technique for the cervical paraspinal muscles. PM R, 2024, 16(2): 165-173.

[5] Mohile N V, Kuczmarski A S, Lee D, et al. Spondylolysis and isthmic spondylolisthesis: A guide to diagnosis and management. J Am Board Fam Med, 2022, 35(6): 1204-1216.

[6] Zhang Y, Du S, Aiyiti W, et al. Customized design and biomechanical property analysis of 3D-printed tantalum intervertebral cages. Biomed Mater Eng, 2024, 35(2): 99-124.

[7] Romero-Flores C F, Bustamante-Bello R, Moya Bencomo M, et al. Optical markerbased motion capture of the human spine: A scoping review of study design and outcomes. Ann Biomed Eng, 2024, 52(9): 2373-2387.

[8] Muhamad Nor M A, Ahmad M I, Mohd Azli A N, et al . Examination of thoracic and lumbosacral spine guide for neurosurgery residents. Malays J Med Sci, 2023, 30(2): 111-123.

[9] Lygrisse K A, Mont M A, Scuderi G R. Knee pain is not always the knee. JBJS Rev, 2025, 13(1): e2400182.

[10] Takayama H, Miyawaki K, Nakamura M. Reliability of a measurement method for upper limb raised standing spinal alignment using a smartphone inclinometer application. Cureus, 2024, 16(12): e76225.

[11] Jackson-Fowl B, Hockley A, Naessig S, et al. Adult cervical spine deformity: a state of the art review. Spine Deform, 2024, 12(1): 3-23.

[12] Muhamad Nor M A, Ahmad M I, Mohd Azli A N, et al. Examination of thoracic and lumbosacral spine guide for neurosurgery residents. Malays J Med Sci, 2023, 30(2): 111-123.

[13] Tracz J, Judy B, Witham T. Management of holo-spinal epidural abscess. World Neurosurg, 2022, 166: 49-51.

[14] Muñoz Montoya J E, Vargas Rosales A F, Duarte Mora D P, et al. Correlation between the cervical sagittal alignment and spine pelvic sagittal alignment in asymptomatic adults. J Craniovertebr Junction Spine, 2022, 13(3): 339-343.

[15] Elsayed R S, Pham A, Chitibomma N, et al. Contemporary outcomes and patterns of injury associated with parachuting accidents. Am Surg, 2024, 90(10): 2501-2505.

[16] Pelc M, Vilimkova Kahankova R, Blaszczyszyn M, et al. Initial study on an expert system for spine diseases screening using inertial measurement unit. Sci Rep, 2023, 13(1): 10440.

[17] Zhai P, Wu H, Tong L, et al. Posterior paramedian approach combined with a novel inverted V-shaped surgical access for intraspinal schwannomas: a retrospective case series study. J Orthop Surg Res, 2023, 18(1): 358.

[18] Zhang Y, Du S, Aiyiti W, et al. Customized design and biomechanical property analysis of 3D-printed tantalum intervertebral cages. Biomed Mater Eng, 2024, 35(2): 99-124.

第四节　脊柱影像学检查

脊柱影像学检查在脊柱疾病的诊断和治疗中起着至关重要的作用，具有无创、直观、信息丰富等优点。掌握脊柱 X 线检查、CT 检查、磁共振检查、核医学影像检查的原理、方法、正常影像学解剖表现、疾病影像学表现及检查优缺点，能够为临床医生提供全面、准确的影像诊断参考，以便更好地诊断和治疗脊柱疾病。

一、脊柱 X 线检查

1. 检查原理

脊柱 X 线检查是脊柱疾病诊断中最常用的影像检查技术之一。它是利用 X 射线的穿透性、荧光效应和感光效应等特点，通过不同组织对 X 线的吸收差异形成影像。骨骼等高密度组织吸收较多 X 线而呈白色，软组织等较低密度组织吸收较少 X 线而呈灰色。传统 X 线检查通过胶片感光成像，而数字化 X 线摄影系统（DR）则通过平板探测器将信号转换为数字图像。

2. 检查方法

（1）常规 X 线检查：采用分段拍摄技术，需要调整 X 线管角度以覆盖不同脊柱节段（如颈椎、胸椎、腰椎、骶椎等），包括正位、侧位、斜位、屈伸位等不同体位的拍摄，用于观察脊柱的形态和结构。如考虑存在脊柱侧、后凸畸形或脊柱矢平衡等，也可拍摄全脊柱正侧位片进行评估。

（2）数字化 X 线摄影系统（DR）：逐渐取代传统的胶片 X 线片，通过直接或间接数字化技术获取图像，提高了分辨率并有利于后期图像处理，更有利于疾病诊断。

3. 正常影像学解剖表现

（1）颈椎：观察颈1～颈7椎体形态，正位片可见颈椎棘突居中、钩椎关节清晰；侧位片可见生理前凸明显、椎间隙均匀、椎体边缘光滑、关节突关节清晰等。

（2）胸椎：观察胸1～胸12椎体形态，正位片可见胸椎棘突居中、肋椎关节对称、脊柱无侧凸；侧位片可见胸椎生理后凸，椎体无滑移、增生等改变，椎间隙均匀。

（3）腰椎：正常腰椎正位片可见棘突居中、腰椎无侧弯、椎体和关节突关节无增生、椎弓根和横突结构完整；侧位片可见腰椎生理前凸、椎体较大、椎间隙均匀、椎体无滑移等。

（4）骶椎：第5节骶椎融合为骶骨，在正位片上呈倒三角形，双侧骶孔对称。

4. 疾病影像学表现

（1）脊柱骨折：X线可以迅速、准确地诊断脊柱骨折，显示骨折线和移位情况。例如，胸腰椎压缩性骨折常可见椎体前缘压缩性改变、椎体终板凹陷、椎体前缘骨皮质褶皱样改变等。

（2）脊柱退行性变：X线片可以显示椎间隙变窄、椎体周缘及关节突关节骨质增生等退行性改变，常见于颈椎、腰椎。

（3）脊柱畸形：如脊柱侧凸、后凸等畸形。全脊柱正侧位片等检查可以测量脊柱侧凸及后凸角度，以评估冠状位平衡、矢状位平衡等，还可以提供脊柱整体排列及椎体旋转程度。

5. 检查优缺点

（1）优点：作为脊柱基础检查，具有操作简便、成本低廉、应用广泛、辐射量低、能够整体评估脊柱排列情况等特点。能够诊断脊柱骨折、脱位等疾病，提示可能存在病变。

（2）缺点：无法显示横断面的具体影像解剖细节，对软组织结构如椎间盘、神经组织等显示不清，无法准确评估椎间盘、脊髓和神经根等情况。

二、脊柱 CT 检查

1. 检查原理

脊柱CT（计算机断层扫描）是利用X线束围绕人体旋转进行多角度扫描，通过探测器接收不同角度的衰减信号，通过计算机重建横断面图像的技术。能够以高分辨率显示骨性结构（如椎体、椎弓根等），并能通过多平面重组或三维重建技术呈现脊柱解剖。现代多排螺旋 CT 可快速完成全脊柱扫描，减少运动伪影。

2. 检查方法

（1）常规 CT 扫描：对脊柱进行横断面扫描，获取详细的脊柱解剖信息。CT 扫描层厚度通常为 $1 \sim 3mm$。采用螺旋扫描覆盖目标椎体范围，创伤患者需包括相邻椎体以避免漏诊。在临床上主要用于急性脊柱损伤、椎间盘突出、椎管狭窄的诊断，以及术后评估椎弓根螺钉位置等。

（2）三维 CT 重建：通过计算机处理薄层数据，重建矢状位、冠状位及三维立体图像，清晰显示椎体排列、椎管狭窄或复杂骨折等。在脊柱肿瘤手术的规划中，3D 打印技术可基于 CT 检查的数据定制人工椎体，精准匹配解剖结构，重建脊柱功能。

3. 正常影像学解剖表现

（1）椎体：正常椎体呈方形，骨皮质完整、边缘光滑，骨呈松质网状结构，骨小梁清晰。CT 可测量椎体 Hounsfield 单位（HU 值），以评估骨密度情况。

（2）椎弓根：椎弓根连接椎体与后部结构，正常 CT 表现密度均匀、形态规则。

（3）椎板和关节突关节：椎板构成椎管后壁，关节突关节呈对称性"叠瓦状"排列，正常 CT 表现形态规则、关节间隙均匀。

4. 疾病影像学表现

（1）脊柱骨折：CT 检查可以准确地确定脊柱骨折的部位、类型和程度，对于椎体骨折，能清晰地显示是压缩性骨折、爆裂性骨折，还是撕脱性骨折。椎体压缩性骨折可见前柱楔形变；爆裂性骨折伴椎体后缘骨块突入椎管，三维重建可显示椎弓根或椎板骨折线。

（2）脊柱肿瘤：CT 检查可以提供肿瘤的密度、形态等信息，以及脊柱成骨或溶骨性骨质破坏等改变，有助于对肿瘤良恶性的判断。

（3）脊柱炎症：CT 检查可以观察脊柱炎症的软组织肿胀和骨破坏情况。感染性病变如椎间盘炎可表现为椎间隙变窄、终板侵蚀样改变，CT 检查可发现椎旁脓肿等，但敏感性低于 MRI 检查。自身免疫性脊柱炎，如强直性脊柱炎，可见椎体呈竹节样改变、椎旁韧带骨化。

5. 检查优缺点

（1）优点：具有高分辨率、多角度成像、三维重建等特点；能够清晰地显示脊柱骨折、肿瘤、炎症等病变；对骨折、骨肿瘤的诊断敏感性达 95% 以上。

（2）缺点：辐射剂量较高，需权衡风险；对脊髓、神经组织等软组织结构的显示不如 MRI 检查。

三、脊柱磁共振检查

1. 检查原理

MRI 检查是基于核磁共振现象，利用磁场和射频脉冲对人体进行无创成像的影像技术。它利用人体内的氢原子在外加磁场中产生射频信号，通过探测器接收信号，在计算机处理后重建出人体内部结构的影像。通过不同序列（T1WI、T2WI等）可区分各类组织。例如，椎间盘在 T2WI 呈高信号（含水量高），骨皮质在所有序列均呈低信号。先进技术如扩散张量成像（DTI）还能显示神经纤维走向。

2. 检查方法

（1）常规 MRI 检查：包括 T1 加权像、T2 加权像、质子密度加权像等。用于观察脊柱的不同结构。例如，矢状位 T1WI、T2WI 显示全脊柱解剖，轴位 T2WI可评估椎管狭窄程度等。

（2）动态增强 MRI 检查：通过观察对比剂的动态分布，评估脊柱病变的血流灌注情况。例如，动态追踪肿瘤血供有助于肿瘤良恶性的鉴别。

3. 正常影像学解剖表现

（1）椎间盘：在 T1 加权像上呈低信号。在中央髓核 T2 加权像上呈高信号，外周纤维环呈低信号。青少年含水量高呈明亮信号，随年龄增长信号逐渐减低。

（2）脊髓：在 T1 和 T2 加权像上均呈中等信号。横断面呈椭圆形，T2 加权像上中央灰质呈"蝴蝶形"稍高信号。

（3）神经根：在 T1 加权像上呈低信号，T2 加权像上呈高信号。

4. 疾病影像学表现

（1）脊柱退行性变：MRI 检查可以清晰地显示椎间盘退变、椎间盘突出、脊髓受压等情况。脊髓受压严重可致脊髓变性，在 T2 加权像上呈高信号改变。

（2）脊柱肿瘤：MRI 检查可以观察肿瘤的分布及与相邻组织的边界关系，为手术切除提供依据。脊柱转移瘤在 T1 加权像上呈低信号，T2 加权像上呈高信号，增强明显有强化；神经鞘瘤呈"哑铃形"生长伴邻近椎间孔扩大。

（3）脊柱炎症：MRI 检查可以观察脊柱炎症的椎体及间盘信号改变和骨质破坏情况，脊髓受压和神经根受累情况。

5. 检查优缺点

（1）优点：无辐射；软组织分辨率高；能够清晰地显示脊柱脊髓、神经根、椎间盘等结构。

（2）缺点：检查时间长；成本较高；幽闭恐惧症患者耐受差；体内金属植入物

可能产生伪影或发热风险；对钙化、骨性结构的显示不如 CT。

四、脊柱核医学影像检查

1. 检查原理

核医学影像检查通过引入放射性示踪剂，利用其在体内的分布和代谢特性，提供功能信息和解剖信息。其在脊柱外科疾病诊断中有较人价值，可以反映脊柱生理及病理过程。常用的核医学影像技术包括单光子发射计算机断层成像（SPECT）和正电子发射断层成像（PET）。

2. 检查方法

（1）SPECT：通过检测放射性示踪剂在体内的分布，提供骨代谢信息，应用 γ 相机旋转采集示踪剂（如 ^{99m}Tc-MDP）信号，结合 CT 提高定位精度，可以用于评估脊柱退行性病变、椎体骨折、脊柱感染性病变等。

（2）PET-CT 融合技术：结合 PET 的功能代谢信息和 CT 的解剖结构信息，提供更全面的病变信息。优点是具有高灵敏度，提高了脊柱肿瘤等疾病的检出率。

3. 正常影像学解剖表现

（1）骨代谢：正常骨组织对放射性示踪剂的摄取均匀，无异常高摄取区。

（2）炎症活动性：正常情况下，在正常脊柱软组织无异常浓聚。

4. 疾病影像学表现

（1）骨代谢异常：如骨质疏松、骨转移瘤等。局部摄取增高，核医学影像能够早期发现骨代谢异常。

（2）炎症性疾病：如强直性脊柱炎等。核医学影像可以显示骶髂关节和脊柱炎症活动性。

5. 检查优缺点

（1）优点：能够早期发现骨代谢异常，对肿瘤、脊柱骨折等具有重要价值。

（2）缺点：辐射剂量较高，有假阳性可能，对解剖结构的显示不如 X 线和 CT 检查。

五、总结

随着脊柱影像学检查技术的不断发展和完善，为脊柱疾病的诊断、治疗提供了更强大的工具。X 线、CT、MRI 和核医学影像检查各具优势，临床医生应根据具体的临床情况选择合适的检查方法，以提高诊断的准确性和治疗的效果。随着人工智能和大数据技术的引入，影像学检查将更加智能化和精准化，为脊柱疾病的诊疗带来新的突破。

参考文献

[1] Kim G U, Park W T, Chang M C, et al. Diagnostic technology for spine pathology. Asian Spine J, 2022, 16(5): 764-775.

[2] Hong D, Joo Y, Kim E. A whole-spine radiography study to reduce patient exposure dose and artifacts using the EOS imaging system. Bioengineering (Basel), 2024, 11(9): 863.

[3] Yu W, Guan W M, Hayashi D, et al. Vertebral fracture severity assessment on anteroposterior radiographs with a new semi-quantitative technique. Osteoporos Int, 2024, 35(5): 831-839.

[4] Pei L, Yuan W, Liu X, et al. Robot-assisted anterior transpedicular screw fixation with 3D printed implant for multiple cervical fractures: A case report. Medicine (Baltimore), 2022, 101(49): e31876.

[5] Muñoz Montoya J E, Vargas Rosales A F, Duarte Mora D P, et al. Correlation between the cervical sagittal alignment and spine-pelvic sagittal alignment in asymptomatic adults. J Craniovertebr Junction Spine, 2022, 13(3): 339-343.

[6] Wang H, Fu R, Yang K. Kinetic characterization of adolescent scoliosis patients with Lenke 1B. Acta Bioeng Biomech, 2025, 26(3): 75-86.

[7] Lokhande P V. Full endoscopic spine surgery. J Orthop, 2023, 40: 74-82.

[8] Elsayed R S, Pham A, Chitibomma N, et al. Contemporary outcomes and patterns of injury associated with parachuting accidents. Am Surg, 2024, 90(10): 2501-2505.

[9] Gruenewald L D, Koch V, Eichler K, et al. Injury patterns of the spine following blunt trauma: A per-segment analysis of spinal structures and their detection rates in CT and MRI. Heliyon, 2023, 9(6): e17396.

[10] Mak T H A, Liang R, Chim T W, et al. A neural network approach for inertial measurement unit-based estimation of three-dimensional spinal curvature. Sensors (Basel), 2023, 23(13): 6122.

[11] Liu X, Zhao T, Sun C, et al. Evaluation and analysis of surgical treatment for single-level or multi-level lumbar degenerative disease based on radiography. Quant Imaging Med Surg, 2024, 14(2): 1441-1450.

[12] Liu X, Hou Y, Shi H, et al. A retrospective cohort study on the significance of preoperative radiological evaluation of lumbar degenerative diseases for surgical reference. Quant Imaging Med Surg, 2023, 13(8): 5100-5108.

[13] An C H, Lee J S, Jang J S, et al. Part affinity fields and CoordConv for detecting landmarks of lumbar vertebrae and sacrum in X-ray images. Sensors (Basel), 2022, 22(22): 8628.

[14] Du W, Liu Z, Fei H, et al. Automatic segmentation of spine X-ray images based on multiscale feature enhancement network. Med Phys, 2024, 51(10): 7282-7294.

[15] Dieckmeyer M, Sollmann N, Kupfer K, et al. Computed tomography of the spine : Systematic review on acquisition and reconstruction techniques to reduce radiation dose. Clin Neuroradiol, 2023, 33(2): 271-291.

[16] Rawashdeh M, Bani Yaseen A B, McEntee M, et al. Diagnostic reference levels in spinal CT: Jordanian assessments and global benchmarks. J Xray Sci Technol, 2024, 32(3): 725-734.

第五节 脊柱矢状位平衡的主要参数

一、概述

脊柱矢状位平衡是指脊柱在矢状面上的形态和位置关系，它涉及脊柱的曲度、骨盆的位置以及负重力线的分布。脊柱在矢状面上的整体形态和结构处于一种相对稳定、协调的状态，以保证人体在站立、行走等姿势下能够保持良好的力学平衡和功能，使人体在站立和运动时消耗最小的能量，保持姿势的稳定性和舒适性。脊柱矢状位平衡的评估对于脊柱疾病的诊断、治疗和预后具有重要意义。

二、脊柱矢状位平衡的主要参数

1. C7 铅垂线

C7 铅垂线（C7 plumb line，C7PL）是从 C7 椎体中心向尾端做一条垂直向下的直线来模拟人体在站立位时，从头部到下肢的重心传递路径。它是评估脊柱矢状位平衡的重要参数之一，主要用于衡量脊柱的整体平衡状态。尤其是在站立位时，通过评估脊柱的重心分布情况，可以帮助医生判断患者是否存在脊柱失衡。

（1）测量方法

① 定位 C7 椎体：在站立位的全脊柱 X 线片上，找到 C7 椎体的中心点。C7 颈椎是颈椎与胸椎的交界处，通常可以通过其形态特征（如椎体较大且没有棘突分叉）来识别。

② 画线：从 C7 椎体中心点向尾端做一条垂直向下的直线，这条线即为 C7 铅垂线。

③ 评估平衡：观察这条线与骶骨上终板（S1 上终板）的关系。

（2）临床意义

① 正常状态：在正常情况下，C7 铅垂线应通过 S1 上终板的后上角或在其 5mm 范围内。这表明脊柱的重心分布合理，脊柱处于良好的矢状位平衡状态。

② 异常状态：C7 铅垂线明显偏离 S1 上终板，提示脊柱失衡。这可能导致脊柱生物力学的改变，增加脊柱和相关关节的负担，从而引发疼痛、疲劳或功能障碍。

（3）临床应用：C7 铅垂线在脊柱疾病的诊断、治疗和随访中具有重要意义。

① 诊断：用于评估脊柱畸形（如脊柱侧弯、脊柱后凸、脊柱前凸异常等）的

严重程度。

② 治疗：在脊柱手术中，C7 铅垂线可以帮助外科医生评估脊柱的平衡状态，制定手术方案，以恢复脊柱的正常矢状位平衡。

③ 术后评估：通过比较术前和术后的 C7 铅垂线，评估手术效果，判断脊柱平衡是否得到改善。

2. 矢状位垂直轴

矢状位垂直轴（sagittal vertical axis，SVA）是评估脊柱矢状位平衡的重要参数，主要用于衡量脊柱整体重心的分布情况。它通过测量 C7 铅垂线与 S1 椎体后上缘之间的水平距离来评估脊柱的平衡状态。正常情况下，SVA 应小于 5cm。如果 SVA 超过 5cm，表明脊柱可能存在矢状位失衡，这可能导致腰背部疼痛和姿势异常。

（1）测量方法

① 定位 C7 椎体中心：在站立位的全脊柱 X 线片上，找到 C7 椎体的中心点。

② 画 C7 铅垂线：从 C7 椎体中心点向尾端做一条垂直向下的直线，这条线即为 C7 铅垂线。

③ 定位 S1 上终板后缘：找到骶骨上终板（S1 上终板）的后缘。

④ 测量水平距离：测量 C7 铅垂线与 S1 上终板后缘之间的水平距离。这个距离即为 SVA。

（2）临床意义

① 正常值：SVA 的正常值一般小于 5cm。

② 异常情况：SVA ＞ 5cm 提示脊柱失衡，重心过于前移；SVA ＜ −5cm 提示脊柱失衡，重心过于后移。

（3）临床应用

① 诊断：用于评估脊柱畸形（如脊柱侧弯、脊柱后凸、脊柱前凸异常等）的严重程度。SVA 的异常通常提示脊柱失衡，可能需要进一步的治疗。

② 治疗：在脊柱手术中，SVA 可以帮助外科医生评估脊柱的平衡状态，制定手术方案，以恢复脊柱的正常矢状位平衡。

③ 术后评估：通过比较术前和术后的 SVA 评估手术效果，判断脊柱平衡是否得到改善。

3. 胸 1 椎骨盆角

胸 1 椎骨盆角（T1 pelvic angle，TPA）是一种用于评估脊柱 - 骨盆矢状位平衡的重要参数。

（1）测量方法：TPA 通过测量 T1 椎体中心与骨盆平面之间的角度来评估脊柱和骨盆的整体矢状位关系，具体测量方法如下。

① 在脊柱全长侧位 X 线片上，找到 T1 椎体的中心点。

② 确定骨盆平面，通常以髋关节中心或骶骨上终板为参考。

③ 测量 T1 椎体中点至髋轴和骶骨平台中点至髋轴两条直线相交构成的角度。

（2）临床意义：TPA 的正常值通常小于 26°。它能够同时反映脊柱和骨盆的矢状位形态，不受患者体位变化或影像学测量方法的影响，还同时考虑了脊柱倾斜和骨盆旋转的影响。因此，TPA 在评估脊柱矢状位平衡时具有较高的敏感性和特异性。TPA 小于 26°提示脊柱 - 骨盆矢状位平衡良好，大于 26°可能提示脊柱失衡。

（3）临床应用

① 诊断：用于评估脊柱畸形的严重程度，尤其是在胸腰椎椎体压缩骨折患者中，TPA 能够有效反映脊柱和骨盆的矢状位失衡。

② 治疗：在脊柱手术中，TPA 可以帮助外科医生制定手术方案，以恢复脊柱的正常矢状位平衡。

③ 术后评估：通过比较术前和术后的 TPA，评估手术效果，判断脊柱平衡是否得到改善。

4. PI-LL 差值

PI-LL 差值是指骨盆入射角（pelvic incidence，PI）与腰椎前凸角（lumbar lordosis，LL）之间的差值，它是用于评估脊柱矢状位平衡的重要参数之一，能够反映骨盆与腰椎之间的匹配程度。

（1）测量方法

① 测量 PI（骨盆入射角）：PI 是通过 S1 上终板中点的垂线与 S1 上终板中点到股骨头中点连线所形成的夹角。

② 测量 LL（腰椎前凸角）：LL 是 L1 上终板与 S1 上终板之间的 Cobb 角。

③ 计算 PI-LL 差值：PI-LL 差值 =PI−LL。

（2）临床意义

① 正常情况：PI-LL 差值应小于 10°。在一些研究中，PI-LL 差值在 10°～ 20°也可获得满意的临床治疗效果。

② 异常情况：PI-LL 差值＞ 10°，提示骨盆与腰椎之间的失匹配，可能导致矢状位失衡，增加邻近节段病变及再手术的风险。

（3）临床应用

① 手术矫形指导：PI-LL 差值是术前评估和术后目标设定的重要参数。术前 PI-LL 差值较大时，可能需要更积极地进行矫形手术。

② 术后评估：术后 PI-LL 差值应尽量接近正常范围，以确保达到良好的矢状位平衡。

5. 颈椎前凸

颈椎前凸（cervical lordosis）是颈椎在矢状面上从上到下呈现出的向前凸出的弧形结构，有助于缓冲头部的重量，减少颈椎的负担，并保持头部的平衡和灵活性。它是脊柱四个生理弯曲之一，与胸椎后凸、腰椎前凸和骶椎后凸共同维持脊柱的整体平衡和功能。颈椎前凸的正常角度通常在 20°～40°，可以通过测量 C2（第二颈椎）到 C7（第七颈椎）的 Cobb 角来确定。Cobb 角是通过测量两个椎体的上终板或下终板之间的夹角来评估的。

（1）测量方法

① 定位 C2 和 C7 椎体：在颈椎侧位 X 线片上，找到 C2 和 C7 椎体。

② 画线：从 C2 椎体的上终板画一条水平线；从 C7 椎体的下终板画一条水平线。

③ 测量角度：测量这两条线之间的夹角，即为颈椎前凸角。

（2）临床意义

① 正常颈椎前凸：正常的颈椎前凸有助于维持脊柱的生物力学平衡，减少颈部肌肉的紧张和疲劳，同时保护颈椎间盘和神经结构。

② 异常情况：颈椎前凸减少（颈椎变直）可能由颈部肌肉紧张、不良姿势（如长时间低头使用电子设备）、颈椎退行性变、颈椎间盘突出或外伤等引起；颈椎前凸增加（过度前凸）可能由颈部肌肉力量失衡、先天性颈椎畸形、颈椎后纵韧带骨化或某些疾病（如类风湿关节炎）引起。

（3）临床应用

① 诊断：颈椎前凸的评估是颈椎疾病诊断的重要环节。通过测量颈椎前凸角，可以帮助医生判断颈椎是否存在异常曲度，从而进一步诊断颈椎病变。

② 治疗：在治疗颈椎疾病时，恢复正常的颈椎前凸是重要的治疗目标之一。例如，通过物理治疗、矫正枕头、颈椎牵引或手术等方法，可以改善颈椎的曲度，从而减轻症状。

6. 胸椎后凸角（TK）

胸椎后凸角（thoracic kyphosis，TK）是评估胸椎在矢状面上后凸程度的重要参数。胸椎后凸角是指胸椎从上到下呈现出的向后凸出的弧形结构。这种生理曲度有助于缓冲上身的重量，减少胸椎的负担，并保持脊柱的整体平衡。胸椎后凸角的正常范围为 20°～50°。具体数值可因个体差异、年龄、性别等因素而有所不同。

（1）测量方法

① 定位测量范围：在全脊柱侧位 X 线片上，确定胸椎的范围。通常从 T1（第一胸椎）到 T12（第十二胸椎）。

② 画线：从 T1 椎体的上终板画一条水平线；从 T12 椎体的下终板画一条水平线。

③ 测量角度：测量这两条线之间的夹角，即为胸椎后凸角（TK）。

（2）临床意义

① 正常 TK：正常的胸椎后凸角有助于维持脊柱的生物力学平衡，减少胸椎的负担，并保护脊髓和神经结构。

② 异常情况：TK 增加（过度后凸）可能由弯腰驼背、青少年特发性脊柱侧弯（AIS）或先天性脊柱畸形、胸椎间盘退变、骨质疏松性椎体压缩骨折等引起。TK 减少（后凸不足）可能由长期过度挺胸、胸椎后路矫形手术等引起。TK 减少可导致背部疼痛、肩部僵硬或脊柱整体平衡失调。

（3）临床应用

① 诊断：TK 的评估是脊柱疾病诊断的重要环节。通过测量 TK，可以帮助医生判断胸椎是否存在异常曲度，从而进一步诊断脊柱畸形、退行性变或其他疾病。

② 治疗：在治疗脊柱疾病时，TK 的评估有助于制定治疗方案。

③ 术后评估：通过比较术前和术后的 TK，评估手术效果，判断胸椎平衡是否得到改善。

7. 腰椎前凸角

腰椎前凸角（lumbar lordosis，LL）是指腰椎从上到下呈现出的向前凸出的弧形结构，是评估腰椎在矢状面上前凸程度的重要参数。这种生理曲度有助于缓冲上身的重量，减少腰椎的负担，并保持脊柱的整体平衡。

（1）测量方法

① 定位测量范围：在全脊柱侧位 X 线片上，确定腰椎的范围，通常从 L1 到 L5 或 S1。

② 画线：从 L1 椎体的上终板画一条水平线；从 L5 椎体的下终板或 S1 上终板画一条水平线。

③ 测量角度：测量这两条线之间的夹角，即为腰椎前凸角（LL）。

（2）临床意义

① 正常 LL：正常的腰椎前凸角有助于维持脊柱的生物力学平衡，减少腰椎的负担，并保护脊髓和神经结构。

② 异常情况：LL 增加（过度前凸）可能由长期站立或行走时过度挺腰，腹部脂肪过多，孕期子宫增大、重心前移，腰椎滑脱症等引起。

LL 减少（前凸不足）可能由长期弯腰驼背、腰椎融合术后、强直性脊柱炎、类风湿关节炎等引起。

（3）临床应用

① 诊断：LL 的评估是腰椎疾病诊断的重要环节。通过测量 LL，可以帮助医生判断腰椎是否存在异常曲度，从而进一步诊断腰椎间盘突出症、腰椎滑脱症、脊柱畸形等疾病。

② 治疗：在治疗腰椎疾病时，LL 的评估有助于制定治疗方案。

③ 术后评估：通过比较术前和术后的 LL，评估手术效果，判断腰椎平衡是否得到改善。

8. 胸腰段后凸角

胸腰段后凸角（thoracolumbar kyphosis，TLK）是指胸椎与腰椎交界处（通常为 T10 ～ L2）的后凸角度。它是评估脊柱矢状位平衡的重要参数之一。

（1）测量方法

① 确定测量范围：在全脊柱侧位 X 线片上，确定 T10 椎体的上终板和 L2 椎体的下终板。

② 画线：从 T10 椎体的上终板画一条水平线；从 L2 椎体的下终板画一条水平线。

③ 测量角度：测量这两条线之间的夹角，即为胸腰段后凸角（TLK）。

（2）正常范围

胸腰段（T10 ～ L2）在矢状位平面通常为中立或轻度后凸，正常范围为 0°～ 10°。

（3）临床意义：正常的 TLK 有助于维持脊柱的整体平衡和功能。TLK 增加可能提示脊柱畸形（如青少年特发性脊柱侧弯、脊柱后凸畸形）、退行性变（如骨质疏松性椎体压缩骨折）、外伤性后凸（如胸腰段椎体骨折）等。TLK 减少可能与脊柱手术或某些疾病（如强直性脊柱炎）有关。

（4）临床应用

① 诊断：TLK 的评估有助于诊断脊柱畸形、退行性变、外伤性后凸等疾病。

② 治疗：在脊柱手术中，TLK 的评估有助于制定手术方案，以恢复脊柱的正常矢状位平衡。

③ 术后评估：通过比较术前和术后的 TLK，评估手术效果，判断脊柱平衡是否得到改善。

9. 骨盆入射角

骨盆入射角（pelvic incidence，PI）是评估骨盆在矢状位上的形态和位置的重要参数。它是从股骨头中心到骶骨终板中点的直线与垂直于骶骨终板中点的直线所成的夹角。PI 是一个固定的角度，反映了骨盆的解剖结构，与个体的年龄、性别和解剖结构有关。

（1）测量方法

① 确定股骨头中心：在矢状位 X 线片上找到股骨头的中心点。

② 确定骶骨终板中点：找到骶骨上终板的中点。

③ 画线：从股骨头中心到骶骨终板中点画一条直线，从骶骨终板中点画一条垂直于骶骨终板的直线。

④ 测量角度：测量上述两条线之间的夹角，即为骨盆入射角（PI）。

（2）临床意义

① 正常范围：PI 的正常范围通常在 44°～ 65°。

② 影响因素：PI 是一个固定角度，不随体位变化而改变。它与骶骨倾斜角（SS）和骨盆倾斜角（PT）的关系为 PI=PT+SS。

（3）临床应用

① PI 是评估脊柱矢状位平衡的重要参数，影响腰椎前凸（LL）和胸椎后凸（TK）的角度。

② PI 的高低会影响脊柱的整体形态和平衡。高 PI 值通常与较大的骶骨倾斜角和腰椎前凸相关，而低 PI 值则可能导致骨盆前倾和腰椎前凸减少。

③ PI 的异常可能与脊柱畸形、退行性变、腰椎滑脱等疾病相关。

10. 骨盆倾斜角

骨盆倾斜角（pelvic tilt，PT）是评估骨盆在矢状位上位置的重要参数。它反映了骨盆相对于垂直线的倾斜程度，是骨盆与脊柱矢状位平衡的关键指标之一。

（1）测量方法

① 确定股骨头中心：在矢状位 X 线片上，找到股骨头的中心点。

② 确定骶骨终板中点：找到骶骨上终板的中点。

③ 画线：先从股骨头中心到骶骨终板中点画一条直线，再从股骨头中心画一条垂直向下的直线，测量之间的夹角，即为骨盆倾斜角（PT）。

（2）临床意义：PT 增加（骨盆前倾）可能由长期站立或行走时过度挺腰、腹部肌肉松弛或臀部肌肉紧张、腰椎前凸增加（LL 增加）引起。PT 减少（骨盆后倾）可能由长期弯腰驼背、腹部肌肉紧张或臀部肌肉松弛、腰椎前凸减少（LL 减少）引起。

（3）临床应用

① 诊断：PT 的评估是脊柱和骨盆疾病诊断的重要环节。通过测量 PT 可以帮助医生判断骨盆是否存在异常倾斜，从而进一步诊断脊柱畸形、退行性变或其他疾病。

② 治疗：在治疗脊柱和骨盆疾病时，PT 的评估有助于制定治疗方案。

③ 术后评估：通过比较术前和术后的 PT，评估手术效果，判断骨盆平衡是否得到改善。

11. 骶骨倾斜角

骶骨倾斜角（sacral slope，SS）是指骶骨上终板与水平线之间的夹角，它是评估骨盆和脊柱矢状位平衡的重要参数之一。

（1）测量方法

① 确定水平参考线（horizontal reference line，HRL）：在矢状位 X 线片上，画一条水平线。

② 确定骶骨上终板线（sacral plate line）：沿 S1（骶骨上终板）的上缘画一条直线。

③ 测量角度：测量水平参考线与骶骨上终板线之间的夹角，即为骶骨倾斜角（SS）。

（2）临床意义

① SS 与骨盆入射角（PI）和骨盆倾斜角（PT）的关系：PI 是 PT 和 SS 的代数和，即 PI=PT+SS。因此，SS 和 PT 是互补的，一个增加时另一个必然减少。

② SS 对脊柱的影响：SS 的大小决定了腰骶部的位置和角度，进而影响腰椎前凸（LL）。较高的 SS 值通常与较大的腰椎前凸相关。

（3）临床应用：SS 可用于评估脊柱畸形、退行性变、腰椎滑脱等疾病。

三、参数测量方法

1. X 线测量

X 线检查是测量脊柱矢状位平衡参数的常用方法。通过拍摄脊柱的全长正侧位 X 线片，可以清晰地显示脊柱的形态和位置关系。测量参数包括 C7PL、SVA、TPA、PT、LL、SS、PI、TLK、TK 等。X 线测量具有操作简便、成本低廉等优点，但存在辐射暴露的问题。

2. CT 测量

CT 检查可以提供更详细的脊柱影像，对于复杂病变的评估具有优势。通过三维重建技术，可以更直观地显示脊柱的矢状位形态。CT 测量参数与 X 线测量类似，但 CT 测量具有更高的分辨率和准确性。

3. MRI 测量

MRI 检查可以提供软组织的详细信息，对于脊髓、神经根等结构的评估具有优势。通过 T1 加权像和 T2 加权像，可以测量脊柱矢状位平衡的相关参数。MRI测量无辐射，但成本较高，检查时间较长。

4. 三维立体测量

三维立体测量技术通过光学或机械传感器，可以精确测量脊柱的三维形态。这种方法可以动态评估脊柱的矢状位平衡，对于研究脊柱的运动功能具有重要意义。

四、总结

脊柱矢状位平衡是维持人体姿势和运动功能的重要因素，通过准确测量和评估脊柱矢状位平衡参数，可以更好地诊断和治疗脊柱疾病。随着技术的不断发展，脊柱矢状位平衡的评估将更加精确和智能化，为脊柱疾病的诊疗带来新的突破。

参考文献

[1] Stott B, Driscoll M. Biomechanical evaluation of the thoracolumbar spine comparing healthy and irregular thoracic and lumbar curvatures. Comput Biol Med, 2023, 160: 106982.

[2] González-Gálvez N, Marcos-Pardo P J, Albaladejo-Saura M, et al. Effects of a Pilates programme in spinal curvatures and hamstring extensibility in adolescents with thoracic hyperkyphosis: a randomized controlled trial. Postgrad Med J, 2023, 99(1171): 433-441.

[3] Sastre-Garriga J, Rovira A, García-Vidal A, et al. Spinal cord reserve in multiple sclerosis. J Neurol Neurosurg Psychiatry, 2023, 94(7): 502-510.

[4] Börgeson E, Tavajoh S, Lange S, et al. The challenges of assessing adiposity in a clinical setting. Nat Rev Endocrinol, 2024, 20(10): 615-626.

[5] Na C H, Siebers H L, Reim J, et al. Kinematic movement and balance parameter analysis in neurological gait disorders. J Biol Eng, 2024, 18(1): 6.

[6] Shan M, Li C, Sun J, et al. The trunk segmental motion complexity and balance performance in challenging seated perturbation among individuals with spinal cord injury. J Neuroeng Rehabil, 2025, 22(1): 4.

[7] Liang H W, Tai T L, Li Y H, et al. Application of a virtual reality trackerbased system to measure seated postural stability in stroke patients. J Neuroeng Rehabil, 2022, 19(1): 71.

[8] Yamaguchi T, Miwa T, Tamura K, et al. Temporal virtual reality-guided, dual-task, trunk balance training in a sitting position improves persistent postural-perceptual dizziness: proof of concept. J Neuroeng Rehabil, 2022, 19(1): 92.

[9] Evans L, O'Donohoe T, Morokoff A, et al. The role of spinal surgery in the treatment of low back pain. Med J Aust, 2023, 218(1): 40-45.

[10] Ichimura D, Sawada M, Wada K, et al. Abnormal activity in the brainstem affects gait in a neuromusculoskeletal model. J Neuroeng Rehabil, 2025, 22(1): 73.

[11] Nicolini L F, Oliveira R C, Ribeiro M, et al. Tether pre-tension within vertebral body tethering

reduces motion of the spine and influences coupled motion: a finite element analysis. Comput Biol Med, 2024, 169: 107851.

[12] Nepomuceno P, Souza W H, Pakosh M, et al. Exoskeleton-based exercises for overground gait and balance rehabilitation in spinal cord injury: a systematic review of dose and dosage parameters. J Neuroeng Rehabil, 2024, 21(1): 73.

第六节　脊柱植骨融合

一、概述

脊柱植骨融合是脊柱外科中的一种重要手术方式，广泛应用于治疗脊柱退行性疾病、脊柱创伤、脊柱畸形和脊柱肿瘤等。它能通过手术将骨移植材料植入脊柱的特定部位，促进骨组织的生长和融合，从而恢复脊柱的稳定性和功能。植骨融合术的关键在于选择合适的植骨材料和手术方法，以提高融合的成功率。

二、植骨材料种类及优缺点

1. 自体骨

（1）优点：自体骨被视为植骨材料的"金标准"，具有良好的骨生成、骨诱导和骨传导性。自体骨移植能够显著提高骨融合率，避免免疫排斥反应。自体髂骨因富含骨松质且具有三面骨皮质的特性，具备良好的支撑强度和高融合率。

（2）缺点：自体骨移植存在取骨量有限、手术时间延长、供骨区域并发症等问题。老年患者骨质疏松，自体髂骨提供的支撑强度有限，远期易发生椎体高度丢失的可能。需要额外做切口取骨，增加了手术时间和创伤以及感染的风险。

2. 同种异体骨

（1）优点：同种异体骨具有与自体骨相似的骨特性，经过处理后可有效替代自体骨。它避免了供骨区并发症，减少了手术时间和术中出血。在某些解剖部位，同种异体骨可产生与自体骨相似的放射学和临床结果。

（2）缺点：同种异体骨仅具有骨传导性，缺乏骨诱导性和骨生成性，存在免疫排斥反应的风险；有极小的疾病传播风险，如乙型肝炎、丙型肝炎和HIV。

3. 人工骨

（1）优点：人工骨材料（如磷酸钙陶瓷等）具有良好的生物相容性和骨传导性，避免了供骨区并发症，减少了手术时间和创伤。因而可通过增材制造技术制备成个性化形状，适应不同手术部位需求。

（2）缺点：人工骨材料缺乏骨诱导性和骨生成性，融合速度较慢，机械强度有限，不适合用于承受较大负荷的部位；长期稳定性较差，可能需要结合其他固定措施。

三、骨组织工程复合材料

（1）优点：骨组织工程复合材料通过将成骨细胞、生长因子和生物支架材料相结合，能够促进骨组织的再生和修复；具有良好的生物相容性和骨诱导性，能够加速骨融合过程；可根据患者的具体情况定制，提高手术效果。

（2）缺点：目前仍处于研究和临床试验阶段，大规模应用尚需进一步验证；制备过程复杂，成本较高；长期效果和稳定性仍需进一步观察。

四、脊柱植骨融合的方法种类及优缺点

1. 椎体间融合术

（1）优点：椎体间植骨量大，融合快，融合率高，可直接恢复椎间隙高度，改善脊柱的生物力学稳定性，适用于多种脊柱退行性疾病和创伤性病变。

（2）缺点：手术操作复杂，技术要求高，需要精确的植骨位置和适当的固定，否则可能导致融合失败；对于多节段病变，可能需要多次手术。

2. 侧后方植骨融合术

（1）优点：主要进行横突间的植骨，同时融合小关节，适用于腰椎不稳但没有滑脱的情况；可与椎体间植骨和椎板植骨同时使用，提高融合的稳定性。

（2）缺点：融合范围有限，对于严重的脊柱畸形或多节段病变效果不佳；术中剥离较多，手术创伤较大，可能引起术后疼痛和并发症。

3. 后路椎板植骨融合术

（1）优点：适用于需要广泛融合的病例；可通过后路直接固定和融合，操作相对简单。

（2）缺点：容易发生假关节，融合率较低；手术创伤较大；可能引起术后疼痛和并发症。

4. 前、后路联合术式

（1）优点：充分发挥后路手术矫形、固定效果好，以及前路减压及病灶清除彻底、植骨效果好的优势；可同时处理脊柱前、后方的病变，提高手术效果。

（2）缺点：需要多个切口，手术创伤大，失血量多，手术风险高，手术时间长，术后并发症发生率高。

五、影响脊柱植骨融合的局部因素

（1）植骨部位的血运：良好的血运是骨融合的关键因素之一。血运丰富的部位，如横突间，植骨融合率较高。

（2）植骨材料的生物活性：植骨材料的骨生成、骨诱导和骨传导性直接影响融合的成功率。自体骨因其良好的生物活性被认为是理想的植骨材料。

（3）手术操作的精确性：手术操作的精确性对植骨融合的成功至关重要。精确的植骨位置和适当的固定可以提高融合率。

六、影响脊柱植骨融合的全身因素分析

（1）患者的年龄和健康状况：年龄较大或患有骨质疏松、糖尿病等基础疾病的患者，其植骨融合的成功率可能较低。

（2）营养和代谢状态：良好的营养和代谢状态有助于骨组织的生长和修复。维生素 D 和钙的摄入对骨融合有积极影响。

（3）吸烟和药物使用：吸烟和某些药物的使用可能抑制骨组织的生长，降低植骨融合的成功率。

七、讨论

脊柱植骨融合术是治疗脊柱疾病的重要手段。通过选择合适的植骨材料和手术方法，结合对局部和全身因素的综合管理，可以显著提高植骨融合的成功率。未来，随着新材料和新技术的不断涌现，脊柱植骨融合术将更加精准和高效，为患者带来更好的治疗效果。

参考文献

[1] Li Y, Huang Y, Yang H, et al. Composite scaffold materials of nanocerium oxide doped with allograft bone: dual optimization based on anti-inflammatory properties and promotion of osteogenic mineralization. Adv Healthc Mater, 2025, 14(2): e2403006.

[2] Cho S, Choi H, Jeong H, et al. Preclinical study of human bone marrow-derived mesenchymal stem cells using a 3-dimensional manufacturing setting for enhancing spinal fusion. Stem Cells Transl Med, 2022, 11(10): 1072-1088.

[3] Cheers G M, Weimer L P, Neuerburg C, et al. Advances in implants and bone graft types for lumbar spinal fusion surgery. Biomater Sci, 2024, 12(19): 4875-4902.

[4] Sapoznikov L, Humphrey M. Progress in dentin-derived bone graft materials: A new xenogeneic dentin-derived material with retained organic component allows for broader and easier application. Cells, 2024, 13(21): 1806.

[5] Miron R J. Optimized bone grafting. Periodontol 2000, 2024, 94(1):143-160.

[6] Shaikh S, Gupta S, Mishra A, et al. Laser-assisted synthesis of nano-hydroxyapatite and functionalization with bone active molecules for bone regeneration. Colloids Surf B Biointerfaces, 2024, 237: 113859.

[7] Lou P, Zhou G, Wei B, et al. Bone grafting for femoral head necrosis in the past decade: A systematic review and network meta-analysis. Int J Surg, 2023, 109(3): 412-418.

[8] Grottkau B E, Hui Z, Ran C, et al. Fabricating vascularized, anatomically accurate bone grafts using 3D bioprinted sectional bone modules, in-situ angiogenesis, BMP-2 controlled release, and bioassembly. Biofabrication, 2024, 16(4): 10.

[9] Polak M, Karbowniczek J E, Stachewicz U. Strategies in electrospun polymer and hybrid scaffolds for enhanced cell integration and vascularization for bone tissue engineering and organoids. Wiley Interdiscip Rev Nanomed Nanobiotechnol, 2024, 16(6): e2022.

[10] Zhu S, Sun H, Mu T, et al. Research progress in 3D printed biobased and biodegradable polyester/ceramic composite materials: applications and challenges in bone tissue engineering. ACS Appl Mater Interfaces, 2025, 17(2): 2791-2813.

[11] Yuan K, Zhang K, Yang Y, et al. Evaluation of interbody fusion efficacy and biocompatibility of a polyetheretherketone/calcium silicate/porous tantalum cage in a goat model. J Orthop Translat, 2022, 36: 109-119.

[12] Kim M J, Park J H, Seok J M, et al. BMP-2-immobilized PCL 3D printing scaffold with a leaf-stacked structure as a physically and biologically activated bone graft. Biofabrication, 2024, 16(2).

[13] Lee H Y, An S B, Hwang S Y, et al. Synergistic enhancement of spinal fusion in preclinical models using low-dose rhBMP-2 and stromal vascular fraction in an injectable hydrogel composite. Mater Today Bio, 2024, 30: 101379.

[14] Feng Z, Jin M, Liang J, et al. Insight into the effect of biomaterials on osteogenic differentiation of mesenchymal stem cells: A review from a mitochondrial perspective. Acta Biomater, 2023, 164: 1-14.

[15] Gomez-Ruiz V, Blanco J F, Villarón E M, et al . Autologous mesenchymal stem cell transplantation for spinal fusion: 10 years follow-up of a phase Ⅰ / Ⅱ clinical trial. Stem Cell Res Ther, 2023, 14(1): 78.

[16] Lee H Y, Kim D S, Hwang G Y, et al. Multi modulation of immune-inflammatory response using bioactive molecule-integrated PLGA composite for spinal fusion. Mater Today Bio, 2023, 19: 100611.

第七节 脊柱外科手术并发症

脊柱外科手术是治疗脊柱退行性疾病、脊柱创伤、脊柱畸形和脊柱肿瘤等疾病的重要手段。然而，手术本身存在一定的风险，可能引发多种并发症，如感染、神经损伤、硬脊膜破裂及脑脊液漏、植骨不融合等。这些并发症不仅影响患者的术后恢复，还可能增加医疗成本和患者的痛苦。掌握脊柱外科手术的并发症及其防治策略，对于提高手术成功率和患者预后具有重要意义。

一、感染

1. 临床表现

术后感染可表现为切口红肿、疼痛、渗液，严重时可伴有发热、寒战等全身症状。深部感染可能导致椎间隙感染，甚至引发脓毒血症。

2. 发生原因

感染的发生与手术时间、手术部位、患者自身免疫力、术前准备等因素密切相关。手术时间长、出血多、侵入性操作多等因素均可能增加感染的风险。

3. 预防措施

术前应严格进行术区皮肤准备，合理使用抗生素；术中应严格遵守无菌操作原则，尽量减少手术时间；术后应密切观察切口情况，及时发现并处理感染迹象。

4. 治疗

一旦发生感染，应根据感染的严重程度选择合适的抗生素治疗。对于切口感染，可进行切口清创和换药；对于深部感染，可能需要手术清创引流和长期抗生素治疗。

5. 预后

及时有效的治疗可显著改善感染患者的预后，但严重感染可能导致植骨不融合、内固定失败等严重后果，影响患者的长期功能恢复。

二、神经损伤

1. 临床表现

神经损伤可表现为术后感觉异常、运动功能障碍、疼痛等。严重的神经损伤可能导致肢体瘫痪、大小便失禁等。

2. 发生原因

神经损伤可能由手术操作直接损伤神经根或脊髓引起，或由术后血肿、感染、内固定物压迫等间接因素引起。

3. 预防措施

术中应尽量避免对神经结构的直接损伤，使用显微镜或神经电生理监测等技术辅助手术操作。术后应密切观察患者的神经功能变化，及时发现并处理可能的神经损伤。

4. 治疗

对于轻度神经损伤，可给予神经营养药物和康复治疗；对于严重的神经损伤，可能需要手术探查和减压。

5. 预后

神经损伤的预后取决于损伤的严重程度和治疗的及时性。轻度神经损伤经过及时治疗后可能完全恢复，但严重的神经损伤可能导致永久性的功能障碍。

三、硬脊膜破裂及脑脊液漏

1. 临床表现

硬脊膜破裂可导致脑脊液漏，表现为术后头痛、恶心、呕吐、颈部僵硬等。严重时可能导致切口渗漏不愈、切口内积液，甚至引发脊髓及颅内感染。

2. 发生原因

硬脊膜破裂可能由椎管内粘连、瘢痕增生、手术操作中分离导致困难损伤硬脊膜等因素引起。

3. 预防措施

术中应尽量避免对硬脊膜的损伤，使用精细的手术器械和技巧。术后应密切观察患者的症状和体征，及时发现并处理脑脊液漏。

4. 治疗

对于轻度脑脊液漏，可给予卧床休息、补液等保守治疗；对于严重的脑脊液漏，可能需要手术修补硬脊膜。

5. 预后

及时有效的治疗可显著改善脑脊液漏患者的预后，但严重脑脊液漏可能导致感染等严重并发症，影响患者的长期预后。

四、植骨不融合

1. 临床表现

植骨不融合可表现为术后疼痛、植骨区不稳定、内固定物松动等。严重时可能导致内固定物断裂、植骨区塌陷等。

2. 发生原因

植骨不融合可能与植骨材料的选择、手术操作的精确性、患者的骨质状况等因素有关。此外，术后感染、血肿、内固定物松动等也可能导致植骨不融合。

3. 预防措施

术前应选择合适的植骨材料，确保手术操作的精确性。术后应密切观察植骨区的情况，及时发现并处理可能导致植骨不融合的因素。

4. 治疗

对于植骨不融合，可给予再次植骨、更换内固定物等治疗。

5. 预后

植骨不融合的预后取决于治疗的及时性和有效性。及时有效的治疗可显著提高植骨融合率，改善患者的长期功能恢复。

五、内固定失败

1. 临床表现

内固定失败可表现为术后疼痛，植骨区不稳定，内固定物松动、断裂等。严重时可能导致植骨区塌陷、脊柱畸形。

2. 发生原因

内固定失败可能与内固定物的选择、手术操作的精确性、患者的骨质状况等因素有关。此外，术后感染、植骨不融合等也可能导致内固定失败。

3. 预防措施

术前应选择合适的内固定物，确保手术操作的精确性。术后应密切观察内固定物的情况，及时发现并处理可能导致内固定失败的因素。

4. 治疗

对于内固定失败，可给予更换内固定物、再次植骨等治疗。

5. 预后

内固定失败的预后取决于治疗的及时性和有效性。及时有效的治疗可显著提高内固定的成功率，改善患者的长期功能恢复。

六、讨论

脊柱外科手术的并发症是影响患者术后恢复和长期功能的重要因素，通过选择合适的手术方法和植骨材料，结合对局部和全身因素的综合管理，可以显著降低并发症的发生率，提高手术的成功率。

参考文献

[1] Rong H, Sun S, Lu M, et al. Super-hydrophilic and super-lubricating Zwitterionic hydrogel coatings coupled with polyurethane to reduce postoperative dura mater adhesions and infections. Acta Biomater, 2025, 192: 206-217.

[2] Luo M, Cao Q, Wang D, et al. The impact of diabetes on postoperative outcomes following spine surgery: A meta-analysis of 40 cohort studies with 2.9 million participants. Int J Surg, 2022, 104: 106789.

[3] Wang S, Ren S, Wang J, et al. Dural reconstruction materials for the repairing of spinal neoplastic cerebrospinal fluid leaks. ACS Biomater Sci Eng, 2023, 9(12): 6610-6622.

[4] Han B, Liang W, Hai Y, et al. Neurophysiological, histological, and behavioral characterization of animal models of distraction spinal cord injury: a systematic review. Neural Regen Res, 2024, 19(3): 563-570.

[5] Peng D, Yan M, Liu T, et al. Prognostic factors and treatments efficacy in spontaneous spinal epidural hematoma: A multicenter retrospective study. neurology, 2022, 99(8): e843-e850.

[6] Zhou H, Fan Y, Huang J, et al. A wet-adhesive hydrogel patch with rapid-adhesion, anti-swelling, and pro-healing properties for sutureless repair of dural tear. Adv Healthc Mater, 2025,14(16): e2500761.

[7] Cheng X, Zhang Z, Ren H, et al. A low-swelling hydrogel as a multirole sealant for efficient dural defect sealing and prevention of postoperative adhesion. Natl Sci Rev, 2024, 11(6): nwae160.

[8] Aili Y, Wei P, Yu X, et al. Janus adhesive bio-patches with targeted drug delivery enabled anti-bacteria and pro-angiogenesis for dura mater repair. Mater Today Bio, 2025, 31: 101484.

[9] Zhang T, Hooshmand S J, Rogers N P Jr, et al. Reversal of coma with trendelenburg position in spontaneous intracranial hypotension. Mayo Clin Proc, 2025, 100(5): 906-911.

[10] Tay A S S, Maya M M, Schievink W I. Spontaneous intracranial hypotension mimicking iatrogenic spinal cerebrospinal fluid leaks. Headache, 2024, 64(10): 1339-1342.

[11] Hudson M, Meyer J, Evans A, et al. Evaluating osteoporosis and bone quality in the aging spine: modern considerations for surgical management in the geriatric population. Geroscience, 2024, 46(5): 5287-5301.

[12] Yang Y, Su S, Liu S, et al. Triple-functional bone adhesive with enhanced internal fixation, bacteriostasis and osteoinductive properties for open fracture repair. Bioact Mater, 2023, 25: 273-290.

[13] Li J, Jia S, Li D, et al. Wearable bio-adhesive metal detector array (BioMDA) for spinal implants. Nat Commun, 2024, 15(1): 7800.

[14] Wang Y, Guo Q, Wang W, et al. Potential use of bioactive nanofibrous dural substitutes with controlled release of IGF-1 for neuroprotection after traumatic brain injury. Nanoscale, 2022, 14(48): 18217-18230.

[15] Cheers G M, Weimer L P, Neuerburg C, et al. Advances in implants and bone graft types for lumbar spinal fusion surgery. Biomater Sci, 2024, 12(19): 4875-4902.

第二章

颈椎疾病

第一节 颈椎病概述

颈椎病是指颈椎椎间盘退行性改变及其继发的相邻结构病理改变累及周围组织结构（如神经、血管等），并出现与影像学改变相应的临床表现的疾病。颈椎病的核心特征包括颈椎间盘的退变、继发性病理改变以及临床症状与影像学表现的一致性。

一、发病因素

1. 年龄因素

颈椎病的发生与年龄密切相关，是颈椎病重要的危险因素之一。椎间盘的退变通常从 20 岁左右即开始，随着年龄增长逐渐加重，颈椎间盘逐渐发生退行性变，如水分减少、弹性下降等，最后导致椎间隙变窄、骨赘形成，进而压迫神经根或脊髓，产生相应的神经症状。此外，年龄与职业因素导致颈椎负荷的相互作用，可能会加速退变的进程，如长期低头工作的人群中，年龄越大，颈椎病风险越高。

2. 慢性劳损

慢性劳损主要指长期的不良姿势或者重复性动作、不正确的工作习惯、日常生活姿势等导致颈椎过度负荷。长期不良姿势如长时间低头、伏案工作、不良睡姿等可加速颈椎退变，导致颈椎病的发生。慢性肌肉损伤会引发局部炎症和修复障碍，进一步促进椎间盘退变。此外，缺乏运动或长期保持静态姿势（如看电视时间过长）也会增加风险。

3. 先天因素

颈椎先天性解剖异常，如先天性椎管狭窄、先天性椎体融合、颈椎畸形、侧弯等，可增加颈椎病的发病风险。部分研究指出先天性椎弓根发育不良可能与脊柱不稳相关，而颈椎小关节角度异常也可能影响力学分布，加速颈椎退变。

4. 外伤因素

急性颈部损伤，如颈椎挥鞭样损伤、跌倒或直接撞击等，可直接导致椎间盘突出、韧带损伤或骨折，进而诱发或加重颈椎病的症状。外伤后的慢性炎症和修复异常可能进一步加重颈椎退行性变。外伤史是颈椎病早期发病的重要因素之一。

5. 其他因素

吸烟、肥胖、体力劳动强度大等也可能与颈椎病的发生有关。吸烟通过减少椎间盘血供、促进炎症反应和氧化应激加速退变。肥胖会增加颈椎机械负荷，肥胖相关的代谢异常可能通过慢性炎症促进退变。肥胖还可能与颈椎曲度异常有关，可进一步加重颈椎病症状。重体力劳动如搬运等工作通过长期过度负荷或振动损伤颈椎结构，从而加速颈椎退变。

颈椎病的发病是多种因素共同作用的结果，其中年龄和慢性劳损是重要的退变诱因。先天解剖因素及颈部外伤为潜在加速器，而吸烟、肥胖和重体力劳动等则通过生物力学、代谢途径等加快颈椎退变进程。临床中需针对不同风险因素进行综合干预，如改善颈椎姿势、减轻体重、戒烟等。

二、颈椎病的分型

颈椎病目前主要有以下几种分型。

1. 神经根型颈椎病

是最常见的颈椎病类型。因颈椎间盘退变、骨质增生等原因，导致神经根管狭窄，刺激或压迫神经根而引起相应症状。

2. 脊髓型颈椎病

是颈椎病中最严重的一种类型。主要由于颈椎骨质增生、椎间盘突出、后纵韧带骨化、黄韧带肥厚等原因导致脊髓受压，引起脊髓功能障碍。主要特征有脊髓受压迫症状：四肢麻木无力、行走不稳、手指不灵活等症状，可伴有胸部束带感、下肢踩棉感等，严重者可出现大小便功能障碍。该病早期症状隐匿，易漏诊，需依赖影像学早期发现。存在疼痛与功能限制，可出现颈部疼痛伴进行性运动功能障碍。

3. 椎动脉型颈椎病

因颈椎病变刺激或压迫椎动脉，引起椎 - 基底动脉供血不足，产生一系列症状。主要特征有眩晕（颈部旋转时诱发，可伴恶心、呕吐等不适）、视觉障碍（短暂性视物模糊或黑蒙）、猝倒发作（突发跌倒但意识清醒）。

4. 交感型颈椎病

是由于颈椎退变导致颈椎周围的交感神经末梢受到刺激，引起交感神经功能紊乱。主要症状为自主神经功能紊乱症状，包括交感神经兴奋引起的头痛、心悸、血压波动等。局部症状有面部潮红或苍白、多汗等。

5. 混合型颈椎病

当颈椎病患者的临床表现符合两种或两种以上的上述类型颈椎病的表现时，即为混合型颈椎病。其中最常见的是神经根型合并脊髓型、神经根型合并椎动脉型等组合。临床表现有神经根症状合并脊髓压迫症状、神经根症状合并眩晕或交感症状等。

其他分型包括：食管压迫型颈椎病，较为少见，是由于颈椎骨质增生等刺激食管引起吞咽困难等症状。颈肋型颈椎病，当颈椎横突过长或骨化形成"颈肋"时，可压迫臂神经和腋动脉，出现臂丛神经受压及血液循环障碍表现，如上肢疼痛麻木、发凉等。

三、临床表现

（1）神经根型颈椎病：局部症状可出现颈肩部疼痛、僵硬、活动受限。可出现神经根受压迫症状。颈肩部疼痛可沿神经根向肩部、上臂、前臂及手部放射，可呈刺痛、烧灼痛或麻木。上肢可有沉重感，手握力减退，严重者可能出现肌肉萎缩，伴有上肢活动受限，如对穿衣、系扣子、写字等精细动作的控制下降。

（2）脊髓型颈椎病：早期可能出现肢体麻木、僵硬、活动不灵活，行走不稳，有踩棉花样感觉，精细动作如写字、扣纽扣等困难。随着病情进展，可出现大小便功能障碍，如尿急、尿频、排尿无力等。

（3）椎动脉型颈椎病：常见头晕、头痛、眩晕，部分患者会突然晕倒。头颈部的某些特定位置或动作常诱发或加重头晕症状。还可能出现视觉障碍，如视物模糊、眼前发黑等，甚至伴有恶心、呕吐、耳鸣、听力减退等症状。

（4）交感型颈椎病：临床表现复杂多样，除颈椎病的一般表现外，还可能出现头晕、眼花、耳鸣、视物模糊、心慌、心悸、肢体发冷、发热等症状。头部活动时这些症状可能加重。

（5）混合型颈椎病：会出现上述多种类型颈椎病症状的相互交织，如既有上肢的麻木、疼痛等神经根型表现，又有下肢行走不稳、踩棉花样感觉等脊髓型表现等。

四、颈椎病的诊断

1. 病史和症状

（1）颈部疼痛：是颈椎病常见的症状之一，疼痛有时会向肩部、上肢甚至手指放射，可能为持续性或间歇性，多为钝痛，有时也可能为锐痛或刺痛。

（2）上肢麻木、无力：手部麻木、无力、感觉异常。严重时可能出现手部肌肉萎缩、精细动作完成困难等。

（3）行走不稳：出现下肢无力、行走不稳、步态笨拙等。如感觉脚底有踩棉花感，可能预示脊髓型颈椎病。

（4）头昏头晕：部分患者出现头昏头晕、视物模糊、耳鸣等症状，与颈椎的活动有关，可能是椎动脉型颈椎病的表现。

（5）心慌、耳鸣、听力减退：可能为交感型颈椎病的表现。

2. 体格检查

（1）一般情况检查：观察患者的姿势、步态，有无颈部活动受限、颈椎后凸、斜颈等改变。

（2）颈椎活动范围检查：检查颈椎的前屈、后伸、左右侧屈和左右旋转的活动度，评估颈椎功能。

（3）颈椎压痛点检查：通过按压颈椎各棘突、关节突、肩胛骨内上角等部位，寻找压痛点，有助于判断受累部位。

（4）神经功能检查：包括肌力、肌张力、感觉、反射等检查，以判断神经受压的程度和范围。神经根型颈椎病可出现相应神经支配区域的肌力下降、感觉减退；脊髓型颈椎病可出现肌张力增高、病理反射阳性等。还可出现 Hoffmann 征、Babinski 征等病理反射阳性的表现。

（5）特殊检查：椎间孔挤压试验、臂丛牵拉试验等，用于判断神经根是否受压；转头试验、椎动脉压迫试验等，用于判断椎动脉是否受累。

3. 影像学检查

（1）X 线检查：是最常用的检查方法之一。可显示颈椎的曲度改变、椎间隙狭窄、骨质增生、椎间孔变窄、项韧带钙化等。

（2）CT 检查：能清晰地显示颈椎的骨性结构，如椎管狭窄、椎间孔变窄、后纵韧带骨化、黄韧带钙化等，对判断骨性结构的病变有较高的敏感性。

（3）MRI 检查：对软组织的显示效果较好，可清楚地显示椎间盘突出，脊髓压迫及神经根受压，脊髓水肿、变性等情况，是诊断脊髓型颈椎病的重要手段。

（4）椎动脉造影：主要用于椎动脉型颈椎病的诊断，可显示椎动脉的走行、狭窄、扭曲等改变。

（5）肌电图检查：可检测神经传导速度和肌肉的电活动，有助于判断神经是否受损及受损程度。

五、鉴别诊断

（1）神经根型颈椎病：需与肩周炎、网球肘、腕管综合征等鉴别。MRI 检查可见椎间盘退变、髓核后突，且大多偏向患侧，有神经根受压。

（2）脊髓型颈椎病：需与肌萎缩性侧索硬化症、多发性硬化、椎管内肿瘤、脊髓空洞等鉴别。MRI 检查可见多节段椎管狭窄，脊髓受压退变、缺血、炎症水肿等现象。

（3）椎动脉型颈椎病：需与椎动脉粥样硬化和发育异常鉴别。椎动脉造影显示椎动脉节段受压、迂曲。

（4）交感型颈椎病：需与冠状动脉供血不足、神经官能症、更年期综合征、其他原因所致的眩晕鉴别。在颈椎过伸或过屈时侧位 X 线片可见颈椎节段性不稳定、退变等改变。

（5）食管型颈椎病：需与食管占位性病变（如食管癌）鉴别。食管镜、颈部 CT 检查可见食管内部占位性病变。

六、总结

颈椎病是临床常见的退行性疾病，其发病机制复杂，临床表现多样，因此准确的诊断和分型对于制定合理的治疗方案至关重要。近年来，影像学技术的发展和对颈椎病发病机制的深入研究，使颈椎病的诊断和治疗水平不断提高。然而，椎动脉型和交感型颈椎病的诊断仍存在争议，需要进一步的研究和探讨。

参考文献

[1] Yeshna, Singh M, Monika, et al. Pathophysiology and emerging therapeutic strategies for cervical spondylosis: The role of pro-inflammatory mediators, kinase inhibitors, and Organogel based drug delivery systems. Int Immunopharmacol, 2025, 151: 114350.

[2] Kouser V H, Nayab M, Ansari A N, et al. Efficacy of wet cupping in the pain management of cervical spondylosis: A randomized, controlled, open -label, parallel-group clinical trial. J Bodyw Mov Ther, 2024, 39: 126-131.

[3] Shlykov M A, Giles E M, Kelly M P, et al. Evaluation of genetic and nongenetic risk factors for degenerative cervical myelopathy. Spine, 2023, 48(16): 1117-1126.

[4] Zhu Q, Li N, Ding Y, et al. Incidence of adjacent segment degeneration and its associated risk factors following anterior cervical discectomy and fusion: A meta-analysis. World Neurosurg, 2024, 183: e153-e172.

[5] Jackson J A, Liv P, Sayed-Noor A S, et al. Risk factors for surgically treated cervical spondylosis in male construction workers: A 20-year prospective study. Spine J, 2023, 23(1): 136-145.

[6] van Dijk B T, Boeren A M P, Khidir S J H, et al. Work-related physical strain and development of joint inflammation in the trajectory of emerging inflammatory and rheumatoid arthritis: a prospective cohort study. RMD Open, 2024, 10(2): e003895.

[7] Zhu H P, Qi H, Liu X H, et al. The prevalence of disability and associated factors among community adults in the baseline of CHCN-BTH Cohort Study. BMC Public Health, 2023, 23(1): 1727.

[8] Zhang J, Qu S, Huang Y, et al. Tuina promotes repair of chronic cervical muscle injury by regulating satellite cell proliferation and differentiation and inhibiting myocyte apoptosis. J Pain Res, 2024, 17: 3419-3429.

[9] Guan H, Zhu H, Gao J, et al. A systematic review of Tuina for cervical hypertension: A protocol for systematic review and meta-analysis. Medicine (Baltimore), 2022, 101(40): e30699.

[10] Jackson-Fowl B, Hockley A, Naessig S, et al. Adult cervical spine deformity: A state of the art

review. Spine Deform, 2024, 12(1): 3-23.

[11] Sun Y, Jin M, Yu T, et al. Cardiovascular risk factors mediating the protective effect of education on cervical spondylosis risk. Sci Rep, 2023, 13(1): 936.

[12] Abudouaini H, Yang J, Lin K, et al. A possible correlation between facet orientation and development of degenerative cervical spinal stenosis. BMC Musculoskelet Disord, 2024, 25(1): 181.

[13] Bhusari N, Deshmukh M. Effectiveness of physical therapy in treating a patient with cervical spondylosis caused by rheumatoid arthritis to improve the quality of life. Cureus, 2024, 16(6): e62620.

[14] Mei J, Wang Z, Tian X, et al. Risk Factors for Early Subsidence of 3D-Printed Artificial Vertebral After Anterior Cervical Corpectomy and Fusion. World Neurosurg, 2025, 193: 770-780.

第二节 颈椎病的保守治疗

颈椎病是指因颈椎间盘退行性变、颈椎骨质增生及项韧带钙化等引起一系列临床症状和体征的退变性疾病。临床表现为颈肩痛、上肢麻木、头晕、耳鸣等，严重影响患者的生活质量。随着社会的发展，人们对其保守治疗方法的需求日益增加。保守治疗具有安全性高、无创或微创、费用相对较低等优点，是大多数颈椎病患者的首选治疗方案。

一、颈椎病的保守治疗方法

1. 物理治疗

物理治疗是颈椎病保守治疗的常用方法之一，主要通过物理因子的作用来缓解症状、改善功能。

（1）电疗

① 原理：在颈椎病治疗中，电疗可以刺激神经肌肉、促进血液循环、减轻炎症反应、缓解肌肉痉挛，是颈椎病常用的物理治疗方法之一。电疗是一种无创治疗手段，在缓解颈椎病疼痛方面显示出良好效果。研究表明，电疗结合康复训练对改善颈椎功能有显著效果。电疗能有效减轻患者疼痛、改善颈椎功能、提高生活质量，值得临床推广和应用。

② 注意事项：在电疗时应注意电极片的放置位置，避免在皮肤破损处使用，以免引起皮肤损伤。同时，电疗的强度应根据患者的耐受程度进行调整。

（2）磁疗

① 原理：磁疗是利用磁场作用于人体来治疗疾病的方法。磁场可以改善局部血液循环，减轻炎症反应，提高痛阈，从而缓解颈椎病的症状。磁疗作为一种无创

物理治疗方法，在颈椎病康复中也有一定应用。研究表明，磁疗可以与其他康复方案结合使用，为患者提供综合治疗。虽然目前关于磁疗治疗颈椎病的高质量研究相对较少，但其安全性较高，可作为辅助治疗选择。

② 注意事项：磁疗时应注意磁场强度的选择，避免在心脏起搏器等电子设备附近使用，以免影响设备的正常运行。对于孕妇、出血性疾病患者等也应谨慎使用磁疗。

（3）热疗

① 原理：热疗是指利用热能作用于人体来治疗疾病的方法。热疗可以促进血液循环、缓解肌肉痉挛、减轻疼痛。热敷是热疗的常见方式之一，通过热敷可以增加组织的柔韧性，改善颈椎的活动度。蜡疗也是热疗的一种，它具有较好的透热性，能够使热能更深入地渗透到组织中，具有镇痛消炎的作用。

② 注意事项：热疗时应注意温度的控制，避免烫伤。热敷时间一般为 15 ～ 20 min，温度以 40 ～ 50℃为宜。蜡疗时应注意蜡的温度和纯度，避免使用含有杂质的蜡。

2. 运动疗法

运动疗法是通过特定的运动方式来改善颈椎病症状、提高颈椎稳定性的一种治疗方法。研究表明，运动疗法在颈椎病的治疗中具有良好的效果。

（1）医疗体育：中国传统健身方法在颈椎病的防治中显示出独特优势。

① 八段锦：是一种传统的健身方式，通过肢体运动和呼吸调节来增强体质，在治疗肌肉骨骼疾病方面疗效尤为显著。研究发现，练习八段锦可以有效改善颈椎病患者的颈部疼痛、头晕、上肢麻木等症状，且对改善患者的颈椎功能和生活质量具有显著效果。其机制可能与增强颈部肌肉力量、改善颈椎的稳定性有关。

② 六字诀：是一种通过调节呼吸来养生的健身方式。作为中国传统健身方式之一，常被纳入颈椎病的综合运动治疗方案。

③ 太极拳：是一种集健身、防身、养生于一体的运动方式。有研究发现，练习太极拳可以有效改善颈椎病患者的颈椎功能，且对于预防颈椎病的复发也有一定的作用。其机制可能与太极拳能够增强颈部肌肉力量、改善颈椎的柔韧性有关。

（2）康复训练

① 徒手肌力测定（manual muscle testing，MMT）力量训练法：是一种通过人工检测肌肉力量并进行针对性训练的方法。研究表明，MMT 力量训练法可以有效改善神经根型颈椎病患者患侧颈、肩、肘、腕的肌力，缓解疼痛，改善颈椎功能。其机制可能与增强颈部肌肉力量、改善神经根的受压状况有关。

② 悬吊核心稳定性训练：是利用人体自身体重作为阻力，通过不稳定的支持

环境来激活颈椎深部核心肌群，以增强核心稳定性。研究表明，这种训练可以提高颈椎病患者的颈椎功能，改善颈部疼痛，且安全性较高。其机制可能与增强核心肌群的力量和稳定性、改善身体的平衡能力有关。

（3）其他运动方式

① 瑜伽：是一种集身体、心理和精神修炼于一体的运动方式。近年有研究将瑜伽用于颈椎病的康复治疗，发现瑜伽可以有效改善颈椎病患者的疼痛、焦虑、抑郁等临床症状，且能够提高患者的睡眠质量。其机制可能与瑜伽能够增强颈部肌肉力量、改善颈椎的柔韧性，以及调节神经系统功能有关。

② 游泳：是一种全身性的运动，对颈椎病的康复也有一定的帮助。研究表明，蛙泳对改善颈椎病的临床症状效果较好，其机制可能与蛙泳时颈部的运动方式有助于增强颈部肌肉力量、改善颈椎的活动度有关。在游泳时需要注意避免过度仰头等动作，以免加重颈椎的负担。

3. 药物治疗

是颈椎病保守治疗的重要组成部分，主要用于缓解疼痛、减轻炎症反应等症状。

（1）非甾体抗炎药（NSAIDs）

① 作用机制：NSAIDs 主要通过抑制环氧化酶（COX）的活性，减少前列腺素合成，从而发挥抗炎、镇痛、解热的作用。常见的 NSAIDs 有布洛芬、双氯芬酸钠、塞来昔布等。有研究探讨了新型 COX-2 抑制剂帕瑞昔布钠在颈椎病治疗中的应用，发现其能够快速、有效地缓解颈椎病患者的疼痛症状，且安全性较高。

② 注意事项：NSAIDs 可能会导致胃肠道反应、肝肾功能损害等不良反应，长期使用应谨慎。对于有胃肠道疾病、肝肾功能不全等的患者应避免使用或在医生指导下使用。

（2）肌肉松弛剂

① 作用机制：肌肉松弛剂主要用于缓解肌肉痉挛，改善肌肉的血液循环。常见的肌肉松弛剂有乙哌立松、替扎尼定等。研究表明，乙哌立松联合 NSAIDs 治疗神经根型颈椎病可以显著改善患者的临床症状和生活质量，且不良反应发生率较低。

② 注意事项：肌肉松弛剂可能会引起头晕、嗜睡、口干等不良反应，从事驾驶、高空作业等工作的患者应慎用。

（3）神经营养药物

① 作用机制：神经营养药物主要用于促进神经修复和再生，能够改善神经功能。常见的神经营养药物有甲钴胺、维生素 B_1 等。

② 注意事项：神经营养药物一般安全性较高，但仍需注意可能出现的过敏等不良反应。

4. 中医疗法

中医疗法在颈椎病的治疗中具有悠久的历史和丰富的经验，近年来也得到了一定的发展。

（1）针灸

① 原理：针灸是通过针刺和艾灸等方法刺激人体的穴位，以调节气血、平衡阴阳，从而达到治疗疾病的目的。在颈椎病的治疗中，针灸可以疏通经络、活血化瘀、消肿止痛。

② 注意事项：针灸治疗应由专业人员操作，避免意外。对于皮肤感染、传染病等患者应禁忌针灸。同时，针灸时应注意保持患者的体位舒适，避免引起不适。

（2）推拿按摩

① 原理：推拿按摩是通过手法作用于人体的特定部位，以调整脏腑、经络、气血的功能，从而达到治疗疾病的目的。在颈椎病的治疗中，推拿按摩可以舒筋活络、放松关节、缓解肌肉痉挛、促进血液循环。近年来，有研究将整脊手法用于颈椎病的治疗，发现可以有效改善患者的颈椎功能，提高治疗效果。其机制可能与整脊手法能够改善颈椎的力学平衡、减轻神经根的受压状况有关。

② 注意事项：在推拿按摩时应注意手法的力度和角度，避免因用力过猛导致损伤。对于骨折、严重骨质疏松等患者应禁忌推拿按摩。同时，推拿按摩后应注意休息，避免颈部过度活动。

（3）中药外用

① 原理：中药外用是通过中药的外敷、熏洗等方法，使药物直接作用于病变部位，以达到治疗疾病的目的。中药外用可以避免口服药物导致的胃肠道反应，药物直达病变位置，起效较快。

② 注意事项：中药外用时应注意药物的温度和浓度，避免引起皮肤过敏等不良反应。对于皮肤破损、过敏体质等患者在中药外用时应谨慎。

二、讨论

近年来，颈椎病的保守治疗方法不断丰富和发展，各种治疗方法在缓解症状、改善功能等方面均取得了一定的疗效。物理治疗通过物理因子的作用，能够有效缓解疼痛、改善血液循环、增强肌肉力量；运动疗法通过特定的运动方式，可以提高颈椎的稳定性和功能；药物治疗则通过药物的药理作用，快速缓解症状；中医疗法在颈椎病的治疗中也发挥着重要作用。然而，目前颈椎病保守治疗仍存在一些问题和挑战，各种治疗方法的疗效和安全性仍需进一步验证，个体化治疗方案的制定较为困难。不同患者的病情、体质、年龄等因素存在差异。如何根据患者的具体情况制定个性化的治疗方案，仍是临床实践中需要解决的问题。保守治疗的长期疗效和复发率也有待进一步观察和研究。

参考文献

[1] de Oliveira-Souza A I S, Barbosa-Silva J, Gross D P, et al. Comparative effectiveness of manual therapy, pharmacological treatment, exercise therapy, and education for neck pain (COMPETE study): protocol of a systematic review with network meta-analysis. Syst Rev, 2025, 14(1): 30.

[2] Minnucci S, Innocenti T, Salvioli S, et al. Benefits and harms of spinal manipulative therapy for treating recent and persistent nonspecific neck pain: A systematic review with meta-analysis. J Orthop Sports Phys Ther, 2023, 53(9): 510-528.

[3] Benetton A, Battista S, Bertoni G, et al. Effectiveness of manual joint mobilization techniques in the treatment of nonspecific neck pain: Systematic review with meta-analysis and meta-regression of randomized controlled trials. J Orthop Sports Phys Ther, 2025, 55(3): 1-20.

[4] Lascurain-Aguirrebeña I, Dominguez L, Villanueva-Ruiz I, et al. Effectiveness of neural mobilisation for the treatment of nerve-related cervicobrachial pain: a systematic review with subgroup meta-analysis. Pain, 2024, 165(3): 537-549.

[5] Jobin K, Smith A, Campbell C, et al. The safety and feasibility of transcranial direct current stimulation and exercise therapy for the treatment of cervicogenic headaches: A randomized pilot trial. Headache, 2025, 65(5): 845-862.

[6] Mueller J, Weinig J, Niederer D, et al. Resistance, motor control, and mindfulness-based exercises are effective for treating chronic nonspecific neck pain: A systematic review with meta-analysis and dose-response meta-regression. J Orthop Sports Phys Ther, 2023, 53(8): 420-459.

[7] Teichert F, Karner V, Döding R, et al. Effectiveness of exercise interventions for preventing neck pain: A systematic review with meta-analysis of randomized controlled trials. J Orthop Sports Phys Ther, 2023, 53(10): 594-609.

[8] Cheng Z J, Zhang S P, Gu Y J, et al. Effectiveness of tuina therapy combined with yijinjing exercise in the treatment of nonspecific chronic neck pain: A randomized clinical trial. JAMA Netw Open, 2022, 5(12): e2246538.

[9] Deng Y Q, Gao M, Lu D, et al. Compound-composed Chinese medicine of Huachansu triggers apoptosis of gastric cancer cells through increase of reactive oxygen species levels and suppression of proteasome activities. Phytomedicine, 2024, 123: 155169.

[10] Castellini G, Pillastrini P, Vanti C, et al. Some conservative interventions are more effective than others for people with chronic non-specific neck pain: a systematic review and network meta-analysis. J Physiother, 2022, 68(4): 244-254.

[11] Zheng Z, Wang Y, Guo M, et al. Estradiol is a key candidate for treating ankylosing spondylolisthesis with traditional Chinese medicine. Comput Biol Med, 2023, 164: 107206.

[12] Yan W, Liu L, Yang T, et al. Traditional Chinese medicine paraffin therapy: an evidence-based overview from a modern medicine perspective. Chin Med, 2022, 17(1): 106.

[13] Wang L, Huang S, Liang X, et al. Immuno-modulatory role of baicalin in atherosclerosis

prevention and treatment: current scenario and future directions. Front Immunol, 2024, 15: 1377470.

[14] Yang R, Liu M, Tang C, et al. Effect of acupuncture combined with Western medicine on vertebrobasilar artery hemodynamics and efficacy in patients with CV: a systematic review and meta-analysis. Syst Rev, 2025, 14(1): 87.

[15] Wang Y, Du R, Cui H, et al. Acupuncture for acute migraine attacks in adults: a systematic review and meta-analysis. BMJ Evid Based Med, 2023, 28(4): 228-240.

[16] Guo W, Zhang J, Feng Y. Treatment of neuropathic pain by traditional Chinese medicine: An updated review on their effect and putative mechanisms of action. Phytother Res, 2024, 38(6): 2962-2992.

[17] Ye J, Qian W, Chen N, et al. The clinical efficacy of Zuqing Xu "Wuduling" powder for snake injury on the swelling of the affected limb bitten by Agkistrodon halys. Biotechnol Genet Eng Rev, 2024, 40(2): 943-960.

第三节 颈椎间盘突出症

颈椎间盘突出症（cervical disc herniation，CDH）是一种常见的颈椎病，发病率随年龄增长而逐渐升高。近年来，由于生活方式的改变和电子产品的普及，该病呈年轻化趋势，给患者的生活和工作带来了极大困扰。因此，深入研究颈椎间盘突出症的诊疗知识具有重要意义。

一、概述

颈椎间盘突出症是因颈椎间盘发生退变性改变后，颈椎间盘的髓核或纤维环局部突破正常解剖边界，压迫邻近神经根或脊髓等组织而引起的一系列临床症状。根据突出的位置可分为中央型、旁中央型（压迫脊髓）和侧方型（压迫神经根）。颈椎间盘突出症的发生与椎间盘退变、外伤或慢性劳损等相关，可导致颈部疼痛、神经根性症状（如放射性疼痛）或脊髓压迫症状（如运动障碍）。

二、流行病学

颈椎间盘突出症的发病率在不同地区和人群中有一定差异。有研究显示其年发病率呈逐年上升趋势。从性别角度看，有研究显示颈椎间盘突出症的女性发病率略高于男性。发病率随着年龄增长而增加，多发于30～50岁的人群，40～50岁是高发年龄段。此外，一些研究还提到，颈椎间盘突出症的发病与多种因素有关，如长期低头工作、吸烟、重体力劳动、职业因素等。C5～C6和C6～C7是颈椎间盘突出症的最常见受累节段，尤其在退变性病例中。

三、临床表现

颈椎间盘突出症的临床表现因突出方向和受压组织不同而有所差异，临床表现主要包括以下两个方面：

1. 症状

（1）颈部疼痛：颈部棘突、椎旁肌肉压痛，可伴有颈部活动受限。颈部疼痛可向肩部、上肢甚至手指放射，可为持续性或间断性疼痛。疼痛性质多为钝痛，也可为锐痛或刺痛。

（2）上肢麻木、无力：上肢麻木、无力、感觉异常，可能出现上肢肌肉无力、手部肌肉萎缩、精细动作障碍等。

（3）行走不稳：可出现躯体束带感、下肢无力、行走不稳、步态笨拙、足部踩棉花感等，提示存在脊髓压迫。

（4）头昏头晕：部分患者会出现头昏头晕、视物模糊等症状，与颈椎的活动有关，可能为椎动脉型颈椎病的表现。

（5）心慌、耳鸣、听力减退：可能为交感型颈椎病的表现。

2. 查体

（1）一般情况检查：观察患者的姿势、步态有无异常、肢体不灵活、有无颈部活动受限、斜颈畸形等。

（2）颈椎活动范围检查：检查颈椎的前屈、后伸、左右侧屈和左右旋转的活动度，评估颈椎运动功能。

（3）颈椎压痛点检查：通过按压颈椎棘突、关节突、横突、肩胛骨内上角等部位，寻找压痛点，有助于判断受累部位。

（4）神经功能检查：包括四肢肌力、肌张力、感觉、反射等检查，以判断神经受压的程度和范围。如神经根型颈椎病可出现相应神经支配区域的肌力下降、感觉减退；脊髓型颈椎病可出现肌张力增高、腱反射活跃或亢进、病理反射阳性等。

（5）特殊检查：如椎间孔挤压试验、臂丛牵拉试验等，用于判断神经根是否受压；转头试验、椎动脉压迫试验等，用于判断椎动脉是否受累。

四、检查方法

（1）病史和临床表现：详细询问患者的症状、发病过程、诱因等，结合患者的临床表现，初步判断颈椎间盘突出症的类型和严重程度。

（2）体格检查：包括颈部外观、活动度、压痛点、肌肉紧张度等检查，以及感觉、运动、反射等神经功能检查。特殊检查如椎间孔挤压试验、臂丛牵拉试验、霍夫曼征等有助于诊断。

（3）影像学检查

① X 线检查：可评估颈椎的退变情况，如椎间隙狭窄、骨质增生、椎体后缘骨赘形成等。还可观察颈椎的生理曲度是否改变、有无颈椎后凸、有无寰枢椎半脱位等。

② CT 检查：可评估脊柱形态学改变，对颈椎骨性结构的显示更清晰。还可评估椎管狭窄程度、骨赘形成、有无后纵韧带骨化等。

③ MRI 检查：是评估颈椎间盘突出症的主要影像学手段，尤其对神经根压迫的诊断具有重要价值。可清晰显示椎间盘突出的部位、大小、方向，以及脊髓、神经根、椎间盘等软组织的形态和信号变化，对判断神经受压程度和脊髓病变具有重要价值。

五、鉴别诊断

颈椎间盘突出症在临床上需要与其他一些疾病进行鉴别诊断，以下是一些常见的、需要鉴别的疾病及鉴别方法。

1. 肩周炎

肩周炎主要表现为肩部疼痛、活动受限，疼痛可向颈肩部及上肢放射，一般不会出现手部麻木、无力等神经受压症状。肩周炎患者肩关节活动明显受限，尤其是在外展、外旋和后伸时更为明显，而颈椎间盘突出症则主要表现为颈部活动受限。颈椎间盘突出可导致神经根受压，引发上肢放射痛、相应支配区域感觉障碍等。与肩周炎的主动及被动活动均受限不同，颈椎间盘突出症通常表现为特定神经根支配区的运动障碍。肩周炎的 X 线检查主要显示肩部骨质增生、关节囊钙化等改变，而颈椎间盘突出症主要显示颈椎退行性改变。

2. 胸廓出口综合征

胸廓出口综合征是由于颈椎横突过长或颈肋压迫臂丛神经和锁骨下动脉所致，主要表现为上肢疼痛、麻木和血管症状。患者在做上肢外展、抬高动作时症状加重，X 线检查可见颈肋或颈椎横突过长，而颈椎间盘突出症在 X 线检查中主要表现为椎间盘退变和骨质增生。另外颈椎间盘突出症可通过 MRI 检查明确神经根受压位置，而胸廓出口综合征多由血管神经束在胸廓入口受压引起，需结合动态血管造影鉴别。

3. 颈椎结核

颈椎结核是一种慢性感染性疾病，主要表现为颈部疼痛、活动受限，伴有低热、盗汗、乏力等全身症状。X线检查显示颈椎骨质破坏、椎间隙变窄，椎旁软组织肿胀，而颈椎间盘突出症的X线检查主要显示椎间盘退变和骨质增生。颈椎间盘突出症通常无全身症状，如低热、盗汗等。颈椎结核的MRI检查常表现为椎体破坏及椎旁脓肿，而颈椎间盘突出则表现为髓核突出、压迫神经结构。

4. 脊髓肿瘤

脊髓肿瘤主要表现为进行性加重的脊髓压迫症状，如四肢无力、感觉障碍、大小便功能障碍等。MRI检查可显示脊髓内的占位性病变，颈椎间盘突出症主要显示椎间盘突出和脊髓受压。脊髓肿瘤与椎间盘突出均可导致慢性脊髓压迫，增强MRI检查可显示占位性病变强化明显。此外，肿瘤患者脑脊液白蛋白常显著升高。

5. 神经鞘瘤

神经鞘瘤是一种起源于神经鞘的良性肿瘤，主要表现为神经受压症状，如上肢疼痛、麻木、肌力减退等。MRI检查可显示神经根上的肿块，而颈椎间盘突出症则主要显示椎间盘突出和神经根受压。神经鞘瘤增强MRI检查的特征为边界清晰的强化肿块，与间盘突出的非强化髓核组织不同。

6. 脑血管疾病

脑血管病多表现为中枢性症状，如偏瘫、言语障碍，伴有头晕、头痛、肢体无力等症状，一般不会出现上肢麻木、疼痛等神经根受压症状。颈椎间盘突出症常表现为周围神经受压症状，如神经根性疼痛、特定支配肌群无力等。脑血管疾病的检查主要依靠头颅CT、头颅MRI、脑血管造影等检查，可显示脑血管病变情况，而颈椎间盘突出症的检查主要依靠颈椎X线、CT、MRI等检查。

7. 其他疾病

颈椎间盘突出症还需与其他可能引起类似症状的疾病进行鉴别，如心绞痛、胆囊疾病、胃炎、心律失常、更年期综合征等。这些疾病虽然主要症状不在颈部和上肢，但患者有时可能会出现头晕、耳鸣、上肢麻木等类似的症状，需要仔细鉴别。主要依据详细地询问病史、体格检查和相应的辅助检查来判断。

颈椎间盘突出症的鉴别诊断主要依据详细的病史、症状、体格检查及影像学检查结果来进行。准确的鉴别诊断对于制定正确的治疗方案和提高治疗效果具有重要意义。

六、治疗方法

1. 保守治疗

（1）休息与制动：急性期患者需要适当休息，减少颈部活动量，可以佩戴颈托以减轻颈部负担，缓解症状。有文献指出，约60%～80%的椎间盘突出患者症状可在6～12周内缓解，长期（≥1年）缓解率可达80%～90%。在无显著神经功能缺损时，优先采用6～12周的保守治疗。

（2）物理治疗：如经皮电刺激、磁疗、热敷等。物理治疗可刺激局部神经肌肉、促进血液循环、减轻炎症反应、缓解肌肉痉挛等，但无法逆转椎间盘退变的进程。

（3）运动疗法：是缓解颈痛的核心内容之一，包括颈部稳定性训练和牵伸运动，可作为急慢性颈痛的基础治疗，可增强颈部肌肉力量，改善颈椎的稳定性。

（4）药物治疗：包括非甾体抗炎药（NSAIDs）、肌肉松弛剂、神经营养药物等，具有抗炎、镇痛、缓解肌肉痉挛、促进神经修复和再生等作用，但长期使用可能带来副作用，且无法阻止椎间盘退变。另外，有研究表明单一靶点药物易产生耐药性，而中药单体因多靶点特性可能具有优势。

（5）中医疗法：包括针灸、推拿按摩、中药外用等。可疏通经络、活血化瘀、消肿止痛，避免口服药物引发的胃肠道反应，有效缓解局部肿胀、疼痛。针灸作为重要手段，被列为腰椎间盘突出的保守治疗选项之一，其机制可能与调节局部炎症反应相关。

2. 手术治疗

（1）手术指征：经保守治疗无效，且症状严重影响生活和工作者。神经根压迫导致的顽固性疼痛或神经功能障碍，当颈椎间盘突出压迫神经根，引起持续性疼痛如手臂放射性疼痛或神经功能缺损如感觉异常、肌力下降，且保守治疗如物理治疗、药物治疗等无效时，需手术干预以解除压迫。脊髓压迫导致的运动、感觉功能障碍，若突出的椎间盘压迫脊髓，导致慢性脊髓压迫，表现为步态异常、四肢无力、精细动作障碍或括约肌功能障碍等，需手术减压以防止不可逆神经损伤。保守治疗无效的椎间盘源性头痛，部分颈椎间盘突出症患者表现为椎间盘源性头痛，当保守治疗无效时，可考虑行CT引导下射频消融治疗。

（2）颈椎间盘突出症的手术方式及适用类型

① 前路手术

a. 前路颈椎间盘切除融合术（ACDF）：通过切除病变椎间盘，神经减压并进行椎体间融合，是治疗颈椎退行性疾病的经典术式，但存在导致邻近节段退变的风险。

b. 人工椎间盘置换术：通过保留节段活动性减少ASD风险，适用于需维持颈椎生物力学功能的患者。

c. 前路椎体次全切除融合术（ACCF）：用于合并颈椎病性脊髓病的严重病例，减压更充分，但会破坏椎体结构并限制活动度。

② 后路手术

a. 后路颈椎椎间孔切开术（PCF）：直接减压神经根；适用于单侧神经根受压的颈椎椎间孔狭窄患者；具有保留椎间盘和活动度的优势。

b. 微创经皮内镜技术（如单通道脊柱内镜或双通道 UBE）：通过小切口实现减压，减少组织损伤，适用于特定类型的颈椎间盘突出。

③ 其他创新技术——射频消融术：CT 引导下对异常颈椎间盘进行消融，适用于保守治疗无效的椎间盘源性、颈源性头痛。

七、典型案例

病例 1：患者，中年男性，因"颈肩部疼痛伴右上肢放射痛 3 个月"入院。

现病史：患者于 3 个月前无明显病因及诱因出现颈肩部疼痛，疼痛程度为中度，为持续性钝痛，疼痛向右上肢放射至前臂及右手拇指、食指，伴有右手麻木、无力，无眩晕、头痛，无胸闷、气短等，遂至当地医院就诊，行颈椎 MRI 检查提示"颈椎间盘突出"。患者曾行针灸，服药抗炎镇痛、营养神经药物治疗，疼痛无缓解，遂至本院门诊就诊，为进一步治疗以"颈椎间盘突出症"收入院。患者自发病以来神志清楚，精神可，饮食睡眠一般，大、小便正常，体重无明显减轻。

既往史：平素健康状况良好，无高血压病、糖尿病、冠心病、房颤病史，无外伤、手术史，无肝炎、肺结核、疟疾、菌痢等传染病史。无输血史，接种史随当地，否认食物药物过敏史。

专科检查：颈椎生理曲度直，颈椎屈、伸、旋转轻度受限，C5/6 棘突间及右侧椎旁压痛，颈椎间孔挤压试验（+），臂丛牵拉试验（+），放射至右前臂及右手拇指、食指，右前臂及右手拇指、食指皮肤浅感觉减退，右肱二头肌肌力 4 级，肱三头肌肌力 3 级，右腕背伸肌力 4 级，右手指屈曲肌力 4 级，肌张力正常。左上肢未见明显异常，双下肢肌力正常，感觉正常。双侧膝、腱反射、跟腱反射正常，髌阵挛、踝阵挛阴性。双侧 Hoffmann 征阴性，Barbinski 征阴性。NRS 评分为 6 分。

辅助检查：颈椎 MR 提示颈椎退行性变，C2、C3 椎体部分融合，C4 ～ C6 椎间盘突出，C5 ～ C6 椎间盘脱出，请结合临床，必要时进一步检查。

术前诊断：颈椎间盘突出症（C5/6）。

治疗：患者症状、体征及术前影像学检查（图 2-3-1 ～图 2-3-3）符合 C5/6 椎间盘突出症的诊断，保守治疗效果差，右上肢放射痛症状较重，具有手术治疗指征。采用经后路单通道颈椎内镜下颈椎间盘切除术治疗，术中行神经根减压，显露突出的椎间盘，予以切除。术后患者疼痛缓解，恢复满意，术后复查颈椎 CT（图 2-3-4、图 2-3-5）及颈椎 MRI（图 2-3-6）可见神经根减压范围满意，椎间盘突出切除彻底，无神经受压表现。

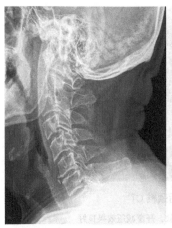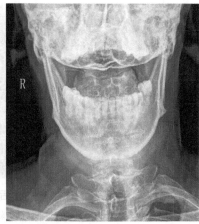

图 2-3-1 术前颈椎正侧位 X 线片

提示颈椎退行性改变

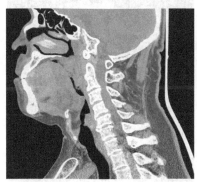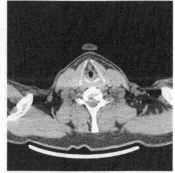

图 2-3-2 术前颈椎 CT

提示 C5 ～ C6 间隙退变、骨赘增生、椎间盘突出

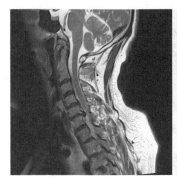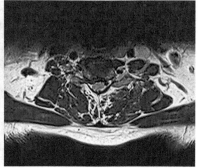

图 2-3-3 术前颈椎 MRI

提示 C5 ～ C6 椎间盘向右后方突出，相应神经根受压迫

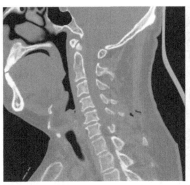 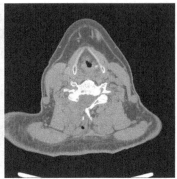

图 2-3-4　术后颈椎 CT

可见 C5 ～ C6 右侧椎间盘切除、开窗减压效果良好

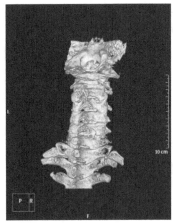 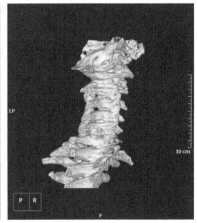

图 2-3-5　术后颈椎三维重建 CT

可见右侧 C5 ～ C6 开窗减压范围

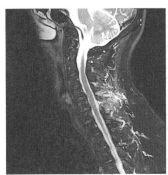 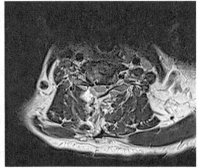

图 2-3-6　术后复查颈椎 MRI

可见椎间盘切除，神经减压效果满意

病例 2：患者，中年男性，右侧肢体无力 8 年，左上肢麻木、无力 3 个月。

现病史：患者于 8 年前无明显病因及诱因出现右侧肢体无力，无伴头痛、头晕，未行进一步检查及治疗。近 3 个月出现左侧上肢麻木、无力，无眩晕、头痛，无胸闷、气短等，遂至当地医院就诊。行颈椎 MRI 检查提示颈椎退变性改变，C3～C7 椎间盘突出。患者曾行理疗、营养神经药物等治疗，症状无改善，遂至本院门诊就诊，为进一步治疗以"颈椎间盘突出症，颈椎椎管狭窄症"收入住院。患者自发病以来神志清楚，精神可，饮食睡眠可，大、小便正常，体重无明显减轻。

既往史：平素健康状况良好，无高血压、糖尿病、冠心病、房颤病史，无外伤、手术史，无肝炎、肺结核、疟疾、菌痢等传染病史。无输血史，否认食物药物过敏史。

专科查体：颈后部软组织压痛，颈椎间孔挤压试验（+），臂丛牵拉试验（+）。颈椎屈、伸、旋转轻度受限。胸、腰椎无异常。双手肌肉萎缩，左前臂及左手皮肤感觉减退，双侧三角肌肌力 5 级，肱二头肌肌力 5 级，肱三头肌肌力 5 级，双手握力 4 级；肌张力正常。双下肢感觉正常，肌张力正常，右下肢肌力 5 级。膝、腱反射活跃，髌阵挛、踝阵挛阴性。双侧 Hoffmann 征阴性，双侧 Barbinski 征阳性。

辅助检查：颈椎正侧位 X 线片提示颈椎生理曲度直，颈椎骨赘增生 / 退变。颈椎 MRI 提示颈椎退行性改变，C3～C7 椎间盘突出，硬膜囊受压。

术前诊断：颈椎间盘突出症（C5～C7）；颈椎椎管狭窄（C5～C7）；混合型颈椎病。

治疗：结合患者的临床症状、专科查体及术前影像学检查（图 2-3-7、图 2-3-8），明确诊断。该患者病史较长、临床症状较重，行保守治疗无效，影响患者日常生活，具有手术指征，决定行前入路颈椎间盘切除椎间植骨融合术 + 椎管减压术 + 髂骨植骨术，术后患者症状缓解。术后复查颈椎正侧位 X 线片（图 2-3-9）提示颈椎生理曲度可，内固定位置良好。

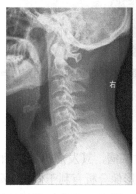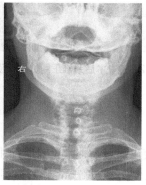

图 2-3-7 术前颈椎正侧位 X 线片

可见颈椎生理曲度直，颈椎增生、退变

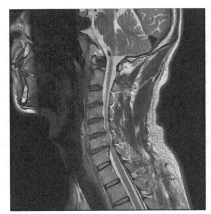 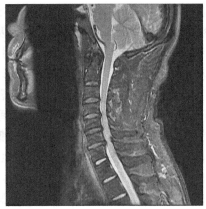

图 2-3-8　术前颈椎 MRI

可见椎间盘突出，压迫硬膜囊

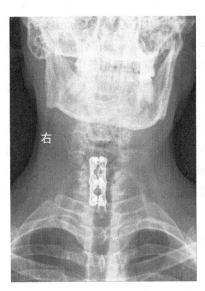 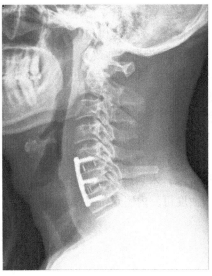

图 2-3-9　术后颈椎正侧位提示颈椎生理曲度可，内固定位置满意

八、总结

颈椎间盘突出症是一种常见的退行性疾病，其发病机制复杂，临床表现多样。系统学习发病机制，掌握临床专科查体和影像分析有利于做出准确的诊断。规范合理的治疗对于改善患者的生活质量具有重要意义。颈椎间盘突出症的治疗应根据患者的具体情况选择合适的方案，非手术治疗是首选，手术治疗则适用于症状较重或

非手术治疗无效的患者。

参考文献

[1] Panebianco C J, Rao S, Hom W W, et al. Genipin-crosslinked fibrin seeded with oxidized alginate microbeads as a novel composite biomaterial strategy for intervertebral disc cell therapy. Biomaterials, 2022, 287: 121641.

[2] Wang Z J, Du Q, Wang S F, et al. Anterior transcorporeal approach combined with posterior translaminar approach in percutaneous endoscopic cervical discectomy for two-segment cervical disc herniation treatment: a technical report and early follow-up. J Orthop Surg Res, 2024, 19(1): 3.

[3] Xiao Q, Li Y. Percutaneous endoscopic posterior lateral approach for the treatment of central cervical disc herniation. World Neurosurg, 2024, 181: e376-e383.

[4] Liang W, Xiong Y, Jia Y, et al. Anterior cervical discectomy and fusion for the treatment of giant cervical disc herniation. J Orthop Surg Res, 2023, 18(1): 683.

[5] Han F, Tu Z, Zhu Z, et al. Targeting endogenous reactive oxygen species removal and regulating regenerative microenvironment at annulus fibrosus defects promote tissue repair. ACS Nano, 2023, 17(8): 7645-7661.

[6] Li X, Huo R, Li L, et al. Composite hydrogel sealants for annulus fibrosus repair. ACS Biomater Sci Eng, 2024, 10(8): 5094-5107.

[7] Parker B A, Cunningham C A, Bathini A R, et al. Atraumatic cervical disc herniation with rapidly progressive myelopathy in a 47-year-old male: a case report. Cureus, 2024, 16(11): e74152.

[8] De Jesus O. Degenerative cervical disc herniation: prevalence of affected cervical level in a hispanic population in puerto rico. World Neurosurg, 2024, 181: e776-e779.

[9] Li S, Du J, Huang Y, et al. From hyperglycemia to intervertebral disc damage: exploring diabetic-induced disc degeneration. Front Immunol, 2024, 15: 1355503.

[10] Xiao L, Matharoo J, Chi J, et al. Transient depletion of macrophages alters local inflammatory response at the site of disc herniation in a transgenic mouse model. Osteoarthritis Cartilage, 2023, 31(7): 894-907.

[11] Abel F, Tan E T, Lin Y, et al. MRI after cervical spine decompression and fusion surgery: technical considerations, expected findings, and complications. Radiology, 2025, 314(2): e232961.

[12] Deininger-Czermak E, Gascho D, Franckenberg S, et al. Added value of ultra-short echo time and fast field echo using restricted echo-spacing MR imaging in the assessment of the osseous cervical spine. Radiol Med, 2023, 128(2): 234-241.

[13] Broekema A E H, Simões de Souza N F, Soer R, et al. Noninferiority of posterior cervical foraminotomy vs anterior cervical discectomy with fusion for procedural success and reduction in arm pain among patients with cervical radiculopathy at 1 Year: The FACET randomized clinical trial. JAMA Neurol, 2023, 80(1): 40-48.

[14] Ju Y, Ma S, Fu M, et al. Polyphenol-modified biomimetic bioadhesives for the therapy of annulus fibrosus defect and nucleus pulposus degeneration after discectomy. Acta Biomater,

2024, 189: 116-129.

[15] Li Z Y, Zhou A F, Li G, et al. Chronic spinal cord compression associated with intervertebral disc degeneration in SPARC-null mice. Neural Regen Res, 2023, 18(3): 634-642.

[16] Zhang X, Chen J, Xi B, et al. Agrimoniin is a dual inhibitor of AKT and ERK pathways that inhibit pancreatic cancer cell proliferation. Phytother Res, 2023, 37(9): 4076-4091.

[17] Wang H, Chen S, Liu Z, et al. Preserving the immune-privileged niche of the nucleus pulposus: safeguarding intervertebral discs from degeneration after discectomy with synthetic mucin hydrogel injection. Adv Sci, 2024,11(43):e2404496.

第四节　颈椎椎管狭窄症

一、概述

颈椎椎管狭窄症（cervical spinal stenosis，CSS）是指因颈椎椎管先天发育不良或后天退行性变等因素，导致椎管有效矢状径变窄，有效容积减小，脊髓、神经根受压，进而引起一系列临床症状的疾病。随着人口老龄化加剧以及生活方式的改变，该病的发病率逐年上升，且呈年轻化趋势，给患者的生活和工作带来极大困扰。

根据病因可分为先天性颈椎椎管狭窄症和后天性颈椎椎管狭窄症。先天性颈椎椎管狭窄症是由于胚胎发育过程中颈椎椎弓根短、椎体钩椎关节发育异常等导致的椎管狭窄；后天性颈椎椎管狭窄症则多由骨性结构增生（如骨赘形成）、韧带肥厚（如后纵韧带骨化）、椎间盘突出等因素造成。

二、流行病学

颈椎椎管狭窄症的发病率在不断上升，其主要流行病学因素如下。

（1）年龄因素：有研究显示，颈椎椎管狭窄在 60 岁以上人群中显著高发，在 60 岁以上人群中发病率近 20%。年龄增长与退行性病变（如骨关节炎、椎间盘退化）密切相关，这些病变是椎管狭窄的主要病理基础。

（2）体质因素：较高的体重指数（BMI）与椎管狭窄风险存在因果关系；骨关节炎（OA）与椎管狭窄存在高遗传相关性，且对椎管狭窄有直接因果效应。

（3）退行性病变：椎间盘退变是主要病因之一，可导致椎间盘突出、椎管狭窄和脊柱侧弯等。

（4）创伤与并发症风险：颈椎外伤患者中，5% ～ 10% 合并颈椎损伤，且椎管狭窄患者更易发生中央脊髓综合征。

（5）代谢性疾病：高脂血症等代谢异常可能间接影响椎管狭窄进展。

三、发病机制

（1）颈椎退行性变：是最常见的发病机制，随着年龄增长，颈椎间盘发生退变导致水分减少和纤维环破裂，造成椎间隙变窄。这种退变过程会引起椎体后缘骨赘形成、黄韧带增厚、钙化、后纵韧带骨化等。退行性颈椎病是全球成人脊髓功能障碍最常见的原因，其病理改变包括微血管循环受压破坏、缺血缺氧、炎症反应和血脊髓屏障损伤。慢性静态或动态的脊髓压迫可产生神经症状，黄韧带肥厚、骨化是导致老年人群退行性椎管狭窄的主要原因。

（2）先天性因素：如先天性椎弓根发育异常、椎管较小等，使颈椎椎管矢状径较正常人小，椎管容积减小。先天性因素会增加患病风险，使患者在发生颈椎退变或受到外力作用时，更容易出现症状。

（3）颈部外伤：是椎管狭窄的重要诱因，可导致颈椎骨折、脱位或韧带损伤。骨折块或增生的骨质可直接压迫脊髓、神经根，引起或加重椎管狭窄。研究显示，5%～10%的钝器伤患者会出现颈椎损伤，颈椎损伤约占所有脊柱损伤的50%。在老龄化人群中，同时存在退行性脊柱病变的患者发生创伤性颈髓损伤的比例正在增加。

（4）炎症：颈部的感染或炎症可引起周围组织水肿、粘连，刺激或压迫椎管内神经结构，诱发或加重颈椎椎管狭窄症状。

（5）肿瘤：颈椎部位的肿瘤可通过占位效应直接压迫椎管，也可能通过破坏椎体结构间接导致椎管狭窄。肿瘤是脊髓损伤的三大原因之一（另外两个是创伤和退变）。

四、临床表现

颈椎椎管狭窄症的临床表现因受压部位及程度不同而异，主要包括以下几种类型。

1. 神经根型

（1）症状：放射性疼痛可表现为颈肩部疼痛并向上肢、手指放射，疼痛呈刺痛或电击样痛，伴有上肢麻木、温度觉减退、上肢无力、手部握力减退、手指动作不灵活、持物易掉落。患者在咳嗽、打喷嚏或颈部活动时，疼痛症状可能加重。

（2）体征：受压神经根支配区域的皮肤感觉减退，肌肉力量减弱，腱反射异常，如肱二头肌反射、肱三头肌反射、桡骨膜反射等减弱或消失。此外，颈部活动受限，尤其是向患侧旋转和侧屈时疼痛加剧，患侧棘突旁及肩胛骨内上角处常有压痛。

2. 脊髓型

（1）症状：是颈椎椎管狭窄症的核心表现，症状包括进行性加重的运动障碍

（如行走不稳、肢体无力）、精细动作障碍（如写字、扣纽扣困难）以及膀胱直肠功能障碍（尿潴留或失禁）。在疾病发展早期可表现为下肢无力、发紧、易绊倒，随后出现上肢麻木、无力，手部精细动作困难，病情进一步发展可出现行走困难，呈痉挛步态，严重者可导致瘫痪，部分患者可出现大小便功能障碍。

（2）体征：四肢肌张力增高，肌力减弱，腱反射亢进，病理反射阳性，如霍夫曼征、戈登征等。此外，患者可能出现胸腹部束带感，以及感觉分离现象（即痛温觉减退而触觉存在）。

3. 混合型

临床上可同时出现神经根型和脊髓型的症状和体征。

4. 椎动脉型

（1）症状：发作性眩晕，常在颈部活动时诱发或加重，伴有恶心、呕吐、耳鸣、听力下降、视物模糊等。患者还可出现头痛、头昏、记忆力减退、睡眠障碍等脑供血不足的症状。

（2）体征：颈部活动受限，尤其是旋转时可诱发眩晕发作。部分患者可能出现眼球震颤、共济失调等体征，但一般无明显的神经系统定位体征。

5. 交感型

（1）症状：以交感神经兴奋或抑制症状为主，如心慌、胸闷、血压波动、头晕、头痛、眼花、耳鸣、出汗异常等。患者常伴有颈部疼痛、僵硬，肩部及上肢麻木、酸胀等不适。

（2）体征：颈部活动受限，椎旁压痛，部分患者可能出现皮肤温度和色泽改变，如患侧皮肤温度升高或降低，肤色潮红或苍白。

五、检查方法

1. 病史和临床表现

详细询问患者的症状、发病过程、诱因等，结合患者的临床表现，初步判断颈椎椎管狭窄症的类型和严重程度。

2. 体格检查

包括颈部外观、活动度、压痛点、肌肉紧张度等检查，以及感觉、运动、反射等神经功能检查。特殊检查如椎间孔挤压试验、臂丛牵拉试验、霍夫曼征等有助于诊断。

3. 影像学检查

（1）X线检查：可显示颈椎的退变情况，如椎间隙狭窄、骨质增生、椎体后缘骨赘形成等。还可观察颈椎的生理曲度是否改变、有无寰枢关节半脱位等。

（2）CT检查：对骨性结构具有高分辨率的优势，对颈椎骨性结构的显示更清晰，可评估椎管狭窄的严重程度、骨赘形成，以及是否合并后纵韧带骨化等。

（3）MRI检查：是诊断颈椎椎管狭窄症的首选影像学检查，可清晰地显示脊髓、神经根、椎间盘等软组织的形态和信号变化，对判断神经受压程度和脊髓病变具有重要价值。

六、鉴别诊断

1. 神经根型颈椎椎管狭窄症

需与肩周炎、网球肘、腕管综合征等鉴别。MRI检查可见椎间盘变性、髓核后突，且大多偏向患侧。

2. 脊髓型颈椎椎管狭窄症

需与肌萎缩性侧索硬化症、多发性硬化、椎管内肿瘤、脊髓空洞等鉴别。MRI检查可见多节段狭窄，脊髓受压退变、缺血、炎症水肿等现象。

3. 椎动脉型颈椎椎管狭窄症

需与椎动脉粥样硬化和发育异常鉴别。椎动脉造影显示椎动脉节段受压、迂曲。

4. 交感型颈椎椎管狭窄症

需与冠状动脉供血不足、神经官能症、更年期综合征、其他原因所致的眩晕相鉴别。颈椎过屈过伸侧位X线片、颈部MRI、经颅彩色多普勒可见颈椎节段性不稳定。

5. 其他疾病

如颈椎间盘突出症、颈椎后纵韧带骨化症等也可能引起类似的症状，需要结合影像学检查进行鉴别。

七、治疗方法

1. 保守治疗

（1）休息与制动：急性期患者适当休息，减少颈部活动，可佩戴颈托使颈部肌肉放松，减轻颈部负担，缓解疼痛等症状。

（2）物理治疗：如电刺激、磁疗、热敷等。可刺激局部神经肌肉组织，促进血液循环，减轻炎症反应，缓解肌肉痉挛。

（3）运动疗法：包括八段锦、太极拳等传统健身方式，以及肌肉力量训练、悬吊核心稳定性训练等康复训练，可增强颈部肌肉力量，改善颈椎的稳定性。

（4）药物治疗：包括非甾体抗炎药（NSAIDs）、肌肉松弛剂、神经营养药物等。

具有抗炎、镇痛、缓解肌肉痉挛、促进神经修复和再生等作用。

（5）中医疗法：针灸、推拿按摩、中药外用等对改善颈椎功能有效，可疏通经络、活血化瘀、消肿止痛。

2. 手术治疗

（1）手术指征：对于标准保守治疗无效，且症状严重影响生活和工作者，可考虑手术干预。神经功能受损，颈椎管狭窄导致进行性脊髓功能障碍，如运动障碍、上肢功能丧失、膀胱和肠道功能障碍时，手术减压是标准治疗，延迟诊断或减压不足可能导致不可逆的神经功能损害。结构性病变，合并复杂先天性畸形，如颈椎半椎体、寰椎发育不全等，需手术减压重建颈椎功能。

（2）手术方法：前路手术，如前路颈椎间盘切除融合术（ACDF），适用于大多数颈椎椎管狭窄症患者，可直接解除突出椎间盘、骨赘对神经或脊髓的压迫。颈椎前路椎体切除融合术（ACCF）已广泛应用于脊髓型颈椎病的治疗，但会伴随不可避免的运动功能丧失和椎体结构破坏，该手术常用于处理多节段颈椎退行性疾病和后纵韧带骨化。后路手术，如颈椎后路单开门椎管成形术、颈椎后路椎板成形术等，是治疗多节段脊髓病（如脊髓型颈椎病、后纵韧带骨化症）的首选，可保留颈椎活动度。微创手术如颈椎内镜下椎间盘切除术、椎板切除减压手术等，具有创伤小、恢复快等优点。

八、总结

颈椎椎管狭窄症是一种常见的退行性疾病，其发病机制复杂、临床表现多样。准确的诊断和合理的治疗方案对于改善患者的生活质量具有重要意义。近年来，随着医学技术的发展，颈椎椎管狭窄症的治疗方法不断进步，为患者提供了更多选择。未来仍需进一步开展高质量的临床研究，以验证各种治疗方法的疗效和安全性，为颈椎椎管狭窄症的治疗提供更有力的证据支持。

参考文献

[1] Yilihamu E E, Fan X, Yang Z, et al. A novel mouse model of central cord syndrome. Neural Regen Res, 2023, 18(12): 2751-2756.

[2] Li J, Wei J, Wang J, et al. Association between gut microbiota and spinal stenosis: a two-sample mendelian randomization study. Front Immunol, 2024, 15: 1360132.

[3] Avellanal M, Riquelme I, Ferreiro A, et al. Neuraxial pathology and regional anesthesia: an education guide to decision-making. Reg Anesth Pain Med, 2024, 49(11): 832-839.

[4] Shen J, Lan Y, Ji Z, et al. Sirtuins in intervertebral disc degeneration: current understanding. Mol Med, 2024, 30(1): 44.

[5] Sobczyk M K, Faber B G, Southam L, et al. Causal relationships between anthropometric traits,

bone mineral density, osteoarthritis and spinal stenosis: A Mendelian randomization investigation. Osteoarthritis Cartilage, 2024, 32(6): 719-729.

[6]　Guo W, Zhang J, Feng Y. Treatment of neuropathic pain by traditional Chinese medicine: An updated review on their effect and putative mechanisms of action. Phytother Res, 2024, 38(6): 2962-2992.

[7]　Ando M, Kise Y, Kuniyoshi Y, et al. Usefulness of motor evoked potential measurement and analysis of risk factors for spinal cord ischaemia from 300 cases of thoracic endovascular aortic repair. Eur J Vasc Endovasc Surg, 2024, 68(2): 171-179.

[8]　Dong J, Liang B, Sun Y, et al. Biomechanics of a novel artificial cervical vertebra from an in vivo caprine cervical spine non-fusion model. J Orthop Translat, 2022, 37: 61-68.

[9]　Zhao Y, Xiang Q, Tian S, et al. Noncoding RNA as a crucial epigenetic modulator in the degeneration of the ligamentum flavum. Exp Mol Med, 2024, 56(12): 2551-2558.

[10]　Ren Z X, Xu J H, Cheng X, et al. Pathophysiological mechanisms of chronic compressive spinal cord injury due to vascular events. Neural Regen Res, 2023, 18(4): 790-796.

[11]　Wang W, Liu P, Zhang B, et al. Fused deposition modeling printed PLA/Nano β-TCP composite bone tissue engineering scaffolds for promoting osteogenic induction function. Int J Nanomedicine, 2023,18:5815-5830.

[12]　Brockie S, Zhou C, Fehlings M G. Resident immune responses to spinal cord injury: role of astrocytes and microglia. Neural Regen Res, 2024, 19(8): 1678-1685.

[13]　Huang X, Lou Y, Duan Y, et al. Biomaterial scaffolds in maxillofacial bone tissue engineering: A review of recent advances. Bioact Mater, 2023, 33: 129-156.

[14]　Gao X, Jin B, Zhou X, et al. Recent advances in the application of gasotransmitters in spinal cord injury. J Nanobiotechnology, 2024, 22(1): 277.

[15]　Nakaya A, Kaneko K, Miyazawa K, et al. Neuralgia in the occipital region associated with ipsilateral trigeminal herpes zoster: Three case reports. Headache, 2024, 64(4): 464-468.

[16]　Arifin D R, Witwer K W, Bulte J W M. Non-Invasive imaging of extracellular vesicles: Quo vaditis in vivo. J Extracell Vesicles, 2022,11(7):e12241.

[17]　Broekema, Anne E H. Noninferiority of posterior cervical foraminotomy vs anterior cervical discectomy with fusion for procedural success and reduction in arm pain among patients with cervical radiculopathy at 1 year: The FACET randomized clinical trial. JAMA neurology, 2023, 81: 40-48.

第五节　颈椎后纵韧带骨化症

后纵韧带骨化症（ossification of the posterior longitudinal ligament，OPLL）是一种少见的退行性异位骨化疾病，主要发生在颈椎。其特征是后纵韧带从柔软弹性组织转化为骨性结构，导致脊柱活动受限，脊髓和神经根压迫，进而造成运动和感觉功能障碍，属于难治性疾病，常伴随严重的神经功能缺损。随着人口老龄化的加剧，其发病率逐渐上升。OPLL 的治疗选择和预后受多种因素的影响，包括骨化物的形态、大小、位置等，不同治疗方法对预后的影响也不同。

一、流行病学

OPLL 在东亚人群中更常见，尤其是中国、日本等，为 1.0%～4.6%，男性多于女性，好发于 40～60 岁人群，近年来呈年轻化趋势。其危险因素主要有：①代谢性疾病，与 2 型糖尿病和高体重指数存在关联，但尚未明确因果关系；②遗传因素，全基因组关联研究已发现 14 个显著基因位点，变异可能与 OPLL 发病相关；③炎症与机械负荷，炎症刺激（如核因子 κB 通路激活）和机械负荷可能通过调控 RSPO2 蛋白等分子促进韧带骨化。在西方国家，OPLL 的发病率相对较低，约为 0.6%～2.2%。OPLL 可累及多个脊柱节段，其中颈椎最为常见，胸椎和腰椎较少见。

二、临床分型

1. 基于骨化灶的连续性和分布范围分型

分为以下三种主要类型：

（1）连续型（continuous type）

① 特点：骨化灶沿着后纵韧带连续分布，跨越多个椎体，长度较长。后纵韧带的异位骨化，涉及软骨内成骨过程，连续型骨化可能与持续的机械负荷或炎症刺激相关，如核因子 κB（NF-κB）通路被机械负荷激活后促进 RSPO2 蛋白表达抑制，进而加速韧带细胞的软骨分化。

② 临床意义：由于骨化灶的范围广，对脊髓的压迫程度较重，可能导致脊髓病变范围较广，症状相对较重，且手术切除难度较大。

（2）非连续型（discontinuous type）

① 特点：骨化灶呈多灶性，不连续地分布在后纵韧带的不同部位，各个骨化灶之间有正常或相对正常的后纵韧带组织间隔。单细胞 RNA 测序发现 OPLL 的细胞组成具有异质性，非连续型可能反映局部微环境差异（如不同节段力学负荷或炎症水平），导致骨化灶离散分布。整合素 αVβ3 可能通过调节局部成骨和血管生成来参与非连续骨化。

② 临床意义：相对连续型来说，脊髓受压的范围可能相对局限，但多个骨化灶仍可能引起不同节段的神经症状，手术时可针对各个骨化灶进行处理，注意 OPLL 常合并 2 型糖尿病等高代谢疾病，可能影响术后愈合。

（3）混合型（mixed type）

① 特点：是指连续型和非连续型同时存在的一种类型，既有较长的连续骨化灶，又在其他部位存在多个不连续的骨化灶。混合型可能涉及多种分子通路共同作用。例如，外泌体 miR-140-5p 下调促进异位成骨，而 IL-17A 通过细胞外囊泡介导

的细胞间通讯可能加速骨化进展，导致连续与非连续病变并存。

② 临床意义：这种情况的临床表现和手术难度因骨化灶的分布范围和位置而异，往往比较复杂。

2. 根据骨化物在椎管内的侵占率分型

侵占率即骨化物在椎管矢状径中所占的比例，有助于评估骨化物对椎管内脊髓的压迫程度，指导治疗及判断预后。

（1）轻度型（mild type）

① 特点：骨化物侵占率低于椎管矢状径的 1/4。

② 临床意义：这种程度的侵占通常对脊髓的压迫较轻，患者可能没有明显的症状或仅有轻微的神经症状。影像学检查可能显示脊髓受压较轻或不明显，但需要密切随访，观察病情进展。

（2）中度型（moderate type）

① 特点：骨化物侵占率在椎管矢状径的 1/4 ～ 1/2。

② 临床意义：中度侵占可能导致脊髓受压迫，患者可能出现颈椎活动受限、疼痛、四肢麻木、行走不稳等临床症状。需要根据患者的症状和影像学表现决定来是否需要手术干预。

（3）重度型（severe type）

① 特点：骨化物侵占率超过椎管矢状径的 1/2。

② 临床意义：重度侵占通常对脊髓造成明显的压迫，临床症状较重可导致严重的神经功能障碍，如四肢无力、感觉减退、大小便失禁等。对于这种情况手术减压通常是必要的，可防止神经功能进一步恶化。

（4）极重度型（very severe type）

① 特点：骨化物侵占率接近或达到椎管矢状径的 100%，脊髓严重受压迫。

② 临床意义：极重度侵占对脊髓的压迫极为严重，患者出现严重的神经功能障碍，甚至可能导致截瘫或四肢瘫。这种情况手术治疗的风险和难度较高，为挽救神经功能通常需要尽早进行手术干预。

在临床实践中，医生通常会结合多种分型方法，如连续性分型、横断面分型和椎管侵占率分型等全面评估病情，并根据患者的具体情况制定个性化的治疗方案，以及判断预后。

三、诊断

后纵韧带骨化症（OPLL）的诊断主要依据临床表现、影像学检查等，其诊断标准如下。

1. 临床表现

后纵韧带从弹性软组织转化为骨性结构后，会导致脊柱活动度显著下降，尤其是颈椎和胸椎的屈伸受限。患者会出现颈部疼痛、僵硬、活动受限（主诉颈部僵硬或转动困难），进一步影响日常生活。脊髓受压症状，如四肢无力、麻木、感觉减退，行走不稳，步态异常，胸部束带感及踩棉感，手精细动作下降等，严重者可出现大小便失禁甚至截瘫。可伴有肌张力增高、上肢和下肢腱反射亢进、病理反射（如霍夫曼征、巴宾斯基征）阳性等体征。

2. 影像学检查

① X 线检查：正位片可显示椎体后缘的骨化，但因前后重叠，显示可能不清晰；侧位片能清晰显示椎体后缘的骨化情况，表现为连续的、与椎体后缘相连的骨化块，骨化块可跨越多个椎间隙。还可观察到椎间隙是否变窄、椎体边缘是否有骨赘形成等退变情况。

② CT 检查：横断面图像可清晰地显示骨化物的形态、大小、位置以及与周围组织的关系，如骨化物是否突入椎管、椎管狭窄的程度等，可评估椎管侵占率，矢状位重建图像能观察骨化物沿脊柱的连续性和累及范围，有助于判断 OPLL 的类型（连续型、节段型、混合型、局灶型）。

③ 冠状位重建图像：可了解双侧椎间隙及关节突关节的情况。

④ MRI 检查：T1 加权像骨化物呈低信号，脊髓受压部位信号可正常或异常；T2 加权像及 STIR 序列能更清晰地显示脊髓的水肿、变性等病变，有助于评估脊髓受压的程度和范围，还可观察到硬膜囊受压移位情况。

⑤ 其他检查：椎管造影由于 CT 检查和 MRI 检查的广泛应用，目前已很少用于 OPLL 的诊断。

3. 实验室检查

后纵韧带骨化症常合并 2 型糖尿病和高体重指数，这些代谢异常可能通过促进异位骨化而加重病情。后纵韧带骨化症无特异性实验室异常，注意关注患者代谢性疾病（如糖尿病等）相关指标的异常情况。

四、鉴别诊断

通过详细的病史、体格检查及影像学检查等，通常可以明确诊断。后纵韧带骨化症需要与以下几种疾病鉴别。

1. 神经根型颈椎病

主要表现为颈部疼痛、僵硬，上肢放射性疼痛、麻木、肌力减退等。疼痛和麻木的区域与受压神经根支配的区域一致。鉴别要点：影像学检查显示椎间盘突出、椎体后缘骨赘形成等，压迫神经根。OPLL 主要是椎体后缘的连续性骨化，与神经根型颈椎病的病变位置和性质不同而需鉴别。

2. 脊髓型颈椎病

症状表现为四肢无力、四肢麻木、行走不稳、步态异常，可伴有胸部束带感、踩棉感等，严重时可出现大小便功能障碍等，与后纵韧带骨化症表现类似。鉴别要点：影像学检查主要提示颈椎间盘退变、椎体后缘骨赘形成、黄韧带肥厚等退变性因素导致的脊髓受压。OPLL 与脊髓型颈椎病在影像学上都可表现为脊髓受压，OPLL 的骨化物位于后纵韧带，与椎体后缘紧密相连，是独立的致病因素，而脊髓型颈椎病的压迫多来自椎间盘突出、骨赘、黄韧带肥厚等。

3. 椎动脉型颈椎病

主要表现为头晕、头痛、眩晕、耳鸣、视物模糊等。OPLL 主要引起脊髓受压，导致运动障碍和感觉异常。椎动脉型颈椎病主要是由于颈椎病变刺激或压迫椎动脉，导致椎基底动脉供血不足。鉴别要点：通过椎动脉造影或经颅多普勒超声检查可明确椎动脉的血流情况，结合颈椎影像学检查可鉴别。

4. 脊髓肿瘤

起病隐匿，病程进展缓慢，可出现肢体麻木、无力、感觉障碍等，与 OPLL 的症状相似。鉴别要点：脊髓肿瘤 MRI 检查可显示脊髓内占位性病变，T1 加权像呈低信号或等信号，T2 加权像呈高信号，增强扫描可见强化。OPLL 在 MRI 检查上表现为椎体后缘的低信号骨化物，脊髓受压部位信号可正常或异常；CT 检查可明确骨化物的大小及位置。

5. 强直性脊柱炎

多见于青年男性，以慢性腰背痛为特征，可逐渐累及颈椎，出现颈部疼痛、僵硬、活动受限，晚期可出现脊柱强直。鉴别要点：影像学检查显示骶髂关节模糊、融合，脊柱的关节突关节、椎间小关节等部位出现病变，而 OPLL 主要表现为椎体后缘的骨化，且多见于颈椎，与强直性脊柱炎的好发部位和病变特点不同。

6. 氟骨症

主要表现为骨关节疼痛、僵硬，脊柱活动受限，可累及颈椎，出现颈部疼痛、活动不便，严重者可出现脊髓受压症状。鉴别要点：氟骨症患者有长期饮用高氟水或摄入过量氟的病史，影像学检查显示全身多部位骨骼病变，骨密度增高，骨小梁增粗，椎体和椎小关节均可受累，骨化常呈对称性分布，与 OPLL 的病变特点不同。

7. 脊柱结核

有低热、盗汗、乏力等全身症状，局部疼痛较明显，病变部位活动受限，可出现脊柱后凸畸形等。当脊柱结核累及颈椎时，可出现颈部疼痛、活动受限，严重时可压迫脊髓，导致肢体瘫痪。鉴别要点：影像学检查显示椎体破坏、椎间隙狭窄或消失，椎旁可形成脓肿。实验室检查可见血沉增快、C 反应蛋白升高等。OPLL 一般无全身症状，影像学检查显示椎体后缘的骨化，而无椎体破坏和椎间隙变窄等表现。

8. 颈椎间盘突出症

与 OPLL 的症状相似，可出现颈部疼痛、上肢放射性疼痛、上肢麻木、四肢无力、行走不稳等。鉴别要点：颈椎间盘突出症的影像学检查（如 CT、MRI 检查）可显示椎间盘向后突出，压迫脊髓或神经根。OPLL 的骨化物位于后纵韧带，与椎间盘突出的位置和形态不同。

9. 脊髓空洞症

主要表现为节段性分离性感觉障碍，即痛温觉丧失而触觉保留，可出现肌萎缩、肌束颤动、HORNER 综合征等。部分患者可出现脊髓受压症状，如肢体麻木、无力等。鉴别要点：MRI 检查可明确显示脊髓内的空洞形成，呈长 T1、长 T2 信号，可与 OPLL 鉴别。

10. 多发性硬化

为神经系统脱髓鞘疾病，具有空间和时间上的多发性病变特点。可出现肢体麻木、无力、视力下降、复视、共济失调等多灶性神经症状。鉴别要点：MRI 检查可见脑和脊髓内多发的脱髓鞘病灶，呈卵圆形或不规则形，T1 加权像呈低信号，T2 加权像呈高信号。OPLL 在 MRI 检查中主要表现为椎体后缘的骨化物，脊髓受压部位信号可正常或异常，但无多发脱髓鞘病灶表现。

11. 脊髓血管畸形

可出现突发性肢体无力、麻木、疼痛，或逐渐加重的脊髓受压症状，部分患者有脊柱局部疼痛。鉴别要点：通过脊髓血管造影、CT 血管成像（CTA）或磁共振血管成像（MRA）等检查可明确诊断，可见异常血管团、动脉瘤、动静脉瘘等病变。

五、治疗方法

1. 保守治疗

对于无症状或症状较轻的患者，可采取保守治疗，包括药物治疗、物理治疗、康复锻炼等，同时结合影像学随访病情缓解情况。

（1）药物治疗

① 非甾体抗炎药：通过抑制环氧化酶的活性，减少前列腺素的合成，从而减轻炎症反应和疼痛。常用的药物包括布洛芬、双氯芬酸钠、塞来昔布等。

② 肌松药：用于缓解肌肉痉挛，改善颈肩部肌肉紧张和疼痛。常用药物有替扎尼定等。

③ 神经营养药物：提供神经修复和代谢所需的营养物质，促进神经功能恢复。常用药物有甲钴胺、维生素 B_1 等。

（2）物理治疗

① 热敷：可改善局部血液循环，缓解肌肉紧张和疼痛。一般每次热敷 20min，每天 2～3 次。

② 按摩与推拿：能松弛肌肉，改善颈椎活动度，减轻疼痛。但操作时需谨慎，避免因用力过大导致脊髓损伤。

③ 牵引：可增加椎间隙宽度，减轻脊髓和神经根的压迫。但 OPLL 患者因骨化物存在，牵引效果可能有限，需谨慎使用。

④ 康复锻炼：指导患者进行颈椎保健操、颈部肌肉力量训练等，增强颈部肌肉力量，稳定颈椎，减轻症状。需注意锻炼强度和方式，避免因过度活动导致症状加重。

（3）上肢其他治疗方法

① 支具固定：使用颈托等支具限制颈椎活动，减轻脊髓和神经根的刺激与压迫，缓解疼痛，促进症状恢复。但长时间佩戴支具可能导致肌肉萎缩，需在医生指导下合理使用。

② 生活方式调整：保持正确的坐姿、站姿和睡姿，避免长时间低头或颈部过度活动。选择合适的枕头，保持颈椎的自然曲度。

③ 中医治疗：包括针灸、推拿、中药熏蒸等。可改善局部血液循环，缓解症状。但中医治疗效果因人而异，需在专业中医师指导下进行。

需要强调的是，保守治疗适用于轻度 OPLL 患者，可缓解症状、延缓病情进展，但无法消除骨化物。若患者症状加重、保守治疗效果不佳，则需考虑手术治疗。

2. 手术治疗

对于出现脊髓或神经根病变的患者，手术减压是主要治疗手段。手术入路主要有前路、后路和前后联合入路三种方式，不同的手术入路和方式各有优缺点。

（1）前路手术：切除病变节段的椎间盘或椎体及骨化物，然后采用椎间融合器、钛网或人工椎体等进行椎间融合，适用于单节段或短节段的 OPLL 患者。可直接解除脊髓的压迫，恢复颈椎的生理曲度，但手术风险较高，有脊髓神经损伤、血管损伤、脑脊液漏、术后植骨不融合、内固定失败等风险。

（2）后路手术：通过椎板切除或椎管扩大成形术间接减压。操作相对简单，适用于多节段骨化、脊髓后方受压的患者。优点是能保留颈椎的节段性活动度，手术风险相对较小，但存在术后骨化物进展、轴性症状（如颈部疼痛、僵硬等）和门轴断裂等问题。

（3）前后联合入路：结合前后路手术的优势，可同时进行直接和间接减压。适用于复杂病例，可全面解除脊髓神经的压迫，恢复脊柱的稳定性和生理曲度，但手术创伤大，风险高，存在较高的术后并发症。

（4）颈椎前路椎体骨化物复合体可控前移融合术（ACAF）：通过将椎体连同骨化物整体前移并融合，增加椎管空间，解除脊髓压迫，适用于多节段 OPLL 患者，避免对脊髓的直接操作，降低术后并发症风险，但手术技术要求高。

六、总结

颈椎后纵韧带骨化症是一种复杂的退行性疾病，其发病机制尚未完全明确，临床表现多样。掌握其发病机制、临床专科查体，结合影像检查，进行准确的诊断和规范治疗对于改善患者的生活质量具有重要意义。

参考文献

[1] Wang L, Jiang W, Zhao S, et al. Sorafenib inhibits ossification of the posterior longitudinal ligament by blocking LOXL2-mediated vascularization. Bone Res, 2024 ,12(1):24.

[2] Geng X, Tang Y, Gu C, et al. Integrin αVβ3 antagonist-c(RGDyk) peptide attenuates the progression of ossification of the posterior longitudinal ligament by inhibiting osteogenesis and angiogenesis. Mol Med, 2024, 30(1): 57.

[3] Koike Y, Takahata M, Nakajima M, et al. Genetic insights into ossification of the posterior longitudinal ligament of the spine. Elife, 2023, 12: e86514.

[4] Nakajima M, Koido M, Guo L, et al. A novel CCDC91 isoform associated with ossification of the posterior longitudinal ligament of the spine works as a non-coding RNA to regulate osteogenic genes. Am J Hum Genet, 2023, 110(4): 638-647.

[5] Tachibana N, Chijimatsu R, Okada H, et al. RSPO2 defines a distinct undifferentiated progenitor in the tendon/ligament and suppresses ectopic ossification. Sci Adv, 2022, 8(33): eabn2138.

[6] Imrich R, Sedláková J, Úlehlová M, et al. Radiological evolution of spinal disease in alkaptonuria and the effect of nitisinone. RMD Open, 2022, 8(2): e002422.

[7] Fournier D E, Battie M C, Séguin C A. Spatiotemporal changes in imaging features associated with diffuse idiopathic skeletal hyperostosis (DISH). RMD Open, 2024, 10(2): e004074.

[8] Gao M, Zhu B, Fan J, et al. Distinct differences between calvarial and long bone osteocytes in cell morphologies, gene expression and aging responses. FEBS J, 2023, 290(16): 4074-4091.

[9] Liu F, Zhao Y, Pei Y, et al. Role of the NF-kB signalling pathway in heterotopic ossification: biological and therapeutic significance. Cell Commun Signal, 2024, 22(1): 159.

[10] Tachibana N, Chijimatsu R, Okada H, et al. RSPO2 defines a distinct undifferentiated progenitor in the tendon/ligament and suppresses ectopic ossification. Sci Adv, 2022, 8(33): eabn2138.

[11] Calvi M, Grasso D, Sollami G, et al. Coxa pedis: can calcaneal pronation angle be considered a predictive sign of medial plantar arch overload. Radiol Med, 2024, 129(6): 925-933.

[12] Wang J, Wo J, Wen J, et al. Laminoplasty versus laminectomy with fusion for treatment of multilevel cervical compressive myelopathy: An updated meta-analysis. Postgrad Med J, 2022, 98(1163): 680-688.

[13] Xiang Q, Wu Z, Zhao Y, et al. Cellular and molecular mechanisms underlying obesity in degenerative spine and joint diseases. Bone Res, 2024, 12(1): 71.

[14] Yan X, Siméon F G, Pike V W, et al. Increased TSPO, COX-1, and COX-2 uptake in bone marrow within a falx cerebri ossification. Clin Nucl Med, 2024, 49(11): e604-e605.

[15] Chen Y, Wu J, Wong C, et al. Disturbed glycolipid metabolism activates CXCL13-CXCR5 axis in senescent TSCs to promote heterotopic ossification. Cell Mol Life Sci, 2024, 81(1): 265.

[16] Broekema A E H, Simões de Souza N F, Soer R, et al. Noninferiority of posterior cervical foraminotomy vs anterior cervical discectomy with fusion for procedural success and reduction in arm pain among patients with cervical radiculopathy at 1 year: the FACET randomized clinical trial. JAMA Neurol, 2023, 80(1): 40-48.

[17] Abel F, Tan E T, Lin Y, et al. MRI after cervical spine decompression and fusion surgery: technical considerations, expected findings, and complications. Radiology, 2025, 314(2): e232961.

[18] Lin W, Song J, Zhang Y, et al. Comparison of clinical outcomes of modified laminoplasty with preservation of muscle group inserted into C2 and C7 spinous processes versus conventional C3～C7 laminoplasty: a prospective, randomized, controlled, noninferiority trial. Int J Surg, 2023, 109(4): 905-912.

第六节　颈椎前路手术的并发症

颈椎前路手术因其能有效解除脊髓和神经根的压迫，恢复椎间高度，维持颈椎生理曲度等优势，被广泛应用于颈椎疾病的治疗。然而，由于颈椎局部解剖复杂，手术操作难度较大，术后并发症的发生率相对较高，严重影响患者的预后和生活质量。因此，深入研究颈椎前路手术的并发症具有重要的临床意义。

一、颈椎前路手术的常见并发症

1. 术后吞咽困难

术后吞咽困难是颈椎前路手术最常见的并发症之一，发生率高。其发病机制可能与以下因素有关：手术操作中牵拉对咽部和食管的刺激，局部组织反应出现肿胀、疼痛、瘢痕形成等，可能压迫食管或影响咽喉部肌肉运动；术中可能直接损伤支配吞咽功能的神经（如迷走神经分支）或肌肉（如舌骨上肌群），导致舌体推进力减弱、喉前庭闭合延迟及食管上括约肌开放延迟；术后植入骨块或内固定材料对周围组织的压迫；麻醉插管、术中牵拉导致的咽喉部水肿；高龄患者生理功能退化术后更容易出现吞咽困难，而吞咽困难可能继发吸入性肺炎、营养不良等，进一步延长恢复时间。研究表明，C3/4 节段手术、术前存在吞咽困难、术中失血量较多、手术时间较长、多节段手术等是导致术后吞咽困难的危险因素。预防措施包括：术前对高龄、糖尿病等高风险患者的吞咽功能进行评估，特殊病例行后路手术作为替代方案，采用微创手术技术降低吞咽困难的发生率，术中精细操作尽可能减少组织创伤，避免过度牵拉，术中采用神经监测可能减少神经损伤风险，术后加强护理，如采用流质饮食、雾化吸入等，采用早期康复干预，如吞咽功能训练、营养支持，加速功能恢复，多学科协作制定康复计划。

2. 术后声音嘶哑

声音嘶哑是颈椎前路手术术后的另一种常见并发症，主要由喉返神经损伤引起。其原因可能包括：手术操作直接损伤喉返神经，颈部手术史瘢痕形成、解剖变异导致误伤风险增加；术中牵拉或压迫导致神经功能受损；术后出血、血肿形成、局部组织水肿压迫喉返神经；颈部肿瘤病变侵犯神经等。预防措施包括术前评估使用喉镜检查识别已存在的声带麻痹；术中仔细解剖，避免直接损伤喉返神经；术中采用神经监测技术；术中轻柔牵拉，减少对神经的刺激；术后密切观察患者声音变化，及时发现和处理可能的血肿，有症状患者早期喉镜检查发现声带麻痹，使用局部缓释药物减少组织水肿等。

3. 术后颈深部血肿

颈深部血肿是颈椎前路手术早期严重的并发症，具有较高的致死率，前路手术在涉及椎间盘切除和融合时可能损伤椎前血管丛或颈部软组织血管，颈前路手术比后路手术更易引发局部出血并发症。血肿形成主要与术中止血不彻底、结扎血管线头脱落、硬膜外静脉丛或骨面渗血等有关，尤其在抗凝治疗患者中术后血肿风险显著增加。血肿形成后可压迫气管，导致患者出现呼吸困难、窒息等症状。预防策略：对于使用抗凝剂的患者，需要根据指南暂停药物或选用其他替代方案；氨甲环酸可减少术后出血；术中使用凝血酶或明胶海绵等局部止血材料可减少术后出血；术后需严密监测患者的呼吸情况、颈部肿胀情况及生命体征变化，一旦怀疑发生血肿，应立即进行影像学检查并及时进行手术清除血肿；血压控制方面将收缩压维持在 140mmHg 以下可减少血肿扩张风险；术后切口放置引流管，观察引流量变化及引流管通畅情况，可减少切口积血。

4. 术后植骨块滑脱

植骨块滑脱是颈椎前路手术较为严重的并发症之一，轻者可引起术后颈部疼痛、吞咽困难等症状，重者可导致食管瘘、深部感染等严重后果。其发生原因主要与术中内固定不牢固、颈椎的过度活动、植骨块过大或不适合、术后颈部制动不严、骨质疏松骨密度降低等因素有关。预防措施：术中选择合适大小的植骨块，确保植骨块与椎骨良好贴合；内固定牢靠；术后严格制动颈部，避免过度活动；骨质疏松患者术前即开始抗骨质疏松药物治疗；术后拍摄颈椎 X 线片 /CT 早期发现植骨材料移位并及时干预。

5. 术后脑脊液漏

颈椎前路手术中直接损伤硬脊膜是导致脑脊液漏的主要原因之一，相关文献指出脊柱手术中硬膜缺损会导致脑脊液漏。部分患者术后头痛可能源于未被识别的自发性脑脊液漏，而非手术直接导致。这类漏出可能因术中体位或压力变化而加重。脑脊液漏可导致患者出现头痛、头晕、恶心、呕吐等症状，增加感染的风险。预防措施：术中精细操作，避免损伤硬脊膜；一旦发生硬脊膜撕裂，应立即进行修补缝合；术后加强护理，保持伤口清洁干燥，密切观察引流液的量和性质。

6. 术后呼吸困难

术后呼吸困难是颈椎前路手术早期严重并发症之一，可能原因包括术前患者存在呼吸系统疾病，术中气管牵拉导致气管黏膜水肿，气管插管对气管的损伤，切口内血肿压迫气管，呼吸道分泌物增多，喉头痉挛，声带麻痹等。术前应详细评估患者的肺功能，对存在呼吸系统疾病的患者应进行充分的术前准备。手术操作中尽量减小软组织牵拉，减少对气管的刺激。术后密切观察患者呼吸情况，及时清除呼吸道分泌物，给予吸氧、雾化吸入、拍背咳痰等对症治疗。

7. 术后切口感染

术后切口感染是任何手术都可能面临的并发症。感染可能由术中无菌操作不严格、术后引流不畅、患者自身免疫力低下、糖尿病等因素引起。术后感染会导致患者出现发热、伤口红肿热痛、渗出等症状，延长住院时间，增加治疗费用。预防措施：术中严格遵守无菌操作原则，彻底冲洗手术伤口，清除坏死肌肉组织等；术后合理使用抗生素，保持伤口清洁干燥，密切观察伤口愈合情况。

8. 食管损伤

食管损伤是颈椎前路手术较为严重的并发症之一，发生率较低，但一旦发生后果严重。其发生原因包括：术中器械直接损伤食管；术后植骨块或内固定物对食管的慢性刺激；术中操作导致食管壁缺血坏死等。预防措施：术中精细操作，避免对食管的直接损伤；术后密切观察患者有无吞咽疼痛、发热等症状，及时发现食管损伤的迹象；对于可能发生食管损伤的高危患者，可考虑术后给予禁食、胃肠减压、抗感染等治疗。

9. 神经损伤

尽管术中非常注重神经的保护，但由于颈椎的解剖复杂，神经损伤仍可能发生。神经损伤可能导致患者出现肢体麻木、无力，甚至瘫痪等症状，严重影响术后的生活质量。预防措施：术前详细评估患者的神经功能；术中使用神经电生理监测技术，轻柔操作，避免对神经的牵拉和压迫；术后密切观察患者神经功能变化，及时发现并处理可能的神经损伤。

10. 术后相邻节段疾病

术后相邻节段疾病是颈椎前路手术远期常见的并发症之一，可能与手术对颈椎生物力学的改变、术后邻近节段的应力增加等因素有关。其表现为术后相邻节段的退变加速，出现颈椎疼痛、神经压迫等症状。预防措施：术中尽量保留颈椎的正常解剖结构和生物力学稳定性，选择合适的手术方式和内固定器械；术后指导患者进行正确的康复锻炼，避免颈部过度活动和负重。

二、并发症的预防及护理措施

预防颈椎前路手术并发症的发生需要综合考虑多个方面。术前，应详细评估患者的全身状况和颈椎病变情况，制定个性化的手术方案；加强与患者的沟通，告知手术风险和注意事项，缓解患者的心理压力。术中，严格遵循无菌操作原则，精细操作，尽量减少对周围组织的损伤；合理选择手术入路和内固定器械，确保手术的安全性和有效性。术后，密切观察患者的病情变化，及时发现并处理可能出现的并发症；加强护理工作，包括伤口护理、呼吸道管理、功能锻炼指导等，促进患者的康复。

三、总结

颈椎前路手术是治疗颈椎疾病的有效手段，但其术后并发症的发生会对患者的预后和生活质量产生重要影响。通过加强术前评估、术中精细操作、术后密切观察和护理等措施，可以有效预防和减少并发症的发生，提高手术效果和患者的生活质量。未来，医学技术的不断发展和手术技术的不断进步，能够进一步降低颈椎前路手术并发症的发生率，为患者带来更好的治疗效果。

参考文献

[1] Linderman S W, Barber G F, DeVeaux S A, et al. Dexamethasone Delivery via Amphiphilic, Low-swelling Hydrogels Treats Postoperative Inflammation in Cervical Spine Applications. Adv Healthc Mater, 2025, 14(7): e2404292.

[2] Hu X, Ma Y N, Karako K, et al. Comprehensive assessment and treatment strategies for dysphagia in the elderly population: Current status and prospects. Biosci Trends, 2024, 18(2): 116-126.

[3] Broekema A E H, Simões de Souza N F, Soer R, et al. Noninferiority of posterior cervical foraminotomy vs anterior cervical discectomy with fusion for procedural success and reduction in arm pain among patients with cervical radiculopathy at 1 year: The FACET randomized clinical trial. JAMA Neurol, 2023, 80(1): 40-48.

[4] Lui C G, Bensoussan Y, Pei M, et al. Factors associated with dysphagia in patients undergoing tracheal resection. JAMA Otolaryngol Head Neck Surg, 2023, 149(6): 505-511.

[5] Labeit B, Michou E, Hamdy S, et al. The assessment of dysphagia after stroke: state of the art and future directions. Lancet Neurol, 2023, 22(9): 858-870.

[6] Ohata M, Nawa N, Minami K, et al. Impact of preoperative intervention for smoking cessation on postoperative length of stay and cost for spine surgery patients: Propensity score matching analysis. Anaesth Crit Care Pain Med, 2023, 42(6): 101270.

[7] Jackson J C, Tan K S, Pedoto A, et al. Effects of serratus anterior plane block on early recovery from thoracoscopic lung resection: a randomized, blinded, placebo-controlled trial. Anesthesiology, 2024, 141(6): 1065-1074.

[8] Habeeb T A A M, Hussain A, Podda M, et al. Intraoperative endomanometric laparoscopic Nissen fundoplication improves postoperative outcomes in large sliding hiatus hernias with severe gastroesophageal reflux disease: a retrospective cohort study. Int J Surg, 2023, 109(11): 3312-3321.

[9] Li L, Zhou T Q, Wang Y Q, et al. Rheological characterization of chia seed gum as a thickening agent used for dysphagia management. Int J Biol Macromol, 2024, 275(Pt 2): 133413.

[10] Liao Y J, Xu L W, Xie H, et al. Adverse complications of cervical spinal fusion in patients with different types of diabetes mellitus: a retrospective nationwide inpatient sample database cross-sectional study. Int J Surg, 2025, 111(1): 178-189.

[11] Sasegbon A, Cheng I, Labeit B, et al. New and evolving treatments for neurologic dysphagia. Drugs, 2024, 84(8): 909-932.

[12] Hossain M Z, Kitagawa J. Transient receptor potential channels as an emerging therapeutic target for oropharyngeal dysphagia. Jpn Dent Sci Rev, 2023, 59: 421-430.

[13] Weber T, Hummel R, Vorländer C, et al. Thyroid surgery in children and adolescents: results from a multi-institutional German and Austrian database. Br J Surg, 2023, 110(12): 1808-1814.

[14] Chao Y K, Li Z, Jiang H, et al. Multicentre randomized clinical trial on robot-assisted versus video-assisted thoracoscopic oesophagectomy (REVATE trial). Br J Surg, 2024, 111(7): znae143.

[15] Yu X, Zhu R, Zhu P, et al. Effectiveness and feasibility of nerve real-time monitoring and intermittent monitoring in endoscopic thyroidectomy: a multicenter retrospective cohort study

of 1621 patients. Int J Surg, 2025, 111(1): 904-912.

[16] Sasaki T, Miyauchi A, Fujishima M, et al. Comparison of postoperative unfavorable events in patients with low-risk papillary thyroid carcinoma: immediate surgery versus conversion surgery following active surveillance. Thyroid, 2023, 33(2): 186-191.

[17] Zhao Y, Wang P, Dionigi G, et al. Utilization of recurrent laryngeal nerve monitoring during thyroid surgery in China: a point prevalence survey (2015-2023). Int J Surg, 2025, 111(1): 439-449.

[18] Brauer P R, Lamarre E D, Gau V L, et al. Laryngology outcomes following implantable vagus nerve stimulation. JAMA Otolaryngol Head Neck Surg, 2023, 149(1): 49-53.

[19] Luo M, Cao Q, Zhao Z, et al. Risk factors of epidural hematoma in patients undergoing spinal surgery: a meta-analysis of 29 cohort studies. Int J Surg, 2023, 109(10): 3147-3158.

[20] Schieber M R, Schubert A K, Hubner W, et al. Influence of antithrombotic medication on size and neurological outcome of spinal epidural hematoma after neuraxial anesthesia: a systematic review. Reg Anesth Pain Med, 2025, 50(1): 20-25.

第七节　颈椎后路手术的并发症

颈椎后路手术是治疗颈椎管狭窄、颈椎后纵韧带骨化症等疾病的重要手段，通过扩大椎管空间、解除脊髓压迫改善神经功能。然而，这类手术复杂且风险高，术后并发症如脑脊液漏、术后颈部疼痛、C5神经根麻痹、轴性症状、术后切口感染等，可能显著影响患者的恢复效果和生活质量。

一、颈椎后路手术的常见并发症

1. 脑脊液漏

（1）原因：手术中硬脊膜粘连、黄韧带骨化等因素导致术中操作困难，硬脊膜被意外撕裂，脑脊液从撕裂处泄漏。

（2）风险因素：术者经验不足、手术操作粗暴、患者既往有颈椎手术史、椎管内瘢痕组织形成等。

（3）临床表现：患者术后出现头痛、恶心、呕吐，颈部活动时症状加重。

（4）预防措施：术中精细操作，仔细分离，使用显微镜或放大镜，避免硬脊膜意外撕裂。

（5）处理方法：一旦发生脑脊液漏，立即缝合硬脊膜撕裂处，术后密切监测，必要时引流脑脊液。

2. 术后颈部疼痛

（1）原因：由手术创伤、肌肉韧带损伤、植骨不愈合、内固定松动等引起。

（2）风险因素：手术时间长、术后颈部制动不当、植骨块选择或放置不当等。

（3）临床表现：术后颈部疼痛、活动受限，影响患者生活质量。

（4）预防措施：术中精细操作，避免过度牵拉，减少对颈部肌肉和韧带的损伤；术后正确制动颈部，避免过度活动。

（5）处理方法：术后给予非甾体抗炎药或进行物理治疗等缓解疼痛；对于植骨不愈合、内固定松动等，在必要时进行二次手术。

3. C5 神经根麻痹

（1）原因：颈椎后路手术后，硬脊膜膨隆，C5 神经根可能因牵引、压迫或直接损伤而发生麻痹。

（2）风险因素：手术操作不当、术后颈椎过度牵引、患者既往患有颈椎疾病等。

（3）临床表现：患者术后出现肩部和上肢无力、麻木、肌肉萎缩。

（4）预防措施：颈后路手术过程中注意 C5 神经根减压，避免硬脊膜隆起对神经根造成新的卡压，术中避免过度牵引和压迫 C5 神经根，小心操作，减少对神经根的损伤。

（5）处理方法：术后进行康复训练，促进神经功能恢复；必要时进行神经营养治疗；如有明确压迫可考虑二次手术减压。

4. 轴性症状

（1）原因：术后轴性症状可能由手术创伤、颈椎稳定性破坏、植骨不愈合等引起。

（2）风险因素：手术范围广、术后颈椎稳定性差、康复训练不当等。

（3）临床表现：术后颈部疼痛、僵硬、活动受限，影响患者生活质量。

（4）预防措施：术中尽量保留颈椎稳定性，术后正确制动颈部，进行康复训练。

（5）处理方法：术后给予非甾体抗炎药、物理治疗等缓解症状；对于植骨不愈合的患者，必要时进行二次手术。

5. 术后感染

（1）原因：术后感染可能由手术操作污染、术后引流不畅、患者免疫力低下、合并糖尿病等引起。

（2）风险因素：手术时间长、术后引流不畅、患者免疫力低下等。

（3）临床表现：术后患者出现伤口红肿热痛、渗液、发热。

（4）预防措施：术中严格遵守无菌操作，术后保持伤口清洁干燥，合理使用抗生素。

（5）处理方法：一旦发生感染，及时清创引流，给予抗生素治疗。

6. 其他并发症

（1）术后出血和血肿形成：可能压迫脊髓，导致神经功能恶化。需密切监测神经功能，必要时手术清除血肿。

（2）植骨块移位或不愈合：多因植骨块固定不牢或术后制动不当引起。需选择合适的植骨块，术后严格制动，必要时进行二次手术。

（3）邻近节段退变：术后邻近节段的应力增加，导致退变加速。术中应保留颈椎正常解剖结构，术后指导患者康复锻炼。

二、并发症的预防及护理措施

预防颈椎后路手术并发症的发生需要综合考虑多个方面。术前，应详细评估患者的全身状况和颈椎病变情况，制定个性化的手术方案；加强与患者的沟通，告知手术风险和注意事项，缓解患者的心理压力。术中，应严格遵循无菌操作原则，精细操作，尽量减少对周围组织的损伤；合理选择手术入路和内固定器械，确保手术的安全性和有效性。术后，应密切观察患者的病情变化，及时发现并处理可能出现的并发症；加强护理工作，包括伤口护理、呼吸道管理、功能锻炼指导等，促进患者的康复。

三、总结

颈椎后路手术是治疗颈椎疾病的重要手段，但术后并发症的发生对患者的预后和生活质量有重要影响。术后脑脊液漏、术后颈部疼痛、C5 神经根麻痹、轴性症状、术后感染等是颈椎后路手术常见的并发症，其发生与多种因素有关。通过加强术前评估、术中精细操作、术后密切观察和护理等措施，可以有效预防和减少并发症的发生，提高手术效果和患者的生活质量。

参考文献

[1] Abel F, Tan E T, Lin Y, et al. MRI after cervical spine decompression and fusion surgery: technical considerations, expected findings, and complications. Radiology, 2025, 314(2): e232961.

[2] Hsieh P, Apaydin E, Briggs R G, et al. Diagnosis and Treatment of Tethered Spinal Cord: A Systematic Review. Pediatrics, 2024, 154(5): e2024068270.

[3] Wang S, Ren S, Wang J, et al. Dural reconstruction materials for the repairing of spinal neoplastic cerebrospinal fluid leaks. ACS Biomater Sci Eng, 2023, 9(12): 6610-6622.

[4] Rong H, Sun S, Lu M, et al. Super-hydrophilic and super-lubricating Zwitterionic hydrogel coatings coupled with polyurethane to reduce postoperative dura mater adhesions and infections. Acta Biomater, 2025, 192: 206-217.

[5] Muniz N O, Baudequin T. Biomimetic and nonbiomimetic approaches in dura substitutes: the

influence of mechanical properties. Tissue Eng Part B Rev, 2025, 31(2): 174-189.

[6] De Miguel-Rubio A, Alba-Rueda A, Millán-Salguero E M, et al. Virtual reality for upper limb rehabilitation in patients with obstetric brachial palsy: systematic review and meta-analysis of randomized controlled trials. J Med Internet Res, 2023, 25: e47391.

[7] Wong C E, Huang C C, Chuang M T, et al. Quantification of vessel separation using the carotid-jugular angle to predict the nerve origin of neck peripheral nerve sheath tumours: A pooled analysis of cases from the literature and a single-center cohort. Int J Surg, 2023, 109(9): 2704-2713.

[8] Wang J, Wo J, Wen J, et al. Laminoplasty versus laminectomy with fusion for treatment of multilevel cervical compressive myelopathy: An updated meta-analysis. Postgrad Med J, 2022, 98(1163): 680-688.

[9] Luo M, Cao Q, Wang D, et al. The impact of diabetes on postoperative outcomes following spine surgery: A meta-analysis of 40 cohort studies with 2.9 million participants. Int J Surg, 2022, 104: 106789.

[10] He K, Nayak R B, Allori A C, et al. Correlation between postoperative antimicrobial prophylaxis use and surgical site infection in children undergoing nonemergent surgery. JAMA Surg, 2022, 157(12): 1142-1151.

[11] Halme A L E, Roshanov P S, Tornberg S V, et al. Timing of major postoperative bleeding among patients undergoing surgery. JAMA Netw Open, 2024, 7(4): e244581.

[12] Urban I, Sanz-Sánchez I, Monje A, et al. Complications and treatment errors in peri-implant hard tissue management. Periodontol 2000, 2023, 92(1): 278-298.

[13] Testori T, Tavelli L, Scaini R, et al. How to avoid intraoperative and postoperative complications in maxillary sinus elevation. Periodontol 2000, 2023, 92(1): 299-328.

第三章
胸椎疾病

第一节　胸椎间盘突出症

胸椎间盘突出症是指胸椎间盘发生退行性改变，在外力或其他因素作用下，纤维环破裂，髓核向后方或后外侧突出，压迫脊髓、神经根等周围组织，引起相应临床症状和体征的一种病变。胸椎间盘突出症发病率虽低于腰椎间盘突出症和颈椎间盘突出症，但对患者的生活质量影响显著。由于胸椎解剖结构的复杂性和脊髓受压的风险，胸椎间盘突出症的诊断和治疗具有一定的挑战性。

一、流行病学

胸椎间盘突出症在临床上并不多见，总体发病率较低，发病率占脊柱所有椎间盘突出症的 0.25%～0.75%。但其在胸椎管狭窄、胸椎间盘退变等高危人群中发病率显著升高。胸椎间盘突出症多见于中老年人，且有年轻化趋势。

二、病因

胸椎间盘突出症病因主要包括以下几方面。

1. 胸椎退行性变

胸椎间盘突出症多是在胸椎退变的基础上发生的，随着年龄增长，椎间盘水分逐渐减少，弹性降低，髓核向纤维环薄弱处突出，这是胸椎间盘突出症发生的内在因素。

2. 外伤

外伤会导致纤维环的急性损伤、破裂，髓核突出。临床工作中，由于患者对创伤史的忽视或症状出现较晚，能够有确切创伤史的病例较少。

3. 发育异常

如脊柱侧弯、后凸畸形等。胸椎的生物力学发生改变，椎间盘承受的压力分布不均，长期处于高应力状态，进而增加了椎间盘突出的风险。

4. 慢性劳损

长期维持不良姿势、搬运重物等产生反复力学负荷，椎间盘应力分布不均，可加速椎间盘退变和纤维环慢性损伤，导致椎间盘突出。

5. 局部炎症反应

突出的髓核会释放炎性介质，如白细胞介素、肿瘤坏死因子等，可刺激周围的神经组织，引起疼痛和炎症反应。

三、临床表现

胸椎间盘突出症的临床表现相对复杂，主要取决于突出的部位、程度以及受压的神经结构，常见的临床表现有以下几种。

1. 躯干症状

（1）束带样疼痛：这是胸椎间盘突出症的典型症状之一。患者通常会感到胸部或腹部有束带样紧束感或疼痛，疼痛可为钝痛、刺痛或烧灼样痛，疼痛部位与受累椎间盘的节段相对应。

（2）感觉异常：部分患者会出现胸腹部的感觉异常，如麻木、蚁行感等。这些感觉异常通常呈节段性分布，与受压神经根的支配区域一致。

2. 下肢症状

（1）运动功能障碍：下肢肌力减退、肌肉萎缩、步态异常等，严重的可能出现截瘫。当胸椎间盘突出压迫神经根时，可导致相应支配肌肉的肌力下降。在长期的神经根受压情况下，下肢可因肌肉失神经支配而出现萎缩。

（2）感觉障碍：身体的特定部位可能出现感觉减退或痛觉过敏，这取决于受累神经根的分布区域。

3. 其他表现

（1）椎旁叩击试验阳性：医生用叩诊锤直接叩击患者胸椎时，若患者感到疼痛或不适，则为阳性，这是胸椎间盘突出症的常见体征。

（2）大小便功能障碍：当突出的胸椎椎间盘压迫到脊髓时，可能会出现大小便功能障碍，如排尿困难、尿潴留、大小便失禁等。

四、临床诊断

胸椎间盘突出症的诊断标准主要包括以下几个方面。

1. 临床表现

（1）疼痛：最常见的症状，胸背部疼痛，放射性疼痛可能放射至胸腹部，疼痛性质可为束带样疼痛、刺痛、烧灼样痛等，不同的突出位置疼痛分布不同。

（2）感觉异常：麻木、蚁行感等，常呈节段性分布。

（3）运动功能障碍：可压迫脊髓，出现肌力下降、行走不稳等，严重者可能出现瘫痪。

（4）大小便功能障碍：如排尿困难、大小便失禁等。

（5）反射异常：如膝跳反射、跟腱反射活跃或亢进，病理反射阳性等。

2.影像学检查

（1）X 线检查：可以显示椎体后缘骨赘、椎间盘钙化、脊柱曲度改变等，但对胸椎间盘突出症的诊断缺乏特异性。

（2）脊髓造影：能清晰显示髓核突出的位置和大小，对诊断有重要价值，但目前临床较少单独使用，多与其他检查结合。

（3）胸椎 CT 扫描：可显示胸椎椎间盘突出的大小、位置、形态以及与周围骨性结构的关系，对钙化等病变显示清晰，对胸椎间盘突出的诊断正确率较高。

（4）胸椎 MRI 检查：是诊断胸椎间盘突出症的首选和最有效的影像学方法，可清晰显示椎间盘突出与硬膜囊、脊髓、神经根等周围结构的关系，还能显示胸椎脊髓有无受压、变性等情况。

通过详细的病史询问和体格检查，包括疼痛的特点、分布、加重或缓解因素，以及感觉、运动、反射等方面的检查，初步判断是否可能存在胸椎间盘突出症。还需与胸椎管狭窄症、胸椎结核、胸椎肿瘤、肌萎缩性脊髓侧索硬化症、原发性侧索硬化症、胸椎管内肿瘤等疾病进行鉴别。

五、治疗

1.非手术治疗

适用于症状较轻或无神经功能障碍的患者，包括：

（1）卧床休息，佩戴支具，限制脊柱活动。

（2）使用非甾体抗炎药、营养神经药物等对症治疗。

（3）理疗和康复锻炼。

2.手术治疗

适用于保守治疗效果差，出现脊髓或神经根压迫症状的患者。手术方式包括以下几种。

（1）前路手术：直接切除突出的椎间盘，适用于单节段突出。

（2）后路手术：通过椎板切除或椎间孔扩大成形术间接减压，适用于多节段突出。

（3）微创手术：如脊柱内镜下椎间盘切除术，创伤小、恢复快，但适应证有限。

六、典型病例

患者，中年男性，因双下肢无力、行走不稳半年住院。

现病史：患者半年前无明显病因及诱因出现双下肢无力、行走不稳，有双足踩棉感，无伴胸部束带感，无头痛、头晕。近 2 周患者症状加重，下肢跛行距离约 100m。患者在当地医院检查胸椎及腰椎 MRI 考虑胸 10/11 间盘突出、硬脊膜受压。患者服用甲钴胺等药物无改善，为进一步治疗来本院就诊，以"胸椎间盘突出症"收入住院。自患病以来患者神志清楚，无发热，无胸闷憋气，饮食睡眠可，大小便正常。

既往史：平素健康状况一般，有高血压病史 2 年，未规律服用药物治疗，无糖尿病、冠心病，无房颤病史，无外伤史，否认手术史，无肝炎、肺结核、疟疾、菌痢等传染病史。无输血史，接种史随当地，否认食物药物过敏史。

专科检查：脊柱生理曲度可，胸 10/11 棘突间轻度压痛，双侧下肢及会阴区皮肤浅感觉减退，双侧髂腰肌肌力 4 级，股四头肌肌力 4 级，胫前肌肌力 4 级，踇背伸肌力 4 级，双下肢直腿抬高试验阴性，股神经牵拉试验阴性，双侧膝、腱反射活跃，跟腱反射活跃，巴宾斯基征阳性。

辅助检查：胸椎 MR 提示胸 10/11 水平间盘突出，相应硬脊膜受压。

术前诊断：胸椎间盘突出症（T10/11）。

治疗方式：患者诊断明确，症状、查体及影像学检查相符，保守治疗无效果，具备手术指征。胸椎 MRI 检查考虑胸椎间盘突出，行内镜下胸椎间盘切除术，术中定位情况如图 3-1-1 所示。术中可见胸椎间盘脱出（图 3-1-2）。患者术后下肢力量较术前明显改善，后期随访已基本能正常行走。

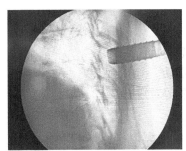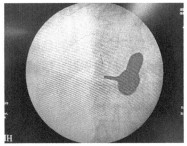

图 3-1-1　术中定位情况

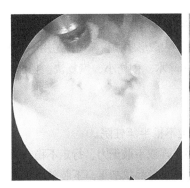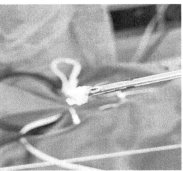

图 3-1-2　术中胸椎间盘脱出

七、手术技术对比

研究发现，后入路椎管减压椎间融合内固定术和经皮脊柱内镜技术在治疗胸椎间盘突出症方面各有优势。前者在减压和稳定方面效果显著，后者则更具微创性。

参考文献

[1] Kim C S, Kim H, Kim S, et al. Prevalence of and factors associated with stenotic thoracic ligamentum flavum hypertrophy. Reg Anesth Pain Med, 2024, 49(5): 326-331.

[2] Li S, Du J, Huang Y, et al. From hyperglycemia to intervertebral disc damage: Exploring diabetic-induced disc degeneration. Front Immunol, 2024, 15: 1355503.

[3] Zhang A, Cheng Z, Chen Y, et al. Emerging tissue engineering strategies for annulus fibrosus therapy. Acta Biomater, 2023, 167: 1-15.

[4] Zhang A S, Xu A, Ansari K, et al. Lumbar disc herniation: diagnosis and management. Am J Med, 2023, 136(7): 645-651.

[5] Kent R, Cormier J, McMurry TL, et al. Spinal injury rates and specific causation in motor vehicle collisions. Accid Anal Prev, 2023, 186: 107047.

[6] Peng D, Yan M, Liu T, et al. Prognostic factors and treatments efficacy in spontaneous spinal epidural hematoma: a multicenter retrospective study. Neurology, 2022, 99(8): e843-e850.

[7] Kögl N, Petr O, Löscher W, et al. Lumbar disc herniation——the significance of symptom duration for the indication for surgery. Dtsch Arztebl Int, 2024, 121(13): 440-448.

[8] Qin X, Sun K, Xu W, et al. An evidence-based guideline on treating lumbar disc herniation with traditional Chinese medicine. J Evid Based Med, 2024, 17(1): 187-206.

第二节　胸椎黄韧带骨化

胸椎黄韧带骨化（thoracic ossification of ligamentum flavum, TOLF）是一种病理状态。正常黄韧带是连接相邻椎弓板之间的纤维韧带，主要由弹性纤维构成，起到限制脊柱过度前屈的作用。但在某些病理状态下，黄韧带会逐渐被骨组织替代，形成骨化，这种现象称为黄韧带骨化（OLF），可导致胸椎椎管狭窄，压迫脊髓和神经根，引发严重的神经功能障碍。

一、病因

胸椎黄韧带骨化的病因复杂，主要与以下因素相关。

1. 代谢因素

代谢紊乱被认为是 OLF 发病的重要机制之一。多项研究表明代谢异常与 OLF 的发生发展密切相关。

（1）炎症因子：IL-17A 作为 IL-17 家族的重要成员，在 OLF 发病中发挥关键作用。研究发现 IL-17A 通过促进成骨细胞分化和骨形成参与 OLF 的病理过程。此外，iTRAQ 分析鉴定出 10 种与 OLF 相关的炎症因子，其中 PTGR1 的表达在 OLF 组织中显著增加。

（2）脂代谢异常：肥胖和代谢紊乱在 OLF 患者中普遍存在。研究发现，肥胖与 OLF 病理机制之间存在潜在联系，特定肥胖相关基因及其功能可能参与 OLF 的发生。另一项针对 458 人的研究显示，血脂异常与 OLF、后纵韧带骨化（OPLL）存在关联。

（3）表观遗传调控：N6- 甲基腺苷（m6A）甲基化参与 OLF 的发病过程。METTL3 介导的 BMP2 m6A 甲基化在 OLF 进展中起调控作用。此外，非编码 RNA（包括 microRNA、环状 RNA 和长链非编码 RNA）作为重要的表观遗传修饰，也参与黄韧带退变的调控。

（4）机械敏感通道：Piezo1 作为机械敏感离子通道，在黄韧带中的表达和生物学功能与 OLF 发展相关，但其确切作用机制尚不清楚。

2. 遗传因素

遗传因素在 OLF 发病中扮演着重要角色，其主要机制包括以下几种。

（1）成骨相关基因：成骨细胞特异性转录因子 Osterix（Osx）是骨形成所必需的，没有 Osx 就没有骨形成或骨化。骨形成是一个复杂的过程，涉及间充质干细胞向成骨细胞的分化，并受 BMP2、RUNX2、Osterix 等调控。

（2）基因表达谱：研究发现，富含亮氨酸的重复序列 G 蛋白偶联受体（LGR）相关基因表达谱与 OLF 相关。这些基因可能通过影响细胞信号传导参与 OLF 的发生。

（3）家族聚集性：OLF 与后纵韧带骨化（OPLL）是相关的脊柱韧带骨化疾病，两者均表现出一定的家族聚集倾向，提示存在共同的遗传易感性。

3. 退变因素

退行性改变是 OLF 的核心病理机制。

（1）年龄相关性：OLF 主要发生在老年人群中，年龄是最被公认的危险因素之一。一项针对 1896 名患者的研究发现，≥ 80 岁年龄组胸椎黄韧带肥厚性狭窄的患病率最高（15.9%）。

（2）组织学改变：OLF 的组织学发展可描述为软骨内骨化的过程。黄韧带退变（包括肥厚和骨化）是老年人退行性椎管狭窄的主要原因。

（3）硬膜骨化：硬膜骨化（DO）是 OLF 常见的伴随病变，会增加围手术期并发症风险。研究发现 DO 与 OLF 的严重程度和范围相关，且 DO 的存在使 OLF 手术并发症风险更高。

（4）元素组成改变：退变性腰骶椎管狭窄患者的黄韧带元素组成与健康对照组

存在显著差异，提示微量元素代谢异常可能参与退变过程。

4.机械因素

机械应力在 OLF 发病中起关键作用。

（1）生物力学负荷：虽然已知机械因素在 OLF 发展中起作用，但目前对其涉及的矢状面排列和相关机械应力了解甚少，持续的机械应力可能通过激活相关信号通路促进韧带骨化。

（2）脊柱动态活动：研究表明，动态活动在脊髓病变发展中具有重要意义。有研究探讨了在颈椎屈伸运动时颈椎间盘突出和黄韧带骨化对脊髓的影响。

（3）局部应力集中：胸椎特定节段（如 T10/11）OLF 发生率最高，可能与这些节段承受的特殊生物力学负荷有关。

5.脊柱畸形

脊柱畸形与 OLF 的关联表现在多个方面。

（1）胸椎后凸：是 OLF 患者常见的伴随畸形，影响手术策略选择。传统 OLF 手术因胸椎后凸、脊柱运动范围丧失等问题受到质疑。

（2）退变性滑脱：是胸椎黄韧带肥厚性狭窄的独立危险因素，提示脊柱不稳可能促进 OLF 发展。

（3）术后畸形：OLF 术后可能出现脊柱畸形。有报道显示，部分患者在术后随访中未出现脊柱畸形或 OLF 局部复发，但长期影响仍需更多研究。

6.肥胖

肥胖与 OLF 的关联已得到多项研究证实。

（1）BMI 相关性：一项针对 856 人的研究（326 名对照和 530 名 OLF 患者）专门探讨了 BMI 与 OLF 的关系。虽然 BMI 与脊柱韧带骨化（OSL）发病或严重程度的关系存在争议，但多数证据支持肥胖是危险因素。

（2）脂肪代谢：硬膜外脂肪（EF）作为紧邻黄韧带的脂肪组织，其代谢状态显著影响功能特性。脂肪细胞功能异常可能通过旁分泌作用参与 OLF 发生。

（3）肥胖相关基因：研究发现，特定肥胖相关基因及其功能参与 OLF 的病理机制，为肥胖与 OLF 的关联提供了分子水平解释。

二、临床表现

胸椎黄韧带骨化的临床表现主要包括以下几个方面。

1.神经系统症状

（1）感觉障碍：患者常出现双下肢麻木、感觉减退，甚至感觉消失，随着病情进展，感觉障碍可从下肢向上蔓延。

（2）运动障碍：表现为双下肢无力、行走不稳，严重时可致截瘫。早期可能仅表现为步态异常、行走不稳、行走时感觉踩棉感等。随着病情加重，患者可能出现下肢痉挛性瘫痪，表现为肌张力增高、腱反射亢进、病理征阳性等。

（3）大小便功能障碍：部分患者可出现大小便无力或失禁。

2. 胸背部症状

（1）胸背部疼痛：这是常见的早期症状，疼痛多为持续性钝痛，或伴胸部放射痛。

（2）胸腹部束带感：部分患者可出现胸腹部束带感。

3. 其他症状

（1）脊柱畸形：部分患者可能伴有脊柱畸形，如后凸畸形等。

（2）急性加重：在某些情况下（如外伤等），胸椎黄韧带骨化可能导致急性脊髓损伤，症状迅速加重。

胸椎黄韧带骨化的症状通常起病隐匿，进展缓慢，因而早期容易被忽视或误诊。

三、诊断

胸椎黄韧带骨化的诊断主要依赖于临床表现、影像学检查以及术中观察。

1. 临床诊断

（1）病史采集：了解患者是否有长期胸背部疼痛、下肢麻木无力、行走不稳、大小便功能障碍等症状，以及症状的起病时间、进展速度等。

（2）体格检查：进行全面的神经系统检查，包括感觉、运动、反射等方面。检查是否存在下肢肌力减退、肌张力增高、腱反射亢进、病理反射阳性等。

2. 影像学诊断

（1）胸椎 X 线检查：在侧位 X 线片上，胸椎黄韧带骨化可表现为椎板外侧缘的骨性突起，呈"山峰"或"丘状"改变。

（2）胸椎 CT 检查：CT 检查是诊断胸椎黄韧带骨化的主要影像学方法。它可以清晰地显示骨化的范围、程度以及与周围结构的关系。CT 扫描可发现黄韧带骨化多发生在胸椎下段，骨化块通常位于椎板外侧，与椎间关节相邻。

（3）胸椎 MRI 检查：MRI 检查诊断胸椎黄韧带骨化症的优点是视野广泛。全胸椎矢状位 MRI 平扫可一次性显示所有病变节段，避免漏诊。MRI 检查不仅可以清晰地显示黄韧带骨化的位置及骨化块的大小和形态，还能评估脊髓受压情况及脊髓内信号变化。

3. 术中诊断

在手术过程中，通过直接观察和触诊，可以明确黄韧带骨化的范围和程度，以及是否存在硬膜骨化等情况。

四、治疗

胸椎黄韧带骨化的治疗主要包括保守治疗和手术治疗，具体选择需根据患者的病情严重程度、症状表现及影像学检查结果综合判断。

1. 保守治疗

保守治疗通常适用于症状较轻、无明显神经功能障碍的患者，但其效果有限。常见的保守治疗方法包括以下 3 种。

（1）药物治疗：使用非甾体抗炎药、肌肉松弛剂和维生素 B_{12} 等缓解疼痛和神经症状。

（2）物理治疗：包括热敷、理疗等，以改善局部血液循环、缓解肌肉僵硬。

（3）支具固定：佩戴支具，但其效果通常不佳，因为胸椎的活动度较小，支具难以显著减轻压迫。

2. 手术治疗

对于症状严重、保守治疗无效或存在神经功能障碍的患者，手术是主要的治疗手段。手术的目的是通过切除骨化的黄韧带，解除对脊髓的压迫，改善神经功能。常见的手术方式包括传统开放手术和微创手术。

（1）传统开放手术：后路椎板切除术通过切除椎板、双侧关节突关节内侧半及骨化的黄韧带，彻底解除脊髓背侧的压迫。然而，传统开放手术可能导致脊柱稳定性下降，增加术后并发症的风险。

（2）微创手术：近年来，随着微创技术的发展，单侧双通道脊柱内镜（UBE）技术和单孔双通道内镜（OSE）技术逐渐应用于胸椎黄韧带骨化的治疗。这些微创手术具有创伤小、恢复快、并发症少等优点。例如，OSE 技术通过单一切口完成内镜和手术器械的操作，减少了组织损伤，提高了手术灵活性。

3. 手术时机和预后

（1）手术时机：对于出现严重下肢痉挛性瘫痪、肌力下降、大小便功能障碍或合并后纵韧带骨化的患者，建议尽早手术。

（2）预后：手术后，患者的神经功能可能会有所改善，但部分患者可能仍存在下肢麻木和痉挛性步态。手术的成功与症状持续时间、是否存在硬膜骨化等因素相关。

常见脊柱外科疾病诊疗

五、总结

胸椎韧带骨化是一种复杂的退行性疾病，其诊断和治疗需要综合考虑多种因素。胸椎黄韧带骨化的治疗需根据患者的具体情况制定个体化方案，对于症状严重的患者，手术是改善预后的关键。

参考文献

[1] Zhou J, Wang R, Zhang Z, et al. METTL3 regulated by histone lactylation promotes ossification of the ligamentum flavum by enhancing the m6A methylation of BMP2. Mol Med, 2025, 31(1): 118.

[2] Zhao Y, Xiang Q, Tian S, et al. Noncoding RNA as a crucial epigenetic modulator in the degeneration of the ligamentum flavum. Exp Mol Med, 2024, 56(12): 2551-2558.

[3] Zhao Y, Chen L, Xiang Q, et al. N6-methyladenosine-modified circCDK14 promotes ossification of the ligamentum flavum via epigenetic modulation by targeting AFF_4. Cell Mol Life Sci, 2024, 81(1): 436.

[4] Yan X, Liu T, Zhang R, et al. RMRP accelerates ligamentum flavum hypertrophy by regulating GSDMD-mediated pyroptosis through Gli1 SUMOylation. Front Immunol, 2024, 15: 1427970.

[5] Wang S, Qu Y, Fang X, et al. Decorin: a potential therapeutic candidate for ligamentum flavum hypertrophy by antagonizing TGF-β_1. Exp Mol Med, 2023, 55(7): 1413-1423.

[6] Kim CS, Kim H, Kim S, et al. Prevalence of and factors associated with stenotic thoracic ligamentum flavum hypertrophy. Reg Anesth Pain Med, 2024, 49(5): 326-331.

[7] Marchi F, Kessler C, Distefano D, et al. Prevalence of amyloid in ligamentum flavum of patients with lumbar spinal stenosis. Amyloid, 2023, 30(4): 416-423.

[8] Geng X, Tang Y, Gu C, et al. Integrin αVβ3 antagonist-c(RGDyk) peptide attenuates the progression of ossification of the posterior longitudinal ligament by inhibiting osteogenesis and angiogenesis. Mol Med, 2024,30(1):57.

[9] Wang J, Wo J, Wen J, et al. Laminoplasty versus laminectomy with fusion for treatment of multilevel cervical compressive myelopathy: an updated meta-analysis. Postgrad Med J, 2022, 98(1163): 680-688.

[10] McGonagle D, David P, Macleod T, et al. Predominant ligament-centric soft-tissue involvement differentiates axial psoriatic arthritis from ankylosing spondylitis. Nat Rev Rheumatol, 2023, 19(12): 818-827.

[11] Pignolo R J, Baujat G, Hsiao E C, et al. Palovarotene for fibrodysplasia ossificans progressiva (fop): results of a randomized, placebo-controlled, double-blind phase 2 Trial. J Bone Miner Res, 2022, 37(10): 1891-1902.

[12] Pignolo R J, Baujat G, Brown M A, et al. The natural history of fibrodysplasia ossificans progressiva: a prospective, global 36-month study. Genet Med, 2022, 24(12): 2422-2433.

[13] Li P, Fei C S, Chen Y L, et al. Revealing the novel autophagy-related genes for ligamentum flavum hypertrophy in patients and mice model. Front Immunol, 2022, 13: 973799.

[14] Lin J, Jiang S, Xiang Q, et al. Interleukin-17A promotes proliferation and osteogenic differentiation of human ligamentum flavum cells through regulation of β-Catenin signaling. Spine, 2023, 48(21): E362-E371.

第三节　胸椎椎管狭窄症

胸椎椎管狭窄症（thoracic spinal stenosis）是指由于各种原因导致的胸椎椎管内径变小，从而压迫脊髓或神经根，引起一系列临床症状和体征的疾病。它是胸椎退行性疾病的一种表现形式，也是导致脊髓压迫症的常见原因之一。

一、病因

胸椎椎管狭窄症的病因较为复杂，主要包括先天性因素和后天性因素。

1. 先天性因素

（1）发育性狭窄：部分患者因先天性发育异常，导致胸椎椎管的矢状径较正常人小。椎管内容积减小，增加了椎管狭窄的发病概率。

（2）其他先天性疾病：如软骨发育不全、黏多糖贮积症等。这些疾病可能导致椎管结构异常，更容易出现椎管狭窄。

2. 后天性因素

后天性胸椎椎管狭窄症多由胸椎退行性变引起，以下几种情况较为常见。

（1）黄韧带骨化（OLF）：OLF 是亚洲人群胸椎管狭窄的主要病因，表现为黄韧带异位骨化，其发生与年龄显著相关，好发于 T10/11 节段。发病机制涉及骨形成转录因子 Osterix（Osx）激活，以及 TGF-β 信号通路异常。黄韧带骨化会直接压迫脊髓，导致椎管狭窄。

（2）后纵韧带骨化（OPLL）：OPLL 常与 OLF 共存，通过渐进性骨化直接压迫脊髓，遗传因素和代谢异常可能参与其发病。

（3）椎间盘突出：椎间盘向后突出，占据椎管空间，压迫脊髓。胸椎间盘突出可单独或与 OPLL/OLF 共同导致狭窄，多需手术减压治疗。退变是其主要诱因，外伤也可能诱发急性突出。

（4）椎体后缘骨赘形成：椎体后缘的骨赘会向椎管内生长，占据椎管空间，导致椎管狭窄。

（5）关节突关节增生：胸椎关节突关节的退行性变化会导致关节增生肥大、内聚、骨赘形成，进而压迫脊髓。

（6）骨质增生：由于长期的劳损或退化，胸椎部位可能出现骨质增生，形成骨刺，进一步侵占椎管空间。

（7）外伤：胸椎骨折、脱位等外伤可能导致椎管结构改变，骨折块向椎管内移位等，进而引起急性或慢性椎管狭窄。

（8）炎症或肿瘤：脊柱结核、脊柱肿瘤等病变也可能侵犯椎管导致继发性椎管狭窄。

3. 其他因素

（1）退行性关节炎：椎间关节的退行性变化可能导致关节增生、肥大，进一步压迫脊髓。

（2）韧带肥厚：除了黄韧带骨化外，其他韧带的肥厚也可能导致椎管狭窄。黄韧带肥厚（HLF）是胸腰椎管狭窄的独立因素，与年龄（≥50岁）和腰椎退变严重程度显著相关。

（3）遗传因素：某些基因突变可能增加胸椎管狭窄症的发病风险，如 TGF-β1 基因突变与黄韧带骨化相关。

二、临床表现

胸椎椎管狭窄症的临床表现较为复杂，主要与脊髓或神经根受压有关，具体表现如下。

1. 神经系统症状

（1）下肢麻木无力：患者常表现为双下肢麻木、行走无力，肢体僵硬、不灵活，行走时感觉沉重乏力，甚至出现"踩棉花感"，严重者可导致行走困难。

（2）间歇性跛行：部分患者在行走时会出现下肢无力、发僵，行走一段距离后需休息缓解，这种症状被称为神经源性间歇性跛行。

（3）感觉障碍：可出现双下肢广泛的感觉异常，如麻木、疼痛、温度觉减弱等。

（4）运动障碍：随着病情进展，患者可能出现下肢肌力减弱、肌张力增高、腱反射亢进，甚至出现病理反射阳性。

（5）大小便功能障碍：严重者可能出现排尿无力、尿潴留、尿失禁或便秘等。

2. 胸背部症状

（1）疼痛：患者常有胸背部疼痛，疼痛可能放射至胸壁或腹部，部分患者表现为烧灼感或刺痛感。

（2）束带感：部分患者可出现胸腹部束带感，可能与肋间神经受压有关。

三、诊断

胸椎椎管狭窄症的诊断需要综合临床表现、影像学检查及其他辅助检查结果综合判断。

1. 临床表现

（1）症状

① 下肢症状：患者可能出现单侧或双侧下肢沉重、无力、僵硬，行走不稳等。

② 感觉异常：广泛性下肢麻木、疼痛。

③ 间歇性跛行：表现为神经源性间歇性跛行。

④ 大小便功能障碍：可能出现排尿困难、便秘或性功能障碍。

⑤ 胸腹部症状：部分患者可出现胸腹部束带感或放射痛。

（2）体征

① 上运动神经元体征：双下肢肌张力增高、腱反射亢进、病理反射阳性。

② 混合性上下运动神经元体征：膝反射亢进伴跟腱反射减弱。

③ 下运动神经元体征：广泛性下运动神经元受损体征。

2. 影像学检查

影像学检查是诊断胸椎椎管狭窄症的关键，常用的检查方法包括以下几种。

（1）X 线检查

① X 线平片：可显示胸椎的骨性结构，如椎体后缘骨赘、黄韧带骨化、后纵韧带骨化等。X 线片还可帮助排除其他疾病，如骨折、结核等。

② 侧位 X 线片：可测量椎管前后径大小。

（2）CT 检查：可清晰地显示骨性结构，如黄韧带骨化、后纵韧带骨化、椎体后缘骨赘等。CT 还可用于评估椎管狭窄的程度和范围。

（3）MRI 检查：是诊断胸椎椎管狭窄症的首选影像学方法。MRI 可显示软组织结构，如脊髓受压、脊髓内信号改变、黄韧带肥厚等。帮助评估椎管狭窄的严重程度，如脊髓变形、水肿等。

3. 诊断标准

（1）临床症状和体征：患者需至少有一项上述症状或体征。

（2）影像学证据：影像学检查显示胸椎椎管狭窄，且与临床症状和体征相符。

（3）排除其他疾病：需排除其他可能导致类似症状的疾病，如颈椎病、腰椎管狭窄症等。

4. 诊断流程

（1）初步筛查：根据患者的症状和体征，初步怀疑胸椎椎管狭窄症。

（2）影像学检查：进行 X 线、CT 或 MRI 检查，确认椎管狭窄的存在和程度。

（3）综合分析：结合临床表现和影像学结果，确定诊断。

（4）进一步检查：对于合并其他脊柱疾病的患者，需进行相应的检查，如颈椎或腰椎的影像学检查。

5. 鉴别诊断

需与其他可能导致类似症状的疾病进行鉴别。

（1）颈椎病：主要表现为上肢症状，但部分患者可能合并下肢症状。

（2）腰椎管狭窄症：主要表现为下肢症状，但需与胸椎椎管狭窄症合并存在的情况相鉴别。

（3）脊柱肿瘤或炎症：需通过影像学检查和实验室检查进行排除。

四、治疗

1. 保守治疗

保守治疗适用于症状较轻、无明显神经压迫的患者，主要包括卧床休息、佩戴支具、避免剧烈运动等。保守治疗可以减轻椎管内压力，提供外部支撑稳定脊柱，但需密切观察症状是否有加重。

（1）药物治疗：常用药物包括非甾体抗炎药、神经营养药物以及肌肉松弛剂，这些药物主要目的是缓解疼痛、消除神经根水肿、改善神经功能。

（2）物理治疗：包括牵引疗法、超短波治疗、电刺激等方法。物理治疗能改善局部血液循环，减轻神经压迫症状，增强脊柱周围肌肉力量。

2. 手术治疗

适用于出现脊髓或神经根压迫症状且保守治疗无效的患者，手术方式包括以下几种。

（1）开放手术：是治疗胸椎椎管狭窄症的金标准，可更彻底地解除压迫，但组织破坏大，并发症多。

（2）微创手术：近年来，微创手术技术在胸椎椎管狭窄症治疗中取得了显著进展，包括显微镜辅助胸椎管减压术、经皮内镜胸椎管减压术、单侧双通道内镜下椎管减压术、机器人辅助技术等。这些技术具有组织结构破坏少、出血量低、恢复快等优势。

（3）手术技术对比：研究发现，后入路椎管减压融合内固定术和脊柱内镜下减压技术在治疗胸椎椎管狭窄症方面各有优势。前者在减压和稳定方面效果显著，后者则更具微创性。

五、总结

胸椎椎管狭窄症是一种复杂的退行性疾病，其诊断和治疗需要综合考虑多种因素。随着影像学技术、手术技术的发展，其诊疗水平不断提高。通过规范化的诊断流程及治疗措施，可以提高患者的预后和生活质量。

参考文献

[1] Kim C S, Kim H, Kim S, et al. Prevalence of and factors associated with stenotic thoracic ligamentum flavum hypertrophy. Reg Anesth Pain Med, 2024, 49(5): 326-331.

[2] Zhao Y, Chen L, Xiang Q, et al. N6-methyladenosine-modified circCDK14 promotes ossification of the ligamentum flavum via epigenetic modulation by targeting AFF4. Cell Mol Life Sci, 2024, 81(1): 436.

[3] Li J, Wei J, Wang J, et al. Association between gut microbiota and spinal stenosis: A two-sample mendelian randomization study. Front Immunol, 2024, 15: 1360132.

[4] Ouyang H, Li X, Xu H, et al. Risk factors of neuropathic pain in multiple sclerosis: A retrospective case-cohort study. Front Immunol, 2024, 15: 1309583.

[5] Jiang Z, Wang K, Zhang H, et al. Correlation between paraspinal muscle fat infiltration and thoracic vertebral degeneration based on phantom-less QCT: A novel insight into thoracic vertebral degeneration. Eur Spine J, 2025, 34(3): 837-852.

[6] Alsoof D, Anderson G, DiSilvestro K J, et al. Diffuse spinal hyperostosis causing severe spinal stenosis and thoracic myelopathy. Orthop Rev (Pavia), 2022, 14(3): 37832.

[7] Corroenne R, Grevent D, Mahallati H, et al. Diffusion tensor imaging of fetal spinal cord: feasibility and gestational-age-related changes. Ultrasound Obstet Gynecol, 2023, 62(2): 241-247.

[8] Chen L, Guan B, Anderson DB, et al. Surgical interventions for degenerative lumbar spinal stenosis: A systematic review with network meta-analysis. BMC Med, 2024, 22(1): 430.

[9] Liu T, Wu G, Wang W, et al. Utility of somatosensory- and motor-evoked potential change thresholds in surgical treatment for thoracic spinal stenosis based on different pathologies. Spine J, 2024, 24(9): 1645-1659.

[10] Sobczyk M K, Faber B G, Southam L, et al. Causal relationships between anthropometric traits, bone mineral density, osteoarthritis and spinal stenosis: A Mendelian randomization investigation. Osteoarthritis Cartilage, 2024,32(6):719-729.

[11] Sharples L D, Anagnostopoulou V, Pouncey A L, et al. Longitudinal health-related quality of life in people with thoracic aortic aneurysms. Br J Surg, 2024, 111(9): znae228.

[12] Jiang R M, Zheng Y J, Zhou L, et al. Diagnosis, treatment, and prevention of monkeypox in children: An experts' consensus statement. World J Pediatr, 2023, 19(3): 231-242.

[13] Zhou X, Chen S, Zhou C, et al. Expert consensus on early orthodontic treatment of class Ⅲ malocclusion. Int J Oral Sci, 2025, 17(1): 20.

第四章
腰椎疾病

第一节　腰痛

一、概述

腰痛是一种常见的临床症状，指发生在腰部区域的疼痛，可由多种原因引起，包括肌肉骨骼、神经、内脏等病变。腰痛既可是急性的，也可是慢性的，其疼痛程度、性质及持续时间各异，对患者的生活质量影响显著。

导致腰痛的常见疾病包括以下几种。

（1）肌肉韧带劳损：腰部肌肉或棘上韧带、棘间韧带等受外力损伤或慢性劳损，引发无菌性炎症。

（2）腰椎间盘突出症：腰椎间盘退变或外伤导致纤维环破裂，髓核突出刺激或压迫神经根、窦椎神经等产生腰痛症状。

（3）腰椎管狭窄症：腰椎退行性变、关节突关节增生内聚等引起椎管狭窄，脊髓或神经根受压，脊神经后支支配的关节突关节、椎旁肌肉等产生疼痛。

（4）腰椎小关节紊乱：腰椎小关节移位或炎症刺激滑膜及周围神经末梢引起疼痛。

（5）强直性脊柱炎：慢性自身免疫性疾病，侵犯腰椎关节及前纵韧带、后纵韧带等，导致炎症、疼痛、僵硬等症状，晚期可出现脊柱强直、竹节样改变。

（6）腰椎感染：包括腰椎结核、椎体骨髓炎、椎间隙化脓性感染等。由细菌、结核分枝杆菌等病原体感染椎体，引发炎症反应及骨质破坏。

（7）腰椎肿瘤：原发性或转移性肿瘤侵犯腰椎，其中以转移性肿瘤为主。CT检查可见椎骨骨质破坏，疼痛症状较重，伴有腰部活动受限，侵犯椎管可产生神经压迫，出现下肢疼痛、麻木等症状。

（8）内脏疾病：包括肾脏疾病、妇科疾病、腹主动脉瘤、腹盆腔肿瘤等，可引发腰部牵涉痛。

二、发病机制

腰痛的发病机制复杂，涉及多种因素的相互作用，主要包括以下几个方面。

1.肌肉韧带因素

腰部肌肉或韧带在外力作用或长期劳损下，出现慢性损伤，引发无菌性炎症，刺激腰椎脊神经后支神经末梢，导致疼痛。肌肉痉挛等可进一步压迫血管和神经，加重疼痛症状。

2.神经因素

腰椎间盘突出或椎管狭窄等病变可直接压迫神经根，骨质增生或关节突增生刺激神经，引发疼痛、麻木和肌肉萎缩。

3. 骨骼关节因素

腰椎退行性变、腰椎骨折或小关节紊乱等导致椎体不稳定或腰椎骨关节炎，刺激周围神经和软组织，引发疼痛。

4. 心理社会因素

长期精神压力、焦虑或抑郁等心理因素，使肌肉紧张，加重疼痛症状。工作压力大等可影响治疗依从性和康复效果。

5. 其他因素

不良姿势、长期久坐或站立等，可导致腰椎生理曲度的改变，椎间盘和韧带受力不均，诱发腰痛。此外，遗传因素在特发性脊柱侧弯、强直性脊柱炎等疾病中与腰痛的发生有关。

三、临床表现

腰痛的临床表现因病因和病情有所差异，主要表现为腰部疼痛、活动受限、神经症状等。

（1）疼痛性质：可表现为钝痛、刺痛、牵扯痛或灼痛等，可急性发作或慢性腰痛。

（2）疼痛部位：可单纯腰部疼痛，也可放射至臀部、大腿后侧、小腿及足部，如腰椎间盘突出症，可压迫神经根，产生放射痛。

（3）活动受限：疼痛导致腰部活动受限，前屈、后伸、旋转及侧弯等动作受限。

（4）神经症状：下肢麻木、刺痛，严重时出现大小便功能障碍，提示神经受压。

（5）体征：腰椎棘突、椎旁肌肉压痛、叩击痛，肌肉紧张或痉挛，脊柱侧弯或生理曲度改变等。

（6）伴随症状：腰痛程度较重，夜间痛，伴发热、盗汗、消瘦等表现，应考虑腰椎感染或肿瘤可能。伴下肢肿胀、乏力等，可能合并其他疾病，需要进一步检查评估。

四、治疗

腰痛的治疗应根据病因、病情及患者个体情况，采取综合治疗方案，包括一般治疗、药物治疗、物理治疗、康复训练、手术治疗等。

1. 一般治疗

（1）卧床休息：急性腰痛患者应适当卧床休息，减轻腰部负重，缓解肌肉痉挛，缓解疼痛。

（2）改善姿势：避免长期久坐、久站、弯腰等不良姿势，保持正确坐姿、站姿和卧姿，减小腰椎间盘压力。

（3）加强锻炼：进行适当的腰部肌肉锻炼，增加肌肉力量，增强腰椎稳定性。

2. 药物治疗

（1）非甾体抗炎药（NSAIDs）：布洛芬、双氯芬酸钠、塞来昔布胶囊等抗炎镇痛药物治疗，可缓解疼痛和减轻炎症反应。

（2）肌肉松弛剂：乙哌立松、替扎尼定等。可缓解肌肉痉挛和腰痛症状。

（3）神经营养药物：甲钴胺、维生素 B_1 等，可营养神经，促进神经修复和再生，改善神经功能，改善肢体麻木等症状。

（4）阿片类药物：曲马多等，可短期用于疼痛剧烈者，长期使用易成瘾，需谨慎使用。

（5）中药：具有活血化瘀、舒筋活络、通络止痛等作用，可缓解腰痛症状、改善循环、促进康复。

3. 物理治疗

物理治疗是腰痛的重要治疗方法之一，包括以下几种。

（1）热敷：可促进局部血液循环，缓解肌肉痉挛，减轻疼痛。

（2）电疗：经皮电刺激可刺激神经肌肉，改善神经功能，促进血液循环，减轻炎症反应，缓解疼痛。

（3）磁疗：磁场作用于人体，可改善局部血液循环，减轻炎症反应，提高痛阈，缓解疼痛。

（4）牵引治疗：通过下肢牵引，增大腰椎间隙、椎间孔，减轻椎间盘压力，缓解神经根受压，改善腰痛症状。

4. 康复训练

康复训练是腰痛治疗的重要环节，包括以下训练内容。

（1）腰部肌肉力量训练：进行腰背肌、腹肌等肌肉力量训练，增强腰椎稳定性，减小椎骨负荷，预防腰痛复发。

（2）柔韧性训练：通过伸展和牵拉等柔韧性训练，增加腰部关节活动度，增强椎旁韧带功能，改善腰痛症状。

（3）有氧运动：散步、游泳、骑自行车等，可改善心肺功能，减轻腰部负担，缓解腰痛。

5. 手术治疗

手术治疗适用于以下几种情况。

（1）腰椎间盘突出症：突出的髓核严重压迫神经根或硬膜囊，导致持续性剧烈疼痛、肌肉萎缩和大小便功能障碍，经保守治疗无效者需手术治疗。如有马尾综合征表现需尽早进行手术治疗，解除神经压迫。

（2）腰椎管狭窄症：腰椎椎管狭窄导致硬膜囊或神经根受压，出现腰痛、下肢间歇性跛行、下肢麻木无力等症状，经保守治疗无效者。

（3）腰椎不稳定：腰椎骨折、脱位、腰椎峡部裂或腰椎退行性变导致腰椎不稳定、腰椎滑脱等，引起反复腰痛和神经症状，经保守治疗无效者。

（4）腰椎肿瘤或感染：腰椎肿瘤或感染导致椎体破坏、脊柱不稳定和神经压迫，需手术切除病变组织、稳定脊柱和解除神经压迫。

手术方式包括腰椎间盘切除术、腰椎管减压术、腰椎融合术等。

参考文献

[1] Magalhães D S, McAuley J H, Maher C G, et al. An e-learning program improves low back pain beliefs of physiotherapists: a randomised trial. J Physiother, 2025, 71(1): 35-41.

[2] Wallwork S B, Braithwaite F A, O' Keeffe M, et al. The clinical course of acute, subacute and persistent low back pain: a systematic review and meta-analysis. CMAJ, 2024, 196(2): E29-E46.

[3] Ferraro M C, Urquhart D M, Ferreira G E, et al. Antidepressants for low back pain and spine-related leg pain. Cochrane Database Syst Rev, 2025, 3(3): CD001703.

[4] Wieland L S, Skoetz N, Pilkington K, et al. Yoga for chronic non-specific low back pain. Cochrane Database Syst Rev, 2022, 11(11): CD010671.

[5] Ward J, Grinstead A, Kemp A, et al. A Meta-analysis exploring the efficacy of neuropathic pain medication for low back pain or spine-related leg pain: is efficacy dependent on the presence of neuropathic pain. Drugs, 2024, 84(12): 1603-1636.

[6] Pocovi N C, Lin C C, French S D, et al. Effectiveness and cost-effectiveness of an individualised, progressive walking and education intervention for the prevention of low back pain recurrence in Australia (WalkBack): a randomised controlled trial. Lancet, 2024, 404(10448): 134-144.

[7] Fernández Rodríguez R, Álvarez Bueno C, Cavero Redondo I, et al. Best exercise options for reducing pain and disability in adults with chronic low back pain: pilates, strength, core-based, and mind-body. A network meta-analysis. J Orthop Sports Phys Ther, 2022, 52(8): 505-521.

[8] Nijs J, Kosek E, Chiarotto A, et al. Nociceptive, neuropathic, or nociplastic low back pain? The low back pain phenotyping (BACPAP) consortium' s international and multidisciplinary consensus recommendations. Lancet Rheumatol, 2024, 6(3): e178-e188.

[9] Wood L, Bejarano G, Csiernik B, et al. Pain catastrophising and kinesiophobia mediate pain and physical function improvements with Pilates exercise in chronic low back pain: a mediation analysis of a randomised controlled trial. J Physiother, 2023, 69(3): 168-174.

[10] Chamoro M, de Luca K, Ozbulut O, et al. Association between clinical findings and the presence of lumbar spine osteoarthritis imaging features: A systematic review. Osteoarthritis Cartilage, 2023, 31(9): 1158-1175.

[11] Zhang J, Jiang N, Xu H, et al. Efficacy of cognitive functional therapy in patients with low back pain: A systematic review and meta-analysis. Int J Nurs Stud, 2024, 151: 104679.

[12] Wall J, Meehan W P, Trompeter K, et al. Incidence, prevalence and risk factors for low back pain in adolescent athletes: a systematic review and meta-analysis. Br J Sports Med, 2022, 56(22): 1299-1306.

[13] Hicks G E, George S Z, Pugliese J M, et al. Hip-focused physical therapy versus spine-focused physical therapy for older adults with chronic low back pain at risk for mobility decline (MASH): a multicentre, single-masked, randomised controlled trial. Lancet Rheumatol, 2024, 6(1): e10-e20.

[14] de Roode A, Heymans M W, van Lankveld W, et al. The impact of contextual effects in exercise therapy for low back pain: a systematic review and meta-analysis. BMC Med, 2024, 22(1): 484.

第二节　腰椎间盘突出症

一、概述

腰椎间盘突出症（lumbar disc herniation，LDH）是指腰椎间盘的纤维环破裂，髓核组织通过纤维环的破裂处向后方突出，从而刺激或压迫邻近的神经结构引起腰痛、下肢放射痛的一种常见疾病。它是导致腰腿痛和坐骨神经痛最常见的原因之一，椎间盘由纤维环、髓核和软骨终板组成，纤维环的退变或损伤导致髓核突出是主要病理基础。在过去的 20 年中，腰椎间盘突出症的发病率急剧上升，给患者和社会带来了沉重的负担。

二、发病机制

LDH 的发病机制涉及多种因素。

1. 椎间盘退变

是最常见的因素，椎间盘由上下软骨终板、外周纤维环和中央髓核组成，随着年龄增长椎间盘水分减少，纤维环和髓核的弹性降低，当纤维环结构受损时，髓核组织可突出并压迫神经根。同时，突出的髓核组织还会诱发局部炎症反应，这是坐骨神经痛的主要发病机制。

2. 机械压力

腰椎的生理结构使其在日常活动中承受较大承重压力，弯腰、伏案工作等导致腰椎间盘压力增大。其中 L4 ～ L5 和 L5 ～ S1 节段椎间盘更易受损发生退变。

3. 炎症反应

突出的髓核物质释放炎症介质，刺激神经根引发炎症和疼痛。炎症刺激在腰椎间盘突出症的发病中起到重要作用。

4. 遗传和环境因素

遗传因素影响椎间盘的生物力学特性，而重体力劳动、长期久坐、吸烟等环境因素会加速椎间盘退变。遗传因素在腰椎间盘突出发病中起到一定作用，但相关研究较少。另外，维生素 D 缺乏也被证实与 LDH 发病风险增加相关。

三、临床表现

腰椎间盘突出症的临床表现因突出部位和程度不同而异，主要包括以下几种。

1. 腰痛

是最常见的临床症状，疼痛主要位于腰骶部，疼痛可为钝痛、刺痛，主要由纤维环破裂和髓核突出本身压迫神经及其释放的化学炎症介质刺激腰部的神经纤维，引起炎症反应，进而导致腰痛。

2. 下肢放射痛

突出的髓核压迫神经根，产生下肢放射痛。主要表现：①坐骨神经痛，疼痛从臀部开始，沿坐骨神经向下放射，至大腿后侧、小腿外后侧直至足部，这是突出的椎间盘压迫坐骨神经的神经根引起。例如当 L5 ～ S1 椎间盘突出时，如果突出类型为极外侧型可压迫 L5 出口神经根，如果突出类型为中央或旁中央型可压迫 S1 神经根，产生相应神经根分布区域的放射痛，支配肌肉力量减弱及腱反射减弱，下肢直腿抬高试验阳性等。②股神经痛，部分患者也可能出现股神经痛，疼痛主要分布在大腿前侧、小腿内侧和足内侧。此时一般为高位椎间盘突出，突出的椎间盘压迫了 L3、L4 神经根。股神经主要由 L2 ～ L4 神经根组成，股神经牵拉试验阳性。

3. 肢体麻木

神经根受到压迫后还可出现皮肤麻木的症状。麻木的范围与受压神经根的支配区域一致。当 L5 神经根受压时，小腿外侧、足背和足趾可出现麻木感；当 S1 神经根受压时，小腿后侧和足跟、足外侧会出现麻木感。

4. 肌肉无力和萎缩

突出的椎间盘压迫神经根，会导致神经传导功能受损，严重的神经压迫或长期神经根受压可导致肌肉力量减弱、功能受限，严重时出现肌肉萎缩。例如，足下垂可能是由于腓总神经受压，导致足背伸无力；足内翻无力可能与胫神经受压有关。

5. 反射异常

受压神经根对应的腱反射可能减弱或消失。

6. 间歇性跛行

患者行走一段距离后会产生下肢疼痛、麻木、无力等症状，休息后症状缓解，行走后症状再次出现。主要是由于行走时腰椎处于后伸位，椎管容积减小，神经根受压加重；休息时腰椎前屈，椎管容积增大，神经根受压减轻。

7. 马尾综合征

是腰椎间盘突出症较为严重的临床表现。一般为巨大椎间盘突出压迫马尾神经，导致大小便功能障碍，表现为尿频、尿急、排尿困难或大小便失禁等。同时，还可能出现会阴部麻木、鞍区感觉异常、性功能障碍等症状。

四、检查方法

1. 影像学检查

（1）X线检查：可显示腰椎骨质增生退变、椎间隙变窄、腰椎生理曲度等改变，但对腰椎间盘突出的诊断价值有限。

（2）CT和MRI检查：是诊断腰椎间盘突出症的主要影像学方法。CT检查能清晰地显示椎间盘突出的形态、大小和位置；MRI检查则能更好地评估神经根和硬膜囊的受压情况。

2. 临床检查

包括下肢直腿抬高试验、股神经牵拉试验、神经系统检查等，有助于初步判断神经根受压情况。

五、腰椎间盘突出症的鉴别诊断

腰椎间盘突出症需与其他引起腰腿痛的疾病鉴别，如腰椎管狭窄症、腰椎滑脱症、强直性脊柱炎、脊柱肿瘤等。病史、体格检查和影像学检查是鉴别诊断的关键。

六、治疗

1. 保守治疗

（1）休息与制动：急性期患者需适当休息，避免腰部负重活动，必要时佩戴腰围，减轻腰椎负荷，缓解疼痛。

（2）药物治疗

① 非甾体抗炎药（NSAIDs）：如布洛芬、双氯芬酸钠等，可缓解疼痛和减轻炎症。

② 肌肉松弛剂：如乙哌立松等，可缓解肌肉痉挛，肌肉放松，缓解疼痛。

③ 神经营养药物：如甲钴胺、维生素 B_1 等，有助于神经修复，改善肢体麻木等不适症状。

（3）物理治疗：包括热敷、电疗、下肢皮牵引等，可减轻肌肉痉挛和疼痛。

（4）康复锻炼：如腰背肌锻炼、腰椎柔韧性训练等，有助于增强腰背肌力量，增强腰椎稳定性，预防症状复发。

2. 手术治疗

（1）手术指征：适用于保守治疗无效、神经功能进行性恶化或出现严重神经压迫症状、下肢肌力下降、马尾综合征的患者。

（2）手术方式

① 经皮内镜腰椎间盘切除术：微创手术，创伤小、恢复快，适用于单节段椎间盘突出，腰椎无失稳表现的患者。

② 开放式腰椎间盘切除术：适用于多节段突出或复杂病例。

③ 腰椎融合术：用于治疗合并腰椎不稳的患者。

参考文献

[1] Zhang A S, Xu A, Ansari K, et al. Lumbar Disc Herniation: Diagnosis and Management. Am J Med, 2023, 136(7): 645-651.

[2] Chen X, Chen G, Zhao Y, et al. Evaluating the value of progressive muscle relaxation therapy for patients with lumbar disc herniation after surgery based on a difference-in-differences model. Biotechnol Genet Eng Rev, 2024, 40(4): 3988-3999.

[3] Lu X, Chen L, Jiang C, et al. Microglia and macrophages contribute to the development and maintenance of sciatica in lumbar disc herniation. Pain, 2023, 164(2): 362-374.

[4] Li S, Du J, Huang Y, et al. From hyperglycemia to intervertebral disc damage: exploring diabetic-induced disc degeneration. Front Immunol, 2024, 15: 1355503.

[5] Xiao L, Matharoo J, Chi J, et al. Transient depletion of macrophages alters local inflammatory response at the site of disc herniation in a transgenic mouse model. Osteoarthritis Cartilage, 2023, 31(7): 894-907.

[6] Qin X, Sun K, Xu W, et al. An evidence-based guideline on treating lumbar disc herniation with traditional Chinese medicine. J Evid Based Med, 2024, 17(1): 187-206.

[7] Salo V, Määttä J, Sliz E, et al. Genome-wide meta-analysis conducted in three large biobanks expands the genetic landscape of lumbar disc herniations. Nat Commun, 2024,15(1):9424.

[8] Wang P, Yang C, Lu J, et al. Sirt1 protects against intervertebral disc degeneration induced by

1,25-dihydroxyvitamin D insufficiency in mice by inhibiting the NF-κB inflammatory pathway. J Orthop Translat, 2023, 40: 13-26.

[9] Bruno F, Marrelli A, Tommasino E, et al. Advanced MRI imaging of nerve roots in lumbar radiculopathy due to discoradicular conflict: DWI, DTI, and T2 mapping with clinical and neurophysiological correlations. Radiol Med, 2022, 127(11): 1270-1276.

[10] Li Z Y, Zhou A F, Li G, et al. Chronic spinal cord compression associated with intervertebral disc degeneration in SPARC-null mice. Neural Regen Res, 2023, 18(3): 634-642.

[11] Deng W, Chen J, Wang X, et al. Paravertebrally-injected multifunctional hydrogel for sustained anti-inflammation and pain relief in lumbar disc herniation. Adv Healthc Mater, 2024, 13(27): e2401227.

[12] Hai J, Chen J, Qiao K, et al. Semantic contrast with uncertainty-aware pseudo label for lumbar semi-supervised classification. Comput Biol Med, 2024, 178: 108754.

第三节　腰椎椎管狭窄症

一、概述

腰椎椎管狭窄症（lumbar spinal stenosis，LSS）是因椎管的骨性或纤维性结构异常导致的椎管有效容积减小，椎管狭窄压迫神经组织，进而引发腰腿痛及下肢间歇性跛行等一系列神经功能障碍的疾病。根据狭窄部位可分为中央管狭窄、侧隐窝狭窄和椎间孔狭窄；根据发病原因腰椎椎管狭窄症可分为先天性和获得性两种，其中获得性椎管狭窄常见于中老年人，多由退行性变引起。椎管狭窄可导致神经组织受压，引发腰痛、下肢放射痛、麻木、无力等症状，严重影响患者的生活质量。随着人口老龄化发病率逐年上升，腰椎椎管狭窄症已成为导致老年人致残的主要原因之一。

二、发病机制

腰椎椎管狭窄症的发病机制复杂，主要发病因素有以下几种。

1. 退行性变

退行性变是腰椎椎管狭窄的主要病因之一，其中黄韧带肥厚占主要部分。随着年龄增长，腰椎间盘退变、椎体骨质增生、小关节增生内聚、椎板增厚以及黄韧带肥厚或骨化等，均会导致椎管狭窄。椎间盘退变导致椎间隙变窄，使侧隐窝和椎间孔狭窄，进一步加重神经根的压迫。

2. 机械因素

腰椎的生理结构使其在日常活动中承受较大压力，尤其是在 L4 ～ L5 和 L5 ～ S1 节段，长期的机械压力可加速椎间盘和关节突关节的退变，促使椎管狭窄的发生。

3. 炎症反应

椎间盘退变和突出可释放炎症介质，如肿瘤坏死因子 -α（TNF-α）、白介素 -1β（IL-1β）等，这些介质可刺激神经根和周围组织，引发炎症反应，加重神经根的压迫和疼痛。

4. 先天性因素

先天性椎管狭窄是由于胚胎发育过程中椎弓根短小，导致椎管矢状径较小。尽管这种情况较为少见，但这类患者在成年后更容易出现症状。

5. 其他因素

腰椎滑脱、腰椎骨折、医源性因素（如手术瘢痕粘连）、代谢性疾病等也可能导致椎管狭窄。

三、临床表现

腰椎椎管狭窄的临床表现因狭窄部位和程度不同而异，主要包括以下几个方面。

1. 腰痛

多数患者有长期反复的腰痛病史或伴有下腰痛，疼痛通常较轻微，卧床休息可减轻或消失，而腰椎后伸活动往往受限。

2. 下肢放射痛与麻木

患者常出现下肢放射性疼痛、麻木，疼痛通常从臀部向足部放射，麻木可由脚部逐渐向上发展至小腿、大腿及腰骶部。部分患者还可能出现下肢无力、肌腱反射减弱等神经根受压症状。

3. 间歇性跛行

间歇性跛行是腰椎椎管狭窄的典型表现。患者行走一段路程后出现一侧或双侧下肢疼痛、麻木、无力，需蹲下或坐下休息后才能缓解，休息后症状可减轻，行走后再次出现，严重者行走距离明显缩短，甚至无法行走。

4. 马尾神经综合征

严重椎管狭窄可压迫马尾神经，导致会阴部感觉减退、大小便功能障碍（如排尿困难、尿潴留、便秘或大小便失禁），以及性功能障碍。

四、体征

主要表现为下肢肌力下降、感觉减退、肌腱反射减弱或消失等。部分患者可出现膝反射和跟腱反射异常。

五、检查与诊断

1. 病史与临床表现

详细的病史和体格检查是诊断腰椎椎管狭窄的重要依据。患者通常有长期腰痛史，伴有下肢放射痛、麻木和间歇性跛行。体格检查可发现下肢肌力下降、感觉减退、腱反射减弱或消失等。

2. 影像学检查

（1）X 线检查：用于初步评估腰椎的骨性结构，可显示椎间隙狭窄、骨质增生、椎体后缘骨赘形成等退变迹象。

（2）CT 检查：能清晰地显示椎管狭窄的部位和程度，观察骨质增生、小关节肥大、黄韧带增厚等病变。

（3）MRI 检查：是诊断腰椎椎管狭窄的首选影像学方法，可全面评估椎管狭窄对硬膜囊和神经根的影响，显示椎间盘退变、突出以及神经组织的受压情况。

3. 诊断标准

目前诊断标准尚未完全统一，但通常需结合临床表现和影像学检查结果。若患者出现间歇性跛行、下肢放射痛等症状，且影像学检查显示椎管狭窄，则可诊断腰椎椎管狭窄。

六、鉴别诊断

腰椎椎管狭窄需与其他引起腰腿痛的疾病进行鉴别，如腰椎间盘突出症、血栓闭塞性脉管炎、脊髓空洞症、周围神经炎等。鉴别诊断主要依靠病史、体格检查和影像学检查的结果。

七、治疗方案

1. 保守治疗

（1）休息与制动：卧床休息可使腰部肌肉放松，从而缓解腰部肌肉痉挛，但应注意床垫需硬度适中、有支撑作用。急性期患者需适当卧床休息，避免腰部负重活动，可佩戴腰围保护。

（2）药物治疗：可减轻腰腿痛症状，减轻局部炎症，改善循环，营养神经组织等。

① 非甾体抗炎药：通过抑制炎症反应，缓解腰痛，如布洛芬、双氯芬酸钠等。

② 肌肉松弛剂：对于疼痛症状较重，使用非甾体抗炎药物效果不佳者可联合使用肌肉松弛药物，如乙哌立松等，可缓解肌肉痉挛。

③ 神经营养药物：可改善肢体麻木症状，改善间歇性跛行等。如甲钴胺有助于神经修复。

④ 其他药物：如降钙素可改善神经源性间歇性跛行症状，但不建议长期使用。

（3）物理治疗：包括热敷、电疗、牵引等，可缓解肌肉痉挛和疼痛。

（4）封闭治疗：推荐在影像引导下行硬膜外注射糖皮质激素，提高药物治疗的精准性。

（5）康复锻炼：腰背肌锻炼、柔韧性训练等，有助于增强腰椎稳定性，预防复发。

2. 手术治疗

（1）手术指征：适用于保守治疗无效、神经功能进行性恶化或出现严重神经压迫症状的患者。

（2）手术方式

① 椎管减压术：包括椎板切除术、椎间孔扩大成形术等。旨在解除神经根和马尾神经的压迫。在减压时注意尽量不要破坏脊柱的稳定性，引起失稳症状。

② 融合术：对于合并腰椎不稳定或脊柱侧弯的患者，可采用椎间融合术或后路腰椎融合术，以恢复腰椎的稳定性。

③ 微创手术：如显微内镜下椎管减压术、单侧双通道内镜手术（UBE）等。具有创伤小、恢复快等优点。

参考文献

[1] Kim H, Hong J Y, Jeon W J, et al. Melittin regulates iron homeostasis and mediates macrophage polarization in rats with lumbar spinal stenosis. Biomed Pharmacother, 2022,156:113776.

[2] Hong J Y, Kim H, Yeo C, et al. Epidural Injection of Harpagoside for the Recovery of Rats with Lumbar Spinal Stenosis. Cells, 2023,12(18):2281.

[3] Anderson D B, Beard D J, Rannou F, et al. Clinical assessment and management of lumbar spinal stenosis: clinical dilemmas and considerations for surgical referral. Lancet Rheumatol,2024,6(10):e727-e732.

[4] Spinnato P, Petrera M R, Parmeggiani A, et al. A new comprehensive MRI classification and grading system for lumbosacral central and lateral stenosis: clinical application and comparison with previous systems. Radiol Med,2024,129(1):93-106.

[5] Chen L, Guan B, Anderson D B, et al. Surgical interventions for degenerative lumbar spinal stenosis: a systematic review with network meta-analysis. BMC Med,2024,22(1):430.

[6] Liu C, Li P, Ao X, et al. Clusterin negatively modulates mechanical stress-mediated ligamentum flavum hypertrophy through TGF-β1 signaling. Exp Mol Med,2022,54(9):1549-1562.

[7] Li J, Wei J, Wang J, et al. Association between gut microbiota and spinal stenosis: a two-sample mendelian randomization study. Front Immunol, 2024,15:1360132.

[8] Sastry R A, Chen J S, Shao B, et al. Patterns in decompression and fusion procedures for patients with lumbar stenosis after major clinical trial results, 2016 to 2019. JAMA Netw Open, 2023, 6(7):e2326357.

[9] Ulrich N H, Burgstaller J M, Valeri F, et al. Incidence of revision surgery after decompression with vs without fusion among patients with degenerative lumbar spinal stenosis. JAMA Netw Open, 2022,5(7):e2223803.

[10] Han G, Zhou S, Wang W, et al. Correlations between paraspinal extensor muscle endurance and clinical outcomes in preoperative LSS patients and clinical value of an endurance classification. J Orthop Translat,2022,35:81-86.

[11] Lim D S W, Makmur A, Zhu L, et al. Improved productivity using deep learning-assisted reporting for lumbar spine MRI. Radiology,2022,305(1):160-166.

[12] Bogdanovic S, Staib M, Schleiniger M, et al. AI-based measurement of lumbar spinal stenosis on MRI: external evaluation of a fully automated model. Invest Radiol,2024,59(9):656-666.

[13] Rosner H L, Tran O, Vajdi T, et al. Comparison analysis of safety outcomes and the rate of subsequent spinal procedures between interspinous spacer without decompression versus minimally invasive lumbar decompression. Reg Anesth Pain Med,2024,49(1):30-35.

[14] Zhu L, Sun Y, Kang J, et al. Effect of acupuncture on neurogenic claudication among patients with degenerative lumbar spinal stenosis : a randomized clinical trial. Ann Intern Med,2024,177(8):1048-1057.

第四节　退变性腰椎滑脱

一、概述

退变性腰椎滑脱（degenerative lumbar spondylolisthesis, DLS）是一种常见的腰椎退行性疾病，指在腰椎退变的基础上发生上位椎体相对于下位椎体的滑移，而椎弓峡部完整。其发病机制复杂，临床表现多样。随着人口老龄化加剧，其发病率逐渐升高，常累及L4～L5节段，女性发病率高于男性。其发病机制尚未完全明确，目前认为与腰椎退变、机械应力、肌肉形态改变等多种因素相关。通常进展缓慢，在早期可能无明显症状，但随着病情发展，可出现腰痛、下肢放射痛、间歇性跛行等症状，严重影响患者的生活质量。

二、发病机制

DLS的发病机制尚未完全阐明，目前认为与以下因素相关。

（1）腰椎退行性变：椎间盘退变、小关节退变、韧带松弛等导致腰椎稳定性下

113

降，是 DLS 的主要病理基础。

（2）机械应力增加：腰椎的生理结构使其在日常活动中承受较大压力，长期的机械压力可加速椎间盘和小关节的退变，促使滑脱的发生。站立或弯腰时，腰椎的前滑趋势增加，若稳定结构退变，易引发滑脱。

（3）韧带松弛、肌肉萎缩：腰椎周围的韧带，如黄韧带、后纵韧带、前纵韧带等，对维持腰椎的稳定性起到重要作用，在退变后这些韧带会逐渐失去弹性，变得松弛。松弛的韧带不能有效地限制椎体的异常活动，无法提供足够的约束力，从而增加了腰椎滑脱的风险。腰椎周围肌肉萎缩，尤其是多裂肌的萎缩，可削弱对腰椎的稳定作用，增加椎体前移风险。

（4）腰骶角及下腰椎前凸角度异常：正常腰骶角及下腰椎前凸角度对腰椎的负重分布和稳定性有一定的影响。当这些角度发生改变时，会导致腰椎的生理力学改变。例如，腰骶角增大或下腰椎前凸角度增大，会使腰椎的应力集中于 L4～L5 和 L5～S1 等部位。这些区域的椎间盘、小关节等结构所承受的压力增大，从而加速它们的退变和损伤，促使腰椎滑脱的发生。

（5）女性内分泌因素：女性发病率较高，可能与绝经后内分泌变化有关。雌激素水平下降影响软骨代谢，加速关节退变。

三、临床表现

退变性腰椎滑脱的临床表现因狭窄部位和程度不同而异，主要包括以下几个方面。

（1）腰痛：多数患者有长期反复的腰痛病史，疼痛通常较轻微，卧床休息可减轻或消失。疼痛主要集中在腰部，多为双侧，也可为单侧，可放射至臀部和大腿后侧。性质多为钝痛或酸痛，部分患者可表现为刺痛。长时间站立、弯腰、扭转腰部时疼痛加重，休息后可缓解，但难以完全消失。疼痛机制主要包括椎间盘退变导致椎间隙变窄，椎体间压力增加，刺激周围神经末梢；关节突关节退变和韧带松弛，导致腰椎不稳定，刺激神经根和窦椎神经；椎体滑脱后，椎管容积变小，压迫硬膜囊和神经根。

（2）下肢放射痛与麻木：患者常出现单侧或双侧下肢放射性疼痛、麻木，疼痛通常沿坐骨神经分布区域从臀部开始向下放射至大腿后侧、小腿外侧甚至足部，多为刺痛或烧灼痛，伴有麻木感。行走、站立、咳嗽、打喷嚏等增加腹压的动作可加重疼痛；卧床休息、腰部牵引等可缓解疼痛。放射痛的主要原因是当椎体滑脱后神经根受到机械性压迫，导致神经传导障碍。神经根周围的炎症反应，刺激神经末梢，引起放射痛。

（3）间歇性跛行：是腰椎管狭窄症的典型表现，患者行走一段路程后出现下肢疼痛、麻木、无力，需休息后才能缓解，休息后症状可减轻，行走后再次出现。

（4）马尾神经综合征：严重椎管狭窄可压迫马尾神经，导致会阴部感觉减退、大小便功能障碍以及性功能障碍。

（5）体格检查

① 腰椎活动度受限：患者腰椎前屈、后伸、侧弯及旋转活动受限，活动时疼痛加重。

② 棘突压痛和叩击痛：患者棘突处有明显压痛和叩击痛，尤其在滑脱节段。

③ 下肢肌力和感觉异常：可出现下肢肌力减退、感觉减退或麻木，常见于小腿外侧、足背等部位。

④ 直腿抬高试验：部分患者直腿抬高试验阳性，但阳性率较低。

⑤ 步态异常严重患者可出现跛行步态。

四、检查与诊断

1. 病史与临床表现

详细的病史和体格检查是诊断的重要依据。患者通常有长期腰痛史，伴有下肢放射痛、麻木和间歇性跛行等症状。体格检查可发现下肢肌力下降、感觉减退和腱反射减弱或消失等。

2. 影像学检查

（1）X 线检查：用于初步评估腰椎的骨性结构、生理曲度，可显示椎体相对移位、椎间隙狭窄、骨质增生等退变。对于 DLS 患者，可观察到椎体前移，滑脱程度一般不超过 Ⅱ 度。

（2）CT 检查：能清晰地显示椎管狭窄的部位和程度，观察骨质增生、小关节肥大、黄韧带增厚等病变。

（3）MRI 检查：是诊断 DLS 的首选影像学方法，可全面评估椎管狭窄对脊髓、马尾神经和神经根的影响，显示椎间盘退变、突出以及神经组织的受压情况。

3. 诊断标准

目前 DLS 的诊断标准尚未完全统一，但通常需结合临床表现和影像学检查结果。若患者出现间歇性跛行、下肢放射痛等症状，且影像学检查显示椎管狭窄，则可诊断为 DLS。

五、鉴别诊断

DLS 需与其他引起腰腿痛的疾病进行鉴别，如腰椎间盘突出症、腰椎管狭窄症、血栓闭塞性脉管炎、脊髓空洞症、周围神经炎等。鉴别诊断主要依靠病史、体格检查和影像学检查结果。

六、治疗

1. 保守治疗

退变性腰椎滑脱的保守治疗是初始治疗的主要选择，尤其适用于滑脱程度较轻、症状和体征不明显，或因年龄大、体质差而不能耐受手术的患者。

（1）药物治疗

① 非甾体抗炎药（NSAIDs）：用于缓解疼痛和减轻炎症，在老年患者中需注意监测胃肠道和肾脏功能。

② 阿片类药物和肌肉松弛剂：对于使用非甾体抗炎药后仍疼痛明显者，通常联用本类药物。有研究表明肌肉松弛剂存在对中枢系统的不良反应，对于疼痛较轻者使用弊大于利。

（2）物理治疗

① 康复锻炼：包括腰背肌力量训练、核心稳定性训练等，有助于增强脊柱的稳定性。

② 物理疗法：如热敷、电刺激、牵引等，可缓解疼痛和改善局部血液循环。

（3）其他措施

① 减少负荷：减轻体重、避免长时间站立或弯腰等，以减轻脊柱的负担。

② 佩戴支具：如腰围，可提供额外的支撑，可以限制腰部活动，维持腰椎姿势，减轻腰椎的压力，缓解疼痛。注意佩戴时间，避免长期佩戴腰围。长期佩戴可引起腰肌力量下降，肌肉萎缩等。

（4）生活方式调整：建议患者进行低冲击力的有氧运动。研究证实，有氧运动，如骑自行车、游泳等，是治疗腰痛的有效措施。这些运动有助于改善症状，同时避免对脊柱造成过度冲击。

2. 手术治疗

对于保守治疗无效，神经功能进行性恶化或出现严重神经压迫症状，如下肢持续性疼痛、间歇性跛行、马尾神经综合征等患者，手术治疗可能是必要的。

（1）手术指征

① 持续性腰背痛或下肢疼痛，影响日常生活。

② 保守治疗 6 个月以上无效。

③ 滑脱持续进展，或滑脱程度较严重。

④ 出现严重的神经压迫症状，如下肢肌力下降、马尾神经综合征等。

（2）手术方法

① 减压手术：通过椎板切除术或椎间孔扩大术，解除神经根或马尾神经的压迫。对于轻度腰椎滑脱且无明显不稳定的患者，或高龄患者手术耐受性差，在出现

侧隐窝或椎间孔狭窄造成神经放射痛时，可考虑单纯减压手术缓解症状，注意减压过程不要破坏脊柱稳定性。

② 融合手术：包括后路椎体间植骨融合术（PLIF）、经椎间孔腰椎椎间融合术（TLIF）等，用于稳定脊柱并防止进一步滑脱。研究表明，融合手术在长期随访中比单纯减压手术有更好的效果，但手术并发症的风险也更高。

③ 微创手术：近年来，微创手术技术（如 MIS-TLIF、脊柱内镜辅助下减压融合术）越来越受欢迎，因为它们对组织的损伤较小，术后恢复更快。

（3）手术目标

① 恢复脊柱稳定性：通过植骨融合和内固定，稳定滑脱的椎体。

② 解除神经压迫：通过减压手术，改善神经根或马尾神经的血供。

③ 改善脊柱畸形：对于有明显畸形的患者，手术可恢复脊柱的正常生理曲度。

（4）术后康复

① 术后需进行康复训练，包括物理治疗和功能锻炼，以促进恢复。

② 部分患者可能需要佩戴支具一段时间，以保护手术部位。

退变性腰椎滑脱的治疗选择应根据患者的具体情况而定。保守治疗是大多数患者的首选，但对于症状严重或保守治疗无效的患者，手术可能是必要的。随着微创手术技术的发展，手术治疗的安全性和效果正在不断提高。

参考文献

[1] Jia H, Zhang Z, Qin J, et al. Management for degenerative lumbar spondylolisthesis: a network meta-analysis and systematic review basing on randomized controlled trials. Int J Surg, 2024, 110(5): 3050-3059.

[2] Xiang Q, Wu Z, Zhao Y, et al. Cellular and molecular mechanisms underlying obesity in degenerative spine and joint diseases. Bone Res, 2024, 12(1): 71.

[3] Amarasinghe P, Wadugodapitiya S, Weerasekara I. Biomechanical and clinical relationships between lower back pain and knee osteoarthritis: a systematic review. Syst Rev, 2023, 12(1): 28.

[4] Schönnagel L, Muellner M, Suwalski P, et al. Association of abdominal aortic calcification and lower back pain in patients with degenerative spondylolisthesis. Pain, 2024, 165(2): 376-382.

[5] Li H, Tang Y, Liu Z, et al. Lumbar instability remodels cartilage endplate to induce intervertebral disc degeneration by recruiting osteoclasts via Hippo-CCL3 signaling. Bone Res, 2024, 12(1): 34.

[6] Caelers I J M H, Droeghaag R, de Kunder S L, et al. Transforaminal versus posterior lumbar interbody fusion for symptomatic single-level spondylolisthesis (LIFT): a multicentre controlled, patient blinded, randomised non-inferiority trial. Lancet Reg Health Eur, 2024, 43: 100964.

[7] Tong N, Gou S, Yang Y, et al. Fully automatic fine-grained grading of lumbar intervertebral disc degeneration using regional feature recalibration network. IEEE J Biomed Health Inform,2024, 28(5): 3042-3054.

[8] Chen L, Guan B, Anderson D B, et al. Surgical interventions for degenerative lumbar spinal stenosis:

a systematic review with network meta-analysis. BMC Med, 2024, 22(1):430.

[9] Himeles J R, Pomeranz M K. Recognizing, diagnosing, and managing pregnancy dermatoses. Obstet Gynecol, 2022, 140(4): 679-695.

[10] Wei F L, Zhou C P, Gao Q Y, et al. Decompression alone or decompression and fusion in degenerative lumbar spondylolisthesis. eclinical medicine, 2022, 51: 101559.

[11] Sastry R A, Chen J S, Shao B, et al. Patterns in decompression and fusion procedures for patients with lumbar stenosis after major clinical trial results, 2016 to 2019. JAMA Netw Open,2023,6(7):e2326357.

第五节　退变性腰椎侧凸

一、概述

退变性腰椎侧凸（degenerative lumbar scoliosis, DLS）是由于腰椎间盘、小关节、韧带等结构的退行性改变，导致腰椎侧弯和旋转畸形的一种疾病，Cobb 角大于 10°，通常小于 40°。这种侧凸通常发生在成年人，多见于 60 岁以上老年人，随着人口老龄化加剧，其发病率逐渐升高，成为导致老年人腰腿痛和功能障碍的重要原因，是脊柱退行性疾病的一种表现形式。

二、发病机制

退变性腰椎侧凸的特征是腰椎出现异常侧弯，常伴有疼痛、神经功能障碍等症状，严重影响患者的生活质量，其发病机制复杂，涉及多种因素，包括椎间盘退变、小关节退变、韧带退变、遗传因素以及环境因素等。

1. 椎间盘退变

椎间盘退变是 DLS 发病的核心因素之一。研究表明，椎间盘退变与 DLS 之间存在显著关联，但并非所有椎间盘退变患者都会发展为 DLS。椎间盘退变的主要病理改变包括以下几个方面。

（1）细胞外基质（ECM）稳态失调：椎间盘 ECM 的合成与降解失衡是退变的起始环节，这种失衡会导致 ECM 结构破坏，进而影响椎间盘的生物力学特性。ECM 降解主要表现为蛋白多糖和胶原蛋白的减少，这会导致椎间盘高度降低和功能丧失。

（2）细胞衰老：在椎间盘退变的早期阶段，髓核细胞的衰老起着关键作用。衰老细胞会分泌过量的衰老相关分泌表型（SASP），进而加剧局部炎症反应和 ECM 降解。氧化应激诱导的线粒体功能障碍是细胞衰老的重要机制。

（3）炎症反应和氧化应激：椎间盘退变与炎症反应、氧化应激等生物过程密切相关。这些过程导致椎间盘细胞损伤和 ECM 降解，最终引发椎间盘结构改变和功能丧失。

（4）生物力学改变：椎间盘退变会改变脊柱的力学分布，导致邻近节段负荷增加。这种异常的力学环境会进一步加速退变进程，形成恶性循环。严重的椎间盘退变是 DLS 发生的独立危险因素，但其具体机制仍需进一步研究。椎间盘髓核中的水分减少，弹性和缓冲能力下降，导致椎间盘内压力分布不均。这种不对称的退变会引起椎间隙塌陷和椎体旋转性半脱位，进而导致脊柱侧弯。

2. 小关节退变

小关节退变是 DLS 的发病机制中另一重要因素。

（1）与椎间盘退变的相关性：研究发现，小关节退变与椎间盘退变之间存在显著相关性，这种相关性可能源于两者在维持脊柱稳定性中的协同作用。

（2）独立危险因素：严重的小关节退变是 DLS 发生的独立危险因素，小关节退变会导致脊柱运动节段不稳定，进而可能引发脊柱畸形。

（3）退变过程：小关节退变早期表现为关节真空现象，随着退变进展，关节间隙内会出现积液，进一步退变将导致小关节病、退变性椎间盘疾病和后韧带复合体病变。

（4）生物力学影响：小关节退变会改变腰椎节段的活动范围（ROM）和关节反应力。在退变起始节段，脊柱不稳定性降低，而在邻近节段则承受更大负荷。尽管小关节在维持腰椎稳定性中起到重要作用，但大多数关于腰椎退变性疾病的研究往往忽视小关节而专注于椎间盘，这可能导致对 DLS 的发病机制理解不全面。小关节的软骨磨损、关节间隙变窄以及关节囊松弛，会导致脊柱的不稳定和不对称。研究表明，小关节的炎性因子水平升高以及疼痛相关神经纤维的分布变化，与 DLS 患者的疼痛症状密切相关。小关节的退变还可能导致椎体的旋转和侧方滑移，进而加重侧凸。

3. 韧带退变

韧带的退变也是 DLS 发病的重要因素，发病中的作用也逐渐受到关注。

（1）小关节囊韧带：小关节囊韧带的非线性、异质性等特性使其力学特性随退变而变化，这些力学改变可能影响脊柱稳定性。

（2）后韧带复合体：随着小关节退变进展，后韧带复合体也会发生病理改变，这可能进一步加剧脊柱不稳定。

（3）黄韧带和其他韧带：虽然相关研究较少，但韧带退变导致的脊柱稳定性下降被认为是 DLS 发生的重要因素之一。韧带退变与椎间盘、小关节退变相互影响，共同导致脊柱三维稳定性的丧失，最终可能引发脊柱侧凸畸形。

4. 遗传因素

遗传因素在 DLS 发病中的作用日益受到重视。

（1）家族聚集性：研究发现 DLS 患者的后代往往表现出与父母相似的影像学特征，提示遗传因素可能参与 DLS 发病。

（2）基因突变分析：一项对 35 例 DLS 患者及其 36 名后代的前瞻性研究发现，某些基因突变可能与 DLS 易感性相关。

（3）与其他退变性疾病的关系：遗传因素也被认为是椎间盘退变的重要影响因素之一，而椎间盘退变又与 DLS 密切相关。尽管遗传因素的作用已得到初步确认，但具体的遗传机制和易感基因仍有待进一步阐明。

5. 环境因素

环境因素也在 DLS 的发病中起到重要作用。长期的不良姿势、过度的体力劳动以及肥胖等，都会增加脊柱的负担，加速椎间盘、小关节和韧带的退变。此外，骨质疏松也是 DLS 的重要危险因素，骨密度的降低会增加椎体的微骨折风险，导致椎体变形，进而引发侧凸。

6. 其他因素

除了上述因素，细胞外基质（ECM）的破坏也是 DLS 发病的重要机制之一。ECM 的降解会导致椎间盘和小关节的退变，进而引发脊柱侧凸。此外，细胞衰老也在椎间盘退变的早期阶段发挥重要作用，与 DLS 的发病密切相关。

三、临床表现

退变性脊柱侧凸是一种主要发生在中老年人群中的脊柱退行性疾病，其临床表现多样，以下是其主要症状和体征。

1. 腰痛

腰痛是退变性脊柱侧凸最常见的症状，多为慢性、隐匿性起病，疼痛部位常位于腰骶部，多在活动后加重，休息可缓解。腰痛通常与椎间盘退变、小关节退变以及肌肉疲劳有关，退变导致脊柱不稳定，肌肉过度负荷以维持脊柱的稳定性，从而引发疼痛。

2. 下肢放射痛

部分患者可出现下肢放射痛，疼痛沿坐骨神经分布区域放射至小腿外侧或足部，常伴有麻木感。椎间盘突出、小关节增生或椎管狭窄等可压迫神经根，导致放射性疼痛。

3. 间歇性跛行

患者在行走一段距离后，出现双下肢或单侧下肢疼痛、麻木、无力，甚至跛行，休息后症状可缓解。椎管狭窄导致神经根或马尾神经受压，行走时椎管内压力增加，造成神经缺血。

4. 姿势异常

患者可能出现明显的姿势异常，如身体倾斜、肩部不等高、腰部不对称等。脊柱侧弯和旋转畸形会导致身体重心偏移，患者可能通过改变姿势来补偿。

5. 神经功能障碍

部分患者可能出现神经功能障碍，如感觉减退、肌力下降，甚至大小便功能障碍。严重的椎管狭窄或神经根压迫可导致神经传导功能障碍。

6. 外观改变

患者可能出现明显的外观改变，如脊柱侧弯、驼背等。脊柱的退变和畸形可导致外观上的改变。

7. 呼吸功能受到影响

在严重的情况下，脊柱侧弯可能挤压胸腔，限制肺部空间，导致呼吸功能下降。

8. 其他症状

脊柱的退变和畸形会导致脊柱的活动范围减小。患者还可能出现脊柱僵硬、活动受限等症状。

四、检查与诊断

1. 病史与体格检查

详细的病史和体格检查是诊断 DLS 的重要依据。患者通常有长期腰痛史，伴有下肢放射痛、麻木和间歇性跛行。体格检查可发现下肢肌力下降、感觉减退、肌张力增高和反射异常等。

2. 影像学检查

影像学检查是诊断退变性脊柱侧凸的重要手段，能够显示脊柱的侧弯程度、形态以及相关病变情况，帮助医生准确判断病情并制定治疗方案。常见的影像学检查方法及其特点如下。

（1）X 线检查

① 正位片：观察脊柱的侧弯程度、侧弯方向、侧弯范围以及是否存在椎体旋转等。

② 侧位片：用于评估脊柱的矢状面平衡，包括腰椎前凸角度、椎体滑脱情况等。

③ 斜位片：有助于观察小关节的退变情况，如小关节增生、骨赘形成等。

④ 屈伸位片：用于评估脊柱的稳定性，判断是否存在节段性不稳定。

⑤ Cobb 角测量：通过 X 线片测量 Cobb 角，评估侧弯的严重程度。

（2）CT 检查：CT 扫描能够显示椎体、小关节、椎间孔等骨性结构，有助于发现小关节增生、骨赘形成以及椎管狭窄等情况。CT 扫描可以多角度显示椎间孔的形状和大小，帮助评估椎间孔狭窄的程度。

（3）MRI 检查：MRI 能够清晰显示椎间盘、韧带、神经根、脊髓等软组织结构，有助于评估椎间盘退变、椎管狭窄、神经根受压等情况。

3. 其他检查

① 脊髓造影：在某些情况下，脊髓造影可用于进一步明确神经根受压情况。

② 电生理检查：肌电图、神经传导速度检查等电生理检查可用于评估神经根病变，但需结合临床表现综合分析。

4. 诊断标准

目前 DLS 的诊断标准尚未完全统一，通常需结合临床表现和影像学检查结果。若患者出现间歇性跛行、下肢放射痛等症状，且影像学检查显示侧凸畸形和椎管狭窄，则可诊断为 DLS。

五、鉴别诊断

退变性脊柱侧凸是中老年人常见的脊柱退变性疾病，其发病机制复杂，临床表现多样。由于其症状与其他脊柱疾病存在相似之处，因此在临床实践中，准确的鉴别诊断至关重要。

1. 青少年特发性脊柱侧凸

是青少年时期常见的脊柱侧凸类型，其发病机制尚不明确，但与遗传因素、神经内分泌异常等有关。鉴别要点如下。

（1）发病年龄：青少年特发性脊柱侧凸多在 10 ～ 18 岁发病，而退变性脊柱侧凸多在 50 岁以后发病。

（2）特点：青少年特发性脊柱侧凸的侧弯多为长节段，侧弯角度较大，且常伴有胸椎侧弯；退变性脊柱侧凸多为短节段，侧弯角度相对较小，主要发生在腰椎。

（3）症状：青少年特发性脊柱侧凸患者早期多无明显症状，仅表现为外观异常，如双肩不等高、背部隆起、骨盆倾斜等；退变性脊柱侧凸患者常伴有腰痛、下肢放射痛等症状。

（4）影像学检查：青少年特发性脊柱侧凸的 X 线检查可见脊柱侧弯，但椎间隙、小关节等结构多正常；退变性脊柱侧凸的 X 线检查可见椎间隙变窄、小关节增生等退行性改变。

2. 脊柱骨折

脊柱骨折是由于外力作用导致脊柱椎体或附件的骨折，常伴有脊髓损伤。其与退变性脊柱侧凸的鉴别要点如下。

（1）病史：脊柱骨折患者多有明确的外伤史，如高处坠落、车祸等；退变性脊柱侧凸患者无明显外伤史。

（2）症状：脊柱骨折患者常表现为局部疼痛、肿胀、活动受限，严重者可出现神经功能障碍，如肢体麻木、瘫痪等；退变性脊柱侧凸患者主要表现为腰痛、下肢放射痛等。

（3）影像学检查：X 线检查可见脊柱骨折的部位、类型及移位情况；CT 检查可进一步明确骨折的范围和程度，评估脊髓受压情况。退变性脊柱侧凸的影像学检查则以侧弯、椎间隙变窄、小关节增生等退行性改变为主。

3. 脊柱结核

脊柱结核是由结核分枝杆菌引起的脊柱慢性感染性疾病，常导致脊柱后凸畸形、椎体破坏等。与退变性脊柱侧凸的鉴别要点如下。

（1）病史：脊柱结核患者多有结核病史或结核接触史，而退变性脊柱侧凸患者无相关病史。

（2）症状：脊柱结核患者常表现为低热、盗汗、乏力等全身结核中毒症状，局部可出现疼痛、肿胀、寒性脓肿等；退变性脊柱侧凸患者主要表现为腰痛、下肢放射痛等局部症状。

（3）影像学检查：X 线检查可见脊柱结核患者的椎体骨质破坏、椎间隙变窄、椎体塌陷，严重者可形成角状后凸畸形；CT 检查可进一步明确椎体破坏的范围和程度，显示寒性脓肿的形成。退变性脊柱侧凸的影像学检查则以侧弯、椎间隙变窄、小关节增生等退行性改变为主。

4. 脊柱肿瘤

脊柱肿瘤包括原发性脊柱肿瘤和转移性脊柱肿瘤，可导致脊柱疼痛、畸形、神经功能障碍等。与退变性脊柱侧凸的鉴别要点如下。

（1）病史：脊柱肿瘤患者多有肿瘤病史或肿瘤家族史，而退变性脊柱侧凸患者无相关病史。

（2）症状：脊柱肿瘤患者常表现为持续性疼痛，夜间加重，疼痛部位多固定，可伴有肢体麻木、无力等神经功能障碍；退变性脊柱侧凸患者多表现为活动后腰痛、下肢放射痛等。

（3）影像学检查：X线检查可见脊柱肿瘤患者的椎体或附件骨质破坏、椎间隙变窄，严重者可出现病理性骨折；CT检查可进一步明确肿瘤的范围和性质，显示椎管内软组织肿块。退变性脊柱侧凸的影像学检查则以侧弯、椎间隙变窄、小关节增生等退行性改变为主。

5. 神经纤维瘤病合并脊柱侧凸

神经纤维瘤病是一种常染色体显性遗传性疾病，可导致脊柱侧凸、皮肤咖啡牛奶斑、神经纤维瘤等。与退变性脊柱侧凸的鉴别要点如下。

（1）病史：神经纤维瘤病患者多有家族遗传史，而退变性脊柱侧凸患者无相关病史。

（2）症状：神经纤维瘤病患者除脊柱侧凸外，常伴有皮肤咖啡牛奶斑、神经纤维瘤等特征性表现；退变性脊柱侧凸患者主要表现为腰痛、下肢放射痛等。

（3）影像学检查：X线检查可见神经纤维瘤病患者的脊柱侧凸多为长节段，且常伴有椎体发育异常；MRI检查可显示神经纤维瘤的范围和性质。退变性脊柱侧凸的影像学检查则以侧弯、椎间隙变窄、小关节增生等退行性改变为主。

六、治疗方案

退变性脊柱侧凸的治疗目标是缓解疼痛、改善功能、纠正畸形以及预防进一步恶化。治疗方式主要包括保守治疗和手术治疗，具体选择需根据患者的症状、侧弯程度、神经功能状态以及生活质量等因素综合考虑。

1. 保守治疗

保守治疗是退变性脊柱侧凸的首选治疗方法，尤其适合症状较轻、侧弯角度较小且无明显神经压迫的患者。

（1）药物治疗：退变性脊柱侧凸患者常伴有疼痛和炎症，药物治疗是保守管理的重要组成部分。常用药物包括非处方镇痛药（如NSAIDs）和处方药物（如糖皮质激素）。对于伴有神经根性疼痛的患者，可能需联合使用抗神经病理性疼痛药物。部分研究指出，尤其是对于老年患者，长期使用药物需警惕不良反应。

① 非甾体抗炎药（NSAIDs）：用于缓解疼痛和减轻炎症，如布洛芬等。

② 肌肉松弛剂：可缓解肌肉痉挛，但需注意其不良反应。

（2）物理治疗

① 热敷和电刺激：热敷可促进局部血液循环，缓解肌肉紧张；电刺激可减轻疼痛。

② 康复锻炼：个性化康复计划，包括腰背肌力量训练、核心稳定性训练、伸展运动等，可改善脊柱运动功能，有助于增强脊柱的稳定性，延缓畸形进展。

③ 牵引治疗：传统牵引在退变性脊柱侧凸中应用有限，可适用于轻度畸形，通过牵引减轻椎间盘压力，缓解神经根压迫。

（3）支具治疗：对于轻度侧弯且疼痛明显的患者，可使用腰部支具提供额外支撑，减轻脊柱负担，控制疼痛和延缓畸形进展，但患者依从性较低，可能与舒适度不高和活动受限有关。研究显示，支具对 Cobb 角＜40°的患者效果更显著。

（4）其他方法

① 射频治疗：用于靶向消融疼痛神经分支，短期疼痛缓解效果显著，但长期疗效需更多证据支持。

② 神经调控治疗：如脊髓电刺激术（SCS），适用于药物和手术治疗无效的顽固性疼痛患者。

2. 手术治疗

手术治疗适用于保守治疗无效、症状严重或存在神经功能障碍的患者。手术方式的选择需根据患者的具体情况，包括侧弯程度、神经压迫情况、脊柱稳定性等。

（1）减压手术：适用于神经压迫症状（如跛行、根性痛）的患者。

① 单纯减压：通过椎板切除术或椎间孔扩大术，解除神经根或脊髓的压迫。

② 微创减压：如内镜下减压手术，具有创伤小、恢复快的优点，但长期畸形矫正效果有限。

（2）融合固定术：长节段融合是重度畸形的标准术式，可显著改善矢状面平衡，但并发症风险高。微创技术（如 OLIF）可减少肌肉损伤。

① 短节段融合：仅对受压节段进行融合，适用于轻度侧弯且无明显不稳定性的患者。

② 长节段融合：涉及多个节段的融合，适用于侧弯角度较大或存在明显不稳定性的患者。

③ 微创融合技术：如经皮螺钉固定、微创椎间融合术（MIS-TLIF）可减少手术创伤。

（3）矫形手术：对于侧弯角度较大且影响外观或功能的患者可考虑进行矫形手术。其中，截骨矫形是常用的矫形技术，其通过全脊椎截骨术（VCR）或半椎体切除术等方法纠正脊柱畸形。

（4）机器人辅助手术：机器人导航（如骨科手术机器人）在减压融合术中可提升螺钉植入准确性和手术安全性。利用机器人技术进行手术规划和操作可提高手术精度、减少并发症。

3. 治疗选择的综合考虑

（1）患者评估

① 术前需进行全面的影像学检查（如 X 线、CT、MRI）以评估侧弯程度、椎管狭窄情况及神经压迫程度，综合评估 Cobb 角、柔韧性（侧屈位 X 线）、疼痛程度及合并症（如骨质疏松、心肺疾病等）。

② 评估患者的全身状况和手术耐受性。

（2）治疗目标

① 缓解疼痛和神经压迫症状，改善患者的生活质量。

② 纠正脊柱畸形，防止其进一步恶化。

（3）手术风险：手术治疗虽可显著改善症状，但存在一定的风险，如感染、神经损伤、内固定失败等。对于高龄或合并多种基础疾病的患者，需谨慎评估手术风险。

（4）术后康复

① 术后需进行康复训练，包括物理治疗和功能锻炼，以促进恢复。

② 部分患者可能需要佩戴支具一段时间。

七、总结

退变性脊柱侧凸的治疗需根据患者的具体情况进行个体化选择。保守治疗是大多数患者的首选，适用于轻中度病例，但对于症状严重或保守治疗无效的患者，以及出现神经功能缺损或畸形进展者，手术治疗可能是必要的。随着微创技术和机器人辅助手术的发展，手术治疗的安全性和效果正在不断提高。未来的研究需要进一步探索更有效的治疗方法，包括微创技术、开发新型支具等以改善患者的生活质量。

参考文献

[1] Liu Y D, Deng Q, Han L X, et al. A retrospective comparative study of robot-assisted unilateral biportal endoscopic lumbar decompression and fusion surgery versus percutaneous endoscopic lumbar decompression and fusion surgery. Medicine (Baltimore), 2024, 103(39): e39664.

[2] Saini R, Sharma A, Dave M B. Clinical reporting of magnetic resonance imaging, the way forward for patients with lumbar disc herniation: A prospective correlational study. Cureus,2022, 14(7): e27232.

[3] Shang Z, Liu Y, Yuan H, et al. Inherited genetic predisposition and imaging concordance in degenerative lumbar scoliosis patients and their descendants. J Orthop Surg Res, 2024, 19(1): 494.

[4]　Wei F L, Zhou C P, Gao Q Y, et al. Decompression alone or decompression and fusion in degenerative lumbar spondylolisthesis. eClinical Medicine, 2022, 51: 101559.

[5]　Tong N, Gou S, Yang Y, et al. Fully automatic fine-grained grading of lumbar intervertebral disc degeneration using regional feature recalibration network. IEEE J Biomed Health Inform, 2024, 28(5): 3042-3054.

[6]　Tsai Y C, Hsu W L, Kantha P, et al. Virtual reality skateboarding training for balance and functional performance in degenerative lumbar spine disease. J Neuroeng Rehabil, 2024, 21(1): 74.

[7]　Granata V, Fusco R, Coluccino S, et al. Preliminary data on artificial intelligence tool in magnetic resonance imaging assessment of degenerative pathologies of lumbar spine. Radiol Med, 2024, 129(4): 623-630.

[8]　Jia H, Zhang Z, Qin J, et al. Management for degenerative lumbar spondylolisthesis: A network meta-analysis and systematic review basing on randomized controlled trials. Int J Surg, 2024, 110(5): 3050-3059.

[9]　Oeztuerk M, Henes A, Schroeter C B, et al. Current biomarker strategies in autoimmune neuromuscular diseases. Cells, 2023 , 12(20): 2456.

[10]　Lv Y, Li H. Blood diagnostic and prognostic biomarkers in amyotrophic lateral sclerosis. Neural Regen Res,2025 ,20(9): 2556-2570.

[11]　Chen L, Guan B, Anderson D B, et al. Surgical interventions for degenerative lumbar spinal stenosis: A systematic review with network meta-analysis. BMC Med, 2024, 22(1): 430.

[12]　Liang J, Xie F, Feng J, et al. Progress in the application of body fluid and tissue level mRNAs-non-coding RNAs for the early diagnosis and prognostic evaluation of systemic lupus erythematosus. Front Immunol, 2022, 13: 1020891.

[13]　Kante A, Chevalier M F, Sène D, et al. Mass cytometry: Exploring the immune landscape of systemic autoimmune and inflammatory diseases in the past fourteen years. Front Immunol, 2025, 15: 1509782.

[14]　Emmi G, Bettiol A, Gelain E, et al. Evidence-Based Guideline for the diagnosis and management of eosinophilic granulomatosis with polyangiitis. Nat Rev Rheumatol, 2023, 19(6): 378-393.

[15]　van de Wijgert I H, de Groot J C, Rood A, et al. Scoping review of early pain-related outcome domains and measurement instruments after degenerative lumbar spine surgery. Reg Anesth Pain Med,2023, 48(3): 134-140.

[16]　Li Z P, Li H, Ruan Y H, et al. Stem cell therapy for intervertebral disc degeneration: clinical progress with exosomes and gene vectors. World J Stem Cells, 2025, 17(4): 102945.

[17]　Hu Z, Wang Y, Gao X, et al. Optineurin-mediated mitophagy as a potential therapeutic target for intervertebral disc degeneration. Front Pharmacol, 2022, 13: 893307.

[18]　Cheng Z, Li Y, Li M, et al. Correlation between posterior paraspinal muscle atrophy and lumbar intervertebral disc degeneration in patients with chronic low back pain. Int Orthop,2023, 47(3): 793-801.

第六节　腰椎手术并发症

一、概述

腰椎手术是治疗腰椎疾病的一种常见手术方式，但其术后并发症的发生会对患者的预后和生活质量产生不良影响。随着医学技术的进步，腰椎手术的技术水平和安全性不断提高，但术后并发症仍不可避免，严重影响患者的预后和生活质量。因此，深入研究腰椎手术的并发症具有重要的临床意义。

二、腰椎手术的常见并发症

1. 术后感染

手术过程中无菌操作不严格、手术时间过长、患者自身免疫力低下等因素都可能导致术后感染。按照感染部位分为浅表切口感染和深部感染（如椎间隙感染、硬膜外脓肿等）。感染可导致患者出现发热、伤口红肿热痛、渗液、电解质紊乱、营养不良等症状，增加患者的痛苦和治疗费用，延长住院时间。

2. 神经损伤

神经损伤是腰椎手术严重的并发症之一，可由手术过程中对神经根或脊髓的直接压迫、减压不彻底、术中牵拉，或术后局部血肿形成压迫神经引起，分为神经根损伤和脊髓损伤。神经损伤可能导致患者出现肢体麻木、无力，大小便功能障碍、瘫痪等症状，严重影响患者的生活自理能力和生活质量。

3. 术后腰痛

术后腰痛是腰椎手术常见的并发症之一，发生率较高。术后慢性腰痛在腰椎手术患者中发生率为 $10\% \sim 40\%$。研究表明，术前腰椎功能状态与术后满意度显著相关。术后腰痛可能由多种因素引起，如手术操作对腰部软组织的损伤、局部组织水肿、神经根粘连、内固定物的刺激、内固定松动、植骨块的移位或不愈合、术后腰肌萎缩等。

4. 植骨块移位或不愈合

植骨块移位或不愈合是腰椎融合手术常见的并发症之一，常表现为术后腰部疼痛持续不缓解甚至加重、腰部活动受限，影像学检查可发现植骨块移位或未愈合。可卧床休息、佩戴支具保护，如腰痛加重、植骨块有塌陷趋势，需要再次进行手术。

5. 术后脑脊液漏

脑脊液漏是腰椎手术中较为严重的并发症，多因手术中硬脊膜被意外撕裂，缝合不严密，脑脊液从撕裂处漏出。脑脊液漏可导致患者出现头痛、恶心、呕吐等症状，增加感染的风险。

6. 术后下肢深静脉血栓形成

术后下肢深静脉血栓形成是腰椎手术后较为严重的并发症之一，多由术后卧床时间长、血液高凝状态、下肢静脉回流不畅等引起。临床多表现为下肢肿胀、疼痛，皮肤温度升高，严重者可能导致肺栓塞等危及生命的并发症。

7. 术后相邻节段疾病

术后相邻节段疾病是腰椎手术远期常见的并发症之一，可能与手术对腰椎生物力学的改变、术后邻近节段的应力增加等因素有关。其表现为术后相邻节段的退变加速，出现腰痛、神经压迫等症状。

三、并发症的预防及处理策略

1. 术后感染

（1）预防措施：术中严格遵守无菌操作原则，彻底冲洗手术伤口，切除坏死软组织；术后合理预防性使用抗生素，保持伤口清洁干燥，密切观察伤口愈合情况，优化手术室环境等。

（2）处理方法：早期识别，一旦发生感染，应及时进行伤口清创、引流，根据细菌培养和药敏试验结果调整抗生素治疗方案。

2. 神经损伤

（1）预防措施：术前详细评估患者的神经功能，术中使用神经电生理监测技术，关键在于精确的手术定位和操作技巧，术中轻柔操作，避免对神经的牵拉和压迫；术后密切观察患者神经功能变化，及时发现并处理可能的神经损伤。

（2）处理方法：对于神经损伤患者，术后应给予神经营养药物治疗，如甲钴胺、维生素 B_1 等；并进行早期康复治疗，预防肌萎缩等。对于神经根受压导致的神经损伤，必要时可进行二次手术减压。

3. 术后腰痛

（1）预防措施：包括术前准确评估疼痛来源、选择合适手术方式，以及术中保护脊柱稳定性结构，轻柔操作，减少对腰部肌肉和韧带的损伤；术后进行康复锻炼，增强腰椎稳定性。

（2）处理方法：术后给予非甾体抗炎药、物理治疗等缓解疼痛，以及心理干预等综合治疗；对于植骨块移位或不愈合导致的术后腰痛，必要时进行二次手术。

4. 植骨块移位或不愈合

（1）预防措施：术中选择合适大小的植骨块，确保植骨块与宿主骨良好贴合；术后严格制动腰部，避免过度活动。

（2）处理方法：对于植骨块移位或不愈合患者，必要时进行二次手术，重新植骨和内固定。

5. 术后脑脊液漏

（1）预防措施：术中精细操作，避免损伤硬脊膜；一旦发生硬脊膜撕裂，应立即进行修补缝合。

（2）处理方法：术后密切观察患者有无头痛、恶心、呕吐等症状，必要时进行腰椎穿刺或引流，促进脑脊液平衡。

6. 术后下肢深静脉血栓形成

（1）预防措施：高风险患者建议术前评估并采取个体化预防方案，术中避免长时间压迫下肢，术后早期活动下肢，进行踝泵运动；对于高危患者，可给予抗凝药物预防。

（2）处理方法：一旦发生下肢深静脉血栓，应根据病情给予抗凝、溶栓治疗，必要时放置滤器预防肺栓塞。

7. 术后相邻节段疾病

（1）预防措施：术中尽量保留腰椎的正常解剖结构和生物力学稳定性，选择合适的手术方式和内固定器械。

（2）处理方法：术后指导患者进行正确的康复锻炼，避免腰部过度活动和负重，早期可保守治疗，严重者可能需要延长融合节段。

四、讨论

腰椎手术是治疗腰椎疾病的有效手段，但其术后并发症的发生会对患者的预后和生活质量产生重要影响。术后感染、神经损伤、术后腰痛、植骨块移位或不愈合、术后脑脊液漏、术后下肢深静脉血栓形成、术后相邻节段疾病等是腰椎手术常见的并发症，其发生与多种因素有关。通过加强术前评估、术中精细操作、术后密切观察和护理等措施，可以有效预防和减少并发症的发生，提高手术效果和患者的生活质量。

参考文献

[1] Wu Q, Cui X, Guan L C, et al. Chronic pain after spine surgery: Insights into pathogenesis, new

treatment, and preventive therapy. J Orthop Translat, 2023, 42: 147-159.

[2] Luo M, Cao Q, Wang D, et al. The impact of diabetes on postoperative outcomes following spine surgery: A meta-analysis of 40 cohort studies with 2.9 million participants. Int J Surg, 2022, 104: 106789.

[3] Javeed S, Benedict B, Yakdan S, et al. Implications of preoperative depression for lumbar spine surgery outcomes: A systematic review and meta-analysis. JAMA Netw Open, 2024, 7(1): e2348565.

[4] Cheers G M, Weimer L P, Neuerburg C, et al. Advances in implants and bone graft types for lumbar spinal fusion surgery. Biomater Sci, 2024, 12(19): 4875-4902.

[5] Ulrich N H, Burgstaller J M, Valeri F, et al. Incidence of revision surgery after decompression with vs without fusion among patients with degenerative lumbar spinal stenosis. JAMA Netw Open, 2022, 5(7): e2223803.

[6] Li G, Park W M, Cha T. A perspective on reoperations after surgical treatments of degenerative lumbar diseases. J Orthop Translat, 2025, 51: 159-162.

[7] Kim H J, Koh K H, Park J I, et al. Comparison of the analgesic efficacy between arthroscopically placed continuous suprascapular nerve block and ultrasound-guided continuous superior trunk block: a double-blinded randomized controlled trial. Anesthesiology, 2023, 139(5): 591-601.

[8] Ali Z S, Albayar A, Nguyen J, et al. A randomized controlled trial to assess the impact of enhanced recovery after surgery on patients undergoing elective spine surgery. Ann Surg, 2023, 278(3): 408-416.

[9] Hong B, Baek S, Kang H, et al. Regional analgesia techniques for lumbar spine surgery: a frequentist network meta-analysis. Int J Surg, 2023, 109(6): 1728-1741.

[10] Qiu R, Cai K, Zhang K, et al. The current status and development trend of hydrogel application in spinal surgery. J Mater Chem B, 2024, 12(7): 1730-1747.

[11] Yang L, Yu T, Jiao J, et al. Comprehensive analysis of UBE-related complications: prevention and management strategies from 4685 patients. Med Sci Monit,2024, 30: e944018.

[12] Lange N, Stadtmüller T, Scheibel S, et al. Analysis of risk factors for perioperative complications in spine surgery. Sci Rep, 2022, 12(1): 14350.

[13] Wu X, Huang J, Zhang Y, et al. Perioperative transcutaneous electrical acupoint stimulation (pTEAS) in pain management in major spinal surgery patients. BMC Anesthesiol, 2022, 22(1): 342.

[14] Hirota R, Teramoto A, Kimura R, et al. Degenerative lumbar spondylolisthesis patients with movement-related low back pain have less postoperative satisfaction after decompression alone. Spine, 2022, 47(19): 1391-1398.

[15] Aghajanian S, Shafiee A, Teymouri Athar M M, et al. Impact of depression on postoperative medical and surgical outcomes in spine surgeries: A systematic review and meta-analysis. J Clin Med, 2024, 13(11): 3247.

[16] Suo S, Liu R, Yu X, et al. Incidence and risk factors of pain following breast cancer surgery: A retrospective national inpatient sample database study. BMC Womens Health,2024, 24(1): 583.

[17] Zhang Y, Luo Y, Ruan Y, et al. Relapse of low back pain after internal lumbar fixation was diagnosed with SAPHO syndrome: A case report. Int Med Case Rep J, 2023, 16: 591-598.

第五章
脊柱脊髓损伤

第一节 上颈椎损伤

一、概述

上颈椎损伤是指发生在枕骨至 C2 椎体的创伤性损伤，尽管相对罕见，但可能导致严重的长期功能障碍。上颈椎由枕骨、寰椎（C1）、枢椎（C2）组成，其结构独特，与下颈椎及胸椎存在明显差异，寰椎呈环形，无椎体和棘突，两侧块间距宽；枢椎以齿状突为特征，与寰椎共同构成寰枢关节。上颈椎的这种特殊结构使其在人体平衡和运动中发挥关键作用，同时也增加了其在遭受外力时损伤的复杂性和严重性，这类损伤最常见于 C2 椎体附近，在 65 岁以上患者中尤为常见。由于上颈椎区域包含并保护着脊髓，任何损伤都可能造成灾难性后果，因此准确诊断和适当治疗至关重要。近年来，随着医学影像学技术的不断进步、临床研究的深入以及生物材料和内固定技术的发展，上颈椎损伤的诊断准确性和治疗效果都有了显著的提高，但仍然存在一些亟待解决的问题和挑战。

二、流行病学

上颈椎损伤在所有脊柱损伤中所占比例约为 10%～20%，男性多于女性，且多发生于青壮年群体，其发病原因主要包括车祸、坠落、运动损伤、暴力打击等，其中车祸是最常见的致伤因素。而在老年人群中，即使是低能量的外伤也可能导致上颈椎损伤，这与该区域退行性改变加剧和齿状突基底部骨质质量下降有关。随着社会的发展和生活方式的改变，上颈椎损伤的发病率可能还会有一定的上升。因此，加强对该类损伤的研究具有重要的临床意义和社会价值。

三、病因与分类

1. 病因

上颈椎损伤的病因多种多样，主要包括直接暴力和间接暴力。直接暴力，如车祸中的正面撞击、重物打击等，可直接导致寰椎或枢椎的骨折、脱位；间接暴力，如在高空坠落时身体着地、剧烈的颈部甩鞭动作等，可使颈部过度屈伸或旋转，造成寰枢关节脱位、韧带撕裂以及齿状突骨折等。

2. 分类

目前临床上常用的上颈椎损伤分类方法包括按病因分类、按解剖部位分类以及按损伤机制分类等。其中，按解剖部位分类可将上颈椎损伤分为寰椎损伤、枢椎损伤和寰枢关节脱位等类型；按损伤机制分类则包括屈曲型损伤、伸展型损伤、旋转型损伤和垂直压缩型损伤等。

3. AOSpine 上颈椎损伤分类系统（AO Spine upper cervical injury classi-fication system）

AOSpine 上颈椎损伤分类系统是一个用于规范上颈椎损伤分类和治疗的系统。它将损伤分为三个区域（region），每个区域根据损伤的严重程度进一步分为 A、B、C 三个亚型。

（1）区域划分：将上颈椎（C0～C2）划分为明确的解剖区域，以指导损伤定位和治疗决策。该系统延续了 AOSpine 分类体系对脊柱损伤的层级化分析框架，强调损伤的形态学特征与稳定性评估。

① 区域Ⅰ（regionⅠ）包括枕髁和寰枕关节。

② 区域Ⅱ（regionⅡ）包括寰椎（C1）环和寰枢关节。

③ 区域Ⅲ（regionⅢ）包括枢椎（C2）椎体、齿突和 C2～C3 关节。

（2）亚型分类

① A 型（type A）：主要为骨性损伤，但没有明显的韧带损伤或不稳定性。

② B 型（type B）：可能存在骨性损伤，但伴有可疑或明确的韧带损伤，但没有明显的脱位或移位。

③ C 型（type C）：存在椎体的移位或脱位，明确表现出不稳定性。

（3）修饰因子（modifiers）：用于进一步指导治疗决策，主要包括以下四个方面。

① M1：非手术治疗有高风险不愈合的损伤。

② M2：有显著不稳定性风险的损伤。

③ M3：影响治疗的患者特定因素，如患者年龄、合并症等。

④ M4：影响治疗的血管损伤或异常。

（4）临床意义：AOSpine 上颈椎损伤分类系统通过整合解剖结构、损伤机制和患者特定因素，提供了一个全面且可靠的分类方法，有助于统一治疗指南，提高临床决策的准确性和一致性。

四、诊断

1. 临床表现

上颈椎损伤患者的临床表现差异较大，常见的症状包括颈部疼痛、活动受限、颈部肌肉紧张等；若合并脊髓损伤，患者可能出现四肢麻木、无力、感觉减退、大小便失禁等不同程度的神经功能障碍，严重者可出现呼吸困难、四肢瘫痪，甚至危及生命。

2. 影像学检查

影像学检查是诊断上颈椎损伤的重要手段，主要包括 X 线、CT 和 MRI 检查等。X 线检查可初步了解颈椎的序列、骨折及脱位情况，但其敏感性和特异性相对较低；CT 检查能够清晰地显示颈椎的骨质结构及骨折碎片的情况，对于发现隐匿性骨折和评估骨折的严重程度具有重要价值；MRI 检查则对软组织损伤的诊断更为敏感，可清楚地显示脊髓、神经根、韧带等结构的损伤情况，为临床治疗方案的制定提供重要依据。

3. 其他检查

除了影像学检查，对于疑似上颈椎损伤的患者，还可进行一些辅助检查。肌电图检查可以评估神经损伤的程度和范围；椎动脉造影可用于检查椎动脉是否受损，对于合并有椎动脉损伤的患者具有重要意义。

五、治疗

上颈椎损伤的治疗方案主要包括保守治疗和手术治疗，具体选择取决于损伤的类型、稳定性、神经功能状态以及患者的个体情况。

1. 保守治疗

保守治疗适用于一些轻度的、稳定的上颈椎损伤，如无明显移位的寰椎骨折、寰枢关节半脱位等，或者作为手术治疗的辅助手段。常用的保守治疗方法包括以下几种。

（1）颈托或围领固定：适用于稳定的下颈椎损伤或术后辅助固定，颈托或围领固定可限制颈部活动，促进骨折愈合和韧带修复，减少疼痛和进一步损伤的风险。支具的佩戴需根据损伤类型和患者耐受性调整，佩戴时间通常为 6 ～ 12 周。

（2）颅骨牵引：则通过牵引力来复位和稳定寰枢关节，一般牵引重量为 3 ～ 5kg，牵引时间可持续数周至数月不等，直至骨折愈合和关节稳定。牵引过程中需密切监测神经功能状态，对于昏迷或无法配合的患者，建议在牵引前进行 MRI 检查以排除椎间盘突出等潜在问题。

（3）Halo-Vest 固定：适用于不稳定的上颈椎损伤，尤其是需要严格固定的情况，通过 Halo 环和胸背支架固定，限制颈部的屈伸、旋转和侧弯，固定效果优于其他支具。佩戴 Halo-Vest 的患者需定期进行 X 线检查以监测固定效果和复位情况。

2. 手术治疗

手术治疗适用于不稳定的上颈椎损伤、伴有神经压迫或保守治疗无效的情况。

（1）上颈椎损伤的手术方式主要包括前路手术、后路手术及联合手术，具体选择取决于损伤的具体位置和类型。

① 前路手术：适用于齿突骨折、寰椎骨折及部分枢椎骨折等，主要通过前方入路进行减压、固定和融合。

a. 齿突螺钉固定术：适用于 Anderson Ⅱ 型齿突骨折，通过螺钉固定骨折块，恢复稳定性。

b. 寰椎前弓固定术：适用于寰椎骨折，通过前路固定恢复寰椎的解剖结构。

② 后路手术：适用于寰枢椎脱位、寰椎后弓骨折及多节段不稳定损伤等。主要通过后方入路进行复位、固定和融合。

a. 寰枢椎侧块钉板固定术：适用于寰枢椎不稳定的患者，可通过侧块螺钉固定来恢复寰枢椎的稳定性。

b. 枕颈融合术：适用于寰椎侧块粉碎性骨折或合并枕骨髁骨折的患者，可通过枕颈固定来恢复枕颈段的稳定性。

③ 联合手术：适用于复杂的上颈椎损伤，可能需要进行前后联合手术，先通过前路解除压迫，再通过后路进行固定和融合。

（2）手术适应证

① 不稳定的损伤：如寰枢椎脱位、齿突骨折伴移位、寰椎骨折伴明显移位等。

② 神经功能受损：存在进行性神经功能恶化或神经压迫的患者。

③ 高风险非手术治疗：如齿突骨折伴有非愈合风险，存在保守治疗并发症较多、慢性神经损伤、骨折移位、骨折不愈合等。

（3）手术风险

① 神经损伤：手术过程中可能损伤脊髓或神经根，导致神经功能障碍。

② 血管损伤：前路手术可能损伤椎动脉或颈动脉。

③ 感染：手术部位感染可能导致术后并发症。

④ 内固定失败：螺钉松动、断裂或融合失败可能导致治疗效果不佳。

六、预后评估

上颈椎损伤的预后与损伤的严重程度、治疗时机和治疗方法等因素密切相关。一般来说，早期诊断和及时治疗有助于改善预后，提高患者的神经功能恢复水平。对于单纯寰椎骨折或寰枢关节半脱位等较轻度的损伤，在及时有效的保守治疗或手术治疗后，大多数患者能够获得较好的恢复，恢复正常的生活和工作能力；而对于严重的寰枢椎骨折脱位合并脊髓损伤的患者，即使经过积极的治疗，也可能遗留不同程度的神经功能障碍，如四肢瘫痪、大小便失禁等，给患者的生活带来极大的不便，需要长期的康复治疗和护理。

七、讨论

上颈椎损伤是临床治疗上具有挑战性的复杂脊柱损伤，尤其在中老年人群中，多合并脊髓神经损伤，并发症较多，预后较差，因而准确的分类和诊断是制定治疗策略的基础。虽然手术治疗在某些情况下是必要的，但对于合并较多内科疾病的高风险老年患者，保守治疗可能安全有效。未来需更多研究来优化治疗策略，特别是针对老年患者和复杂损伤的治疗方法。

参考文献

[1] Zanza C, Tornatore G, Naturale C, et al. Cervical spine injury: clinical and medico-legal overview. Radiol Med, 2023, 128(1): 103-112.

[2] Huang J, Yan K, Wu C, et al. Prognosis and conditional nomogram of cervical spine fracture in patients with severe spinal cord injury: a multicenter retrospective study. Int J Surg, 2023, 109(5): 1271-1280.

[3] Leonard J C, Harding M, Cook L J, et al. PECARN prediction rule for cervical spine imaging of children presenting to the emergency department with blunt trauma: A multicentre prospective observational study. Lancet Child Adolesc Health, 2024, 8(7): 482-490.

[4] Tavender E, Eapen N, Wang J, et al. Triage tools for detecting cervical spine injury in paediatric trauma patients. Cochrane Database Syst Rev, 2024, 3(3): CD011686.

[5] Camino-Willhuber G, Bigdon S, Dandurand C, et al. Expert opinion, real-world classification, and decision-making in thoracolumbar burst fractures without neurologic deficits?. Global Spine J, 2024, 14(1 suppl): 49S-55S.

[6] Evans A R, Smith L, Bakhsheshian J, et al. Sarcopenia and the management of spinal disease in the elderly. Geroscience, 2025, 47(2): 1471-1484.

[7] Berbel-Arcobé L, Benavent D, Michelena X, et al. Exploring radiographic patterns of the cervical spine, including zygapophyseal joints, in axial spondyloarthritis. RMD Open, 2024, 10(1): e003990.

[8] Minnucci S, Innocenti T, Salvioli S, et al. Benefits and harms of spinal manipulative therapy for treating recent and persistent nonspecific neck pain: A systematic review with meta-analysis. J Orthop Sports Phys Ther, 2023, 53(9): 510-528.

[9] Weidner N, Abel R, Maier D, et al. Safety and efficacy of intrathecal antibodies to Nogo-A in patients with acute cervical spinal cord injury: A randomised, double-blind, multicentre, placebo-controlled, phase 2b trial Lancet Neurol, 2025, 24(1): 42-53.

[10] Li N, Gao M, Zhou S, et al. A sensitive double antibodies sandwich ELISA for the diagnosis and therapeutic evaluation of cervical cancer. Int J Biol Macromol, 2023, 225: 1315-1322.

[11] Hashem M, Surur S, Hamad A S. Clinical and radiological outcomes of halo vest application for type Ⅱ and Ⅲ odontoid fractures. Int J Gen Med, 2024, 17: 457-469.

[12] Speldova A, Vcelak J, Mirchi L F, et al.Outcome of conservative treatment of odontoid fractures in elderly patients over 80 years old. Geriatr Orthop Surg Rehabil, 2025.

[13] Marwan Y, Jarragh A, Algarni N, et al. The Feasibility of condylar screws for occipitocervical

fusion in arabs: computed tomography-based morphometric study. Global Spine J, 2025, 15(4): 1950-1956.

[14] Yuan W, Sun J, Li Q, et al. Protocol for the Chinese real-world evidence for acute spinal cord injury (ChiRES) study: a prospective, observational, multicentre cohort study of acute spinal cord injury. BMJ Open, 2024, 14(5): e080358.

[15] Zou X, Cai M, Yang H, et al. Transoral atlantoaxial reduction plate (TARP) technique for the treatment of irreducible atlantoaxial dislocation (IAAD) caused by old odontoid fracture. Global Spine J, 2025, 15(4): 2340-2347.

[16] Kweh B T S, Tee J W, Dandurand C, et al. The AO spine thoracolumbar injury classification system and treatment algorithm in decision making for thoracolumbar burst fractures without neurologic deficit. Global Spine J, 2024, 14(1 suppl): 32S-40S.

[17] Mwanga D R, Ncheye M S, Kawiche G S, et al. Thoracolumbar junction translation injury in a patient with ankylosing spondylitis, a case report. Int J Surg Case Rep, 2024, 116: 109447.

[18] Canseco J A, Paziuk T, Schroeder G D, et al. Interobserver reliability in the classification of thoracolumbar fractures using the AO Spine TL injury classification system among 22 clinical experts in spine trauma care. Global Spine J, 2024, 14(1 suppl): 17S-24S.

第二节　下颈椎骨折脱位

一、概述

下颈椎（C3～C7）是颈椎中最易发生骨折脱位的部位，约占所有颈椎损伤的50%～70%。其解剖结构复杂，活动度大，稳定性相对差，一旦受到外力作用，容易发生骨折、脱位，严重者可导致脊髓损伤，给患者带来严重的功能障碍并导致其生活质量下降。因此，深入研究下颈椎骨折脱位的诊断和治疗方法具有重要的临床意义。

二、流行病学

下颈椎骨折脱位（lower cervical spine fracture-dislocation）多见于男性青壮年，主要致伤原因包括交通事故、高处坠落、重物打击、运动损伤等。其中交通事故是最常见的致伤因素，约占50%。此外，随着人口老龄化的加剧，老年人因骨质疏松导致的下颈椎骨折脱位也逐渐增多。

三、病因与分类

1. 病因

（1）直接暴力：如重物直接打击颈部，导致颈椎局部遭受高能量冲击，造成骨折脱位。

（2）间接暴力：是最常见的致伤原因，如交通事故中的乘客在车辆碰撞时，身体前冲，颈部过度屈曲或伸展，导致颈椎遭受剪切力和扭转力，引起骨折脱位。

（3）肌肉收缩：在某些突发情况下，颈部肌肉强烈收缩，如举重物时，可导致颈椎过度后伸，造成下颈椎骨折脱位。

2. 分类

（1）按骨折部位分类：可分为椎体骨折、椎弓根骨折、椎板骨折、关节突骨折等。其中，关节突骨折脱位较为常见，约占下颈椎骨折脱位的 30%～40%。

（2）按稳定性分类：可分为稳定性和不稳定性骨折脱位。稳定性骨折脱位在保守治疗下可维持颈椎的稳定性，而不稳定性骨折脱位则容易发生进一步移位，导致脊髓损伤加重，通常需要手术治疗。

（3）按 AO 分型分类：是目前较为常用的分类方法，其将下颈椎骨折脱位分为 A、B、C 三型。A 型为压缩型骨折，B 型为爆裂型骨折，C 型为骨折脱位。这种分型方法有助于指导治疗方案的选择。

四、诊断

1. 临床表现

（1）颈部疼痛：患者常主诉颈部剧烈疼痛，活动受限，尤其是在受伤后初期。

（2）神经症状：根据损伤的严重程度，患者可能出现不同程度的神经症状，如四肢麻木、无力、感觉减退等。严重者可出现四肢瘫痪，甚至呼吸衰竭。

（3）局部肿胀和瘀斑：受伤部位可能出现肿胀、瘀斑，局部压痛明显。

2. 影像学检查

（1）X 线检查：是初步筛查下颈椎骨折脱位的常用方法，可显示颈椎的序列、骨折部位及移位情况。但其敏感性和特异性较低，对于隐匿性骨折和韧带损伤的诊断价值有限。

（2）CT 检查：能够清晰地显示颈椎的骨质结构及骨折碎片的情况，对于发现隐匿性骨折和评估骨折的严重程度具有重要价值。三维重建技术可以更直观地显示骨折的形态和位置。

（3）MRI 检查：对软组织损伤的诊断更为敏感，可清楚地显示脊髓、神经根、韧带等结构的损伤情况，为临床治疗方案的制定提供重要依据。

五、治疗

下颈椎骨折脱位是临床常见的严重脊柱损伤，其治疗原则需综合考虑损伤的稳定性、神经功能状态以及患者的个体情况。

1. 保守治疗

适用于较轻的或稳定性下颈椎骨折，尤其是无明显神经压迫或不稳定的患者。

（1）颈托或围领固定：适用于无神经症状的稳定性骨折脱位，通过限制颈部活动，促进骨折愈合和韧带修复。一般固定时间为 8 ～ 12 周。

（2）颅骨牵引：对于一些不稳定性骨折脱位，可通过颅骨牵引来复位和稳定颈椎。牵引重量一般为 3 ～ 5kg，牵引时间可持续数周至数月不等，直至骨折愈合和关节稳定。

2. 手术治疗

适用于不稳定性骨折脱位、伴有神经压迫或保守治疗无效的患者。

（1）手术目的：尽早进行脊髓减压、骨折复位及坚强内固定，以恢复脊柱正常序列及稳定性，扩大颈椎椎管有效容积，解除脊髓压迫，恢复或挽救受损的脊髓功能。

（2）手术方式

① 前路手术：具有入路简单、创伤小、并发症少及矢状位平衡保持好等优点，目前是治疗下颈椎骨折脱位的常用方案。常见的前路手术方式包括颈椎前路减压植骨融合术（ACDF）、颈椎前路椎体次全切植骨融合术等。

② 后路手术：包括颈椎后路减压术、颈椎后路内固定术等。适用于一些后路损伤严重或合并有后路韧带复合体损伤的患者。

③ 前后联合入路手术：对于一些复杂的下颈椎骨折脱位，单一的前路或后路手术可能无法完全解决问题，需要采用前后联合入路手术，以达到充分减压和稳定的效果。

（3）手术时机：目前对于下颈椎骨折脱位的手术时机尚无定论，但多数学者认为早期手术（受伤后24～72h内）有助于减轻脊髓水肿和压迫，促进神经功能恢复。

六、典型案例

患者，中年男性，外伤后颈痛，四肢瘫痪 12h。

现病史：患者 12h 前不慎摔伤，伤后出现颈部疼痛，伴有四肢活动障碍，神志清楚，无头痛、头晕，急诊送我院就诊，行颈椎 CT/MR 检查考虑颈 4/5 水平脊髓损伤，颈 4 椎体前滑脱，给予激素脱水等对症治疗，为进一步手术治疗，以"颈部脊髓损伤"收入住院。

既往史：健康状况一般，否认高血压病史，有糖尿病史 3 年，服用二甲双胍治疗，无冠心病史，无房颤史，无外伤史，否认手术史，无肝炎、肺结核、疟疾、菌痢等传染病史。无输血史，否认食物、药物过敏史。

专科查体：颈椎呈强迫体位，颈椎屈、伸、旋转受限。胸、腰椎无异常。胸骨柄水平以下痛温触觉消失，会阴区感觉消失，双侧三角肌肌力 0 级，肱二头肌肌力 0 级，肱三头肌肌力 0 级，腕关节屈伸肌力 0 级，双手握力 0 级，双侧肱二头肌、肱三头肌、桡骨骨膜腱反射（−），双下肢髂腰肌肌力 0 级，股四头肌肌力 0 级，踝屈伸肌力 0 级，足趾屈伸肌力 0 级，双侧膝反射、跟腱反射（−）。双侧髌阵挛、踝阵挛（−），双侧 Hoffmann 征（−），双 Babinski 征（−）。NRS 评分 6 分。

辅助检查：颈椎 MR 检查提示颈 4/5 水平椎管狭窄，脊髓受压，脊髓高信号，颈 4 椎体向前滑移，椎旁软组织水肿。

术前诊断：颈部脊髓损伤并四肢瘫痪（ASIA 分级 A 级）、颈 4 椎体前滑脱（1 度）、颈椎骨折（C4 右侧下关节突）、颈椎后纵韧带骨化（C2～C6）及颈椎椎管狭窄（C2～C6）。

治疗方案：患者颈部外伤后出现颈部疼痛、四肢瘫痪，结合病史、专科查体及影像学检查（图 5-2-1、图 5-2-2）目前诊断明确，保守治疗并发症较多，具有手术指征。手术目的为椎管减压、恢复颈椎稳定性，促进神经功能恢复及方便进一步康

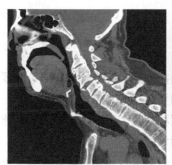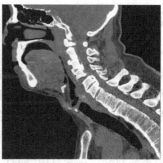

图 5-2-1　术前颈椎 CT

可见 C4/5 水平脱位

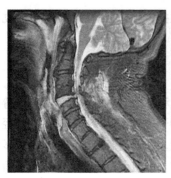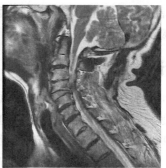

图 5-2-2　术前颈椎 MRI

提示 C4/5 水平信号改变，脊髓受压迫较重

复及护理。手术方法颈后路颈椎骨折脱位手术复位植骨融合内固定术+椎管减压术，术后颈椎 X 线片（图 5-2-3）提示颈椎脱位已复位，内固定位置良好。

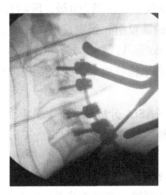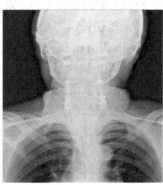

图 5-2-3　术后颈椎 X 线片

可见内固定位置良好，已经复位

七、康复治疗

1. 康复训练

（1）早期康复训练：在术后或保守治疗初期，可进行一些简单的颈部肌肉等长收缩训练和四肢的被动活动，以预防肌肉萎缩和关节僵硬。

（2）中期康复训练：随着病情的稳定和恢复，逐渐增加颈部的屈伸、旋转等主动活动训练，以及四肢的力量训练和平衡训练。

（3）长期康复训练：在患者出院后，仍需进行长期的康复训练，包括颈部的功能锻炼、全身的力量训练和柔韧性训练等，以提高患者的生活质量和运动能力。

2. 康复辅助器具

根据患者的具体情况，可选择使用颈托、轮椅、助行器等康复辅助器具，以辅助患者进行康复训练和日常生活活动。

八、预后评估

下颈椎骨折脱位的预后与损伤的严重程度、治疗时机和治疗方法等因素密切相关。一般来说，早期诊断和及时治疗有助于改善预后，提高患者的神经功能恢复水平。对于单纯骨折脱位无神经损伤的患者，在及时有效的治疗后，大多数能够获得较好的恢复，恢复正常的生活和工作能力。而对于合并脊髓损伤的患者，即使经过积极的治疗，也可能遗留不同程度的神经功能障碍，如四肢瘫痪、大小便失禁等，给患者的生活带来极大的不便，需要长期的康复治疗和护理。

九、总结

下颈椎骨折脱位是一种严重的脊柱损伤，其诊断和治疗具有一定的复杂性和挑战性。近年来，随着相关研究的不断深入和临床经验的积累，我们在下颈椎骨折脱位的诊断准确性和治疗效果方面取得了显著的进展。然而，仍有许多问题需要进一步研究和解决，如进一步提高早期诊断率、优化治疗方案、改善预后等。未来，我们应继续加强多学科协作研究，推动下颈椎骨折脱位诊断和治疗技术的不断创新和发展，为广大患者提供更加优质的医疗服务。

参考文献

[1] Singh A, El-Hajj V G, Fletcher-Sandersjöö A, et al. Predictors of failure after primary anterior cervical discectomy and fusion for subaxial traumatic spine injuries. Eur Spine J, 2024, 33(6): 2332-2339.

[2] Buwaider A, El-Hajj V G, Blixt S, et al. Predictors of early mortality following surgical or nonsurgical treatment of subaxial cervical spine fractures: a retrospective nationwide registry study. Spine J, 2024, 24(10): 1939-1951.

[3] Kong C G, Park J B. Treatment strategy for subaxial minimal facet/lateral mass fractures: a comprehensive clinical review. J Clin Med, 2025, 14(8): 2554.

[4] Callaway J, Shahzad H, Tse S, et al. Surgical management of facet fracture dislocations of the subaxial spine: a retrospective cohort study. J Am Acad Orthop Surg Glob Res Rev, 2025, 9(5): e25.00083.

[5] Bajamal A H, Subagio E A, Wicaksono P, et al. Surgery for subaxial cervical spine injuries: which is better: anterior, posterior, or anterior-posterior combined approach? a systematic review and meta-analysis. Asian Spine J, 2024, 18(4): 594-607.

[6] Zagorac S, Vasic M, Novakovic U, et al. Extreme dislocation of the cervical spine-case report. J Surg Case Rep, 2024, 20(2): rjae039.

[7] Hasan M Z, Sangondimath G M, Alam M S, et al. Vertebral artery injury in cervical spine fracture dislocation: an observational study in a tertiary care center. Cureus, 2024, 16(4): e57774.

[8] Pour-Rashidi A, Pahwa B, Khanmirzaie M H, et al. Risk factors and surgical approaches in neglected subaxial cervical spine fractures-dislocations: Experiences with two cases and literature review. Clin Case Rep, 2024, 12(1): e8421.

[9] Li T, Wang X, Ou Y, et al. Case report: A complete lower cervical fracture dislocation without permanent neurological impairment. BMC Musculoskelet Disord, 2024, 25(1): 465.

[10] Chen Z D, Tu C Q, Jiang Y J, et al. Management of non-contiguous upper and lower cervical spine fractures. Int Orthop, 2024, 48(11): 2941-2952.

[11] Kang J H, Im S B, Kim JH, et al. Is it true that treatment in patients with Subaxial Cervical Spine Injury Classification System (SLICS) 4 is the surgeon's choice . J Back Musculoskelet Rehabil, 2024, 37(1): 111-117.

[12] Piazza M G, Ravindra V M, Earl E R, et al. Validation of the subaxial cervical spine injury

classification score in children: a single-institution experience at a level 1 pediatric trauma center. J Neurosurg Pediatr, 2024, 34(4): 365-372.

[13] Thumbadoo RP, Herzog J, Bhamber N, et al. Dynamic radiographs in assessing stability of cervical spine fractures: a multicentre study. J Am Acad Orthop Surg Glob Res Rev, 2022, 6(10): e22.00067.

[14] Wang J, Kumar A, Shimer A L, et al. Traumatic cervical facet fractures and dislocations. Clin Spine Surg,2024, 37(9): 404-415.

[15] Jeong D, Beno S, Drake J M, et al. Clinical characteristics of upper cervical spine injuries in children: a retrospective case series. J Neurosurg Pediatr, 2024, 33(5): 452-460.

[16] Cirillo I, Ricciardi G A, Cabrera J P, et al. risk factors for failure of non-operative management in isolated unilateral non-displaced facet fractures of the subaxial cervical spine: systematic review and meta-analysis. Global Spine J, 2025, 15(4): 2467-2479.

[17] Lee D Y, Kang D G, Jo H S, et al. A systematic review and meta-analysis comparing conservative and surgical treatments for acute patellar dislocation in children and adolescents. Knee Surg Relat Res, 2023, 35(1): 18.

[18] Botelho R V, de Freitas Bertolini E, Barcelos A C E S, et al. The surgical treatment of subaxial acute cervical spine facet dislocations in adults: a systematic review and meta-analysis. Neurosurg Rev, 2022, 45(4): 2659-2669.

[19] Yang S, Zhang S, Li R, et al. Chinese experts consensus and practice guideline on discoid lateral meniscus. Orthop Surg, 2023, 15(4): 915-929.

[20] Qi C, Cao J, Xia H, et al. Does cervical curvature affect neurological outcome after incomplete spinal cord injury without radiographic abnormality (SCIWORA): 1-year follow-up. J Orthop Surg Res, 2022, 17(1): 361.

第三节　胸腰椎骨折

一、引言

　　胸腰椎骨折（thoracolumbar spine fractures）是指由于外力作用导致胸椎（T1～T12）和腰椎（L1～L5）区域的椎体、椎弓根、椎板、棘突或小关节突等结构的完整性受损，表现为骨折、脱位或不稳定状态。这种损伤可能伴随脊髓或神经根的压迫，导致不同程度的神经功能障碍。

二、解剖特点

　　胸腰椎骨折的解剖特点与其高发性和复杂性密切相关。

1. 解剖位置与结构特点

　　胸腰段（T10～L2）是胸椎（T1～T12）和腰椎（L1～L5）的过渡区域，

也是脊柱骨折的高发部位。该区域的生理曲度从胸椎的后凸逐渐过渡到腰椎的前凸，这种解剖结构使得胸腰段在生物力学上较为薄弱。

胸椎椎体自上而下逐渐增大，下位胸椎（如 T11 ～ T12）形态接近腰椎，呈椭圆形。腰椎椎体较大，上下关节突较大且关节面呈矢状位，适合屈伸运动，但不适合扭转。

2. 生物力学特点

（1）活动度差异：胸椎与肋骨的连接相对固定，活动度较小；而腰椎活动度较大，允许较大的屈伸、侧弯和旋转运动。胸腰段作为两者的过渡区域，活动度和应力集中，容易受到损伤。

（2）应力分布：高能量的应力传递到胸腰段时，由于其解剖结构的特殊性，容易导致椎体前方的压缩应力集中，进而引发骨折。

3. 韧带结构与稳定性

（1）韧带系统：胸腰段的韧带包括前纵韧带、后纵韧带、棘间韧带、棘上韧带、黄韧带等。这些韧带在维持脊柱稳定性方面起着重要作用，尤其是在高能量损伤下，韧带的完整性对骨折的稳定性有直接影响。

（2）后韧带复合体（PLC）：其完整性是评估脊柱稳定性的重要指标。PLC 的损伤通常意味着脊柱存在不稳定性，需要更积极地治疗。

4. 神经结构特点

（1）脊髓与神经根：胸腰段包含脊髓圆锥（conus medullaris）和马尾神经（cauda equina），这些神经结构在该区域较为集中，容易受到骨折或脱位的压迫。神经功能障碍的发生率与骨折的类型、位置和是否及时处理密切相关。

（2）胸腰椎脊柱骨折的解剖特点决定了其高发性和复杂性。该区域的过渡性结构、应力集中、韧带系统的重要性以及丰富的神经结构，使得胸腰段在高能量损伤下容易受到损伤，并且可能导致严重的神经功能障碍。

三、病因与分类

1. 病因

胸腰椎骨折主要是由于外力作用导致的骨质连续性中断，常见病因包括以下几种。

（1）高能量损伤

① 高处坠落：患者有高处坠落病史，身体着地部位（如臀部、足部）受到冲击力，传导至脊柱，导致胸腰椎骨折。

② 交通事故：车祸中，乘客或驾驶员可能因剧烈碰撞导致脊柱过度屈伸、挤

压或旋转,从而引发骨折。

③ 运动损伤:滑雪、攀岩等高风险运动中,意外坠落或撞击可能导致胸腰椎骨折。

(2)低能量损伤:如滑倒或跌倒,常见于老年人,尤其是骨质疏松患者,轻微的跌倒可能导致椎体压缩性骨折。

(3)病理性骨折

① 骨质疏松:老年人或绝经后妇女因骨质疏松,椎体骨密度降低,轻微外力即可导致骨折。

② 骨肿瘤或骨结核:可导致骨质破坏,使椎体更容易发生骨折。

2. 骨折分类

(1)按骨折形态分类

① 椎体压缩性骨折:椎体前部因受压而变形,后部保持完整。

② 椎体爆裂性骨折:椎体受到轴向暴力,导致椎体高度丢失,常伴骨碎片向椎管内移位,压迫脊髓或神经根。

③ Chance 骨折:椎体水平撕裂,通常为屈曲 - 牵张损伤,后柱结构受损,稳定性受影响。

④ 屈曲 - 牵张损伤:椎体前部压缩,后柱结构受损,稳定性受影响。

⑤ 骨折脱位:椎体完全移位,三柱结构均受损,稳定性完全丧失。

(2)按稳定性分类

① 稳定性骨折:骨折后脊柱仍能保持稳定,无需手术治疗。

② 不稳定性骨折:骨折导致脊柱稳定性受损,易进一步移位,常需手术干预。

(3)AO 分类系统:是目前广泛应用的分类方法,它将胸腰椎骨折分为三大类,每类根据损伤的严重程度进一步细分为亚型。

① A 型:压缩性骨折。

A1:单纯性楔形压缩性骨折,椎体前部压缩,后柱结构完整,稳定性不受影响。

A2:爆裂性骨折,椎体前部和中部受损,但后柱结构完整,稳定性可能受影响。

A3:爆裂性骨折伴椎体后部骨折,后柱结构受损,稳定性显著降低。

② B 型:屈曲 - 牵张损伤。

B1:屈曲性牵张损伤,椎体前部压缩,后柱结构受损,稳定性受影响。

B2:屈曲性牵张损伤伴椎体后部骨折,后柱结构受损,稳定性显著降低。

③ C 型:移位性损伤。

C1:骨折脱位,椎体完全移位,三柱结构均受损,稳定性完全丧失。

C2:骨折脱位伴关节突交锁,下关节突移至上关节突前方,稳定性完全丧失。

四、胸腰椎骨折评分系统

胸腰椎骨折的评分系统是用于评估损伤严重程度、指导治疗决策的重要工具。

1. 胸腰椎损伤分类及损伤程度评分系统 TLICS（thoracolumbar injury classification and severity score）

是由 Vaccaro 教授主导的美国脊柱损伤研究小组于 2005 年制定的，通过量化评分来指导胸腰椎损伤的治疗决策。该系统基于以下三个关键因素进行评分。

（1）骨折形态（morphology）

① 压缩性（compression fracture）：1 分。

② 爆裂性（burst fracture）：2 分。

③ 剪力及旋转（translational/rotational）：3 分。

④ 牵张性（distraction）：4 分。

（2）神经损伤情况（neurologic involvement）

① 无损伤（intact）：0 分。

② 神经根损伤（nerve root）：2 分。

③ 脊髓或圆锥损伤（cord，conus medullaris）：完全损伤（complete）2 分，不完全损伤（incomplete）3 分。

④ 马尾神经损伤（cauda equina）：3 分。

（3）后纵韧带复合体（posterior ligamentous complex，PLC）完整性

① 无损伤（intact）：0 分。

② 不确定（injury suspected/indeterminate）：2 分。

③ 确定断裂（injured）：3 分。

2. TLICS 评分的临床意义

TLICS 评分系统通过综合考虑骨折形态、神经损伤情况及后纵韧带复合体的完整性，为临床医生提供了一个量化工具，以帮助评估损伤的严重程度，并指导治疗决策。

① 总分小于 4 分：建议非手术治疗。

② 总分为 4 分：手术或非手术治疗均可，需根据患者的具体情况和医生的临床判断决定。

③ 总分大于 4 分：建议手术治疗。

3. TLICS 评分系统的优点与局限性

（1）优点

① TLICS 系统简单实用，可重复性好，能够较好地指导临床治疗决策。

② 将神经损伤和后纵韧带复合体的状态融入评估体系，更全面地反映了损伤的严重程度。

（2）局限性

① 对后纵韧带复合体损伤状态的判断一致性较差，可能影响评分的准确性。

② 在某些情况下，如严重爆裂性骨折，单独使用 TLICS 可能不足以准确评估手术指征，可能需要结合其他评分系统（如载荷分享评分 LSC）来指导手术方案的选择。

五、诊断

1. 临床表现

（1）疼痛：局部疼痛、压痛、叩击痛，活动受限。

（2）神经症状：下肢麻木、无力、大小便失禁等，合并脊髓损伤时可出现。

（3）畸形和活动受限：后凸畸形，脊柱活动度降低。

2. 影像学检查

（1）X 线检查：初步筛查，可显示骨折部位、类型及移位情况。

（2）CT 检查：清晰地显示骨折碎片、椎管内骨碎片，评估骨折严重程度。

（3）MRI 检查：评估脊髓、神经根、韧带损伤，显示椎间盘、后纵韧带复合体损伤。

六、治疗

1. 保守治疗

（1）卧床休息：适用于轻度压缩性骨折、无神经症状患者。

（2）支具固定：限制脊柱活动，促进骨折愈合。

（3）药物治疗：缓解疼痛、促进骨折愈合。

2. 手术治疗

（1）手术目的：恢复脊柱的正常序列和稳定性，解除神经压迫，促进神经功能恢复，减轻疼痛，尽可能恢复患者的神经功能和脊柱的稳定性。

（2）手术方式

① 前路手术：清除脊髓前方压迫物，重建脊柱稳定性，适用于椎体高度丢失＞70%、椎管前方有骨性压迫等。

② 后路手术：减压、复位、固定，适用于后路韧带复合体损伤导致的脊柱不稳定。

③ 经皮微创手术：创伤小、恢复快，适用于骨质疏松性椎体压缩骨折，如经皮椎体成形术（PVP）和经皮椎体后凸成形术（PKP）。

（3）手术时机：一般认为应尽早手术，伤后 24 ～ 72h 内为宜。

七、典型案例

患者，中年男性，摔伤后胸背痛 2 天。

现病史：患者 2 天前摔倒，伤后感胸背部疼痛，疼痛程度为中度，可正常行走，无头痛头晕，无胸闷憋气。患者第 2 天突感下肢无力，行走困难，急诊检查胸腰椎正侧位片、胸腰椎 MRI 检查，考虑胸 11/12 骨折合并椎管内血肿收住入院考虑行手术治疗。

既往史：平素健康状况一般，有强直性脊柱炎病史，否认高血压病史，无糖尿病史，无冠心病史，无房颤史，无外伤史，否认手术史，无肝炎、肺结核、疟疾、菌痢等传染病史。无输血史，接种史随当地，否认食物药物过敏史。

专科查体：颈胸腰椎后凸畸形，屈伸活动受限，胸 11 椎体叩击痛，双侧髂腰肌肌力 0 级，双侧股四头肌肌力 0 级，双侧踝屈伸肌肌力 0 级，双足踇趾屈伸肌肌力 0 级，双侧腹股沟水平以下感觉减退。

辅助检查：胸椎 MRI 提示胸 11/12 骨折，椎管内血肿。

术前诊断：胸椎骨折（胸 11/12）、胸部脊髓损伤 (并截瘫，ASIA 评分 B 级)、强直性脊柱炎。

治疗方式：患者诊断明确，既往强直性脊柱炎病史，外伤后出现下肢瘫痪，此类型骨折不稳定，合并椎管内血肿，脊髓有受压（图 5-3-1、图 5-3-2），需行手术

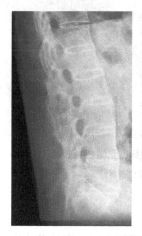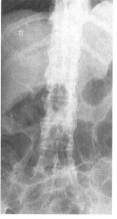

图 5-3-1　腰椎正侧位 X 线片

可见胸 11/12 间盘水平骨皮质不连续

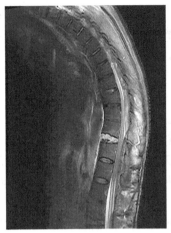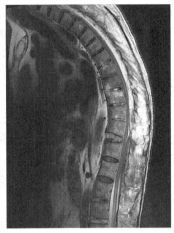

图 5-3-2　术前胸椎 MRI

提示胸 11/12 间盘内及椎旁高信号

治疗，解除脊髓神经压迫，恢复脊柱稳定，有利于早期康复锻炼。手术方案采用胸椎骨折切开复位内固定术＋椎管减压＋血肿清除术＋植骨融合术，术后康复锻炼，下肢肌力恢复至正常，术后复查胸椎正侧位显示内固定位置良好（图 5-3-3）。

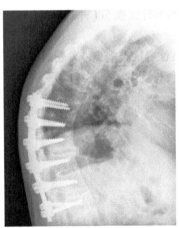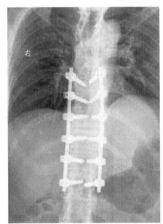

图 5-3-3　术后胸椎正侧位 X 线片

内固定位置良好

八、康复治疗

　　胸腰椎脊柱骨折的康复治疗目标是缓解疼痛、恢复脊柱稳定性、预防并发症，并尽可能恢复患者的日常活动能力和功能。

1. 非手术治疗的康复

适用于稳定的胸腰椎骨折、如压缩性骨折、横突骨折等。

（1）早期活动

① 目标是尽早让患者活动，减少长期卧床带来的并发症，患者可在佩戴支具的情况下进行坐起和站立练习。

② 支具使用：推荐使用高背胸腰骶支具，这种支具可有效限制脊柱的活动，促进骨折愈合。

（2）物理治疗：进行踝关节背伸跖屈运动、直腿抬高运动等，以预防下肢静脉血栓和神经根粘连。

（3）疼痛管理：足够的疼痛管理是康复成功的关键，需根据患者的具体情况调整镇痛方案。

2. 手术治疗的康复

手术治疗适用于不稳定性骨折、骨折伴有神经压迫或保守治疗无效的患者。

（1）术后早期康复

① 卧床期：术后 24 ～ 48h 开始进行踝关节活动和深呼吸练习，预防深静脉血栓和肺部并发症。

② 坐起和站立：术后 1 ～ 2 天可尝试坐起，随后在佩戴支具的情况下进行站立练习。

（2）中期康复（术后 1 ～ 6 周）

① 核心肌群训练：如五点支撑法、三点支撑法等，逐渐增加训练强度。

② 渐进性负重：根据手术情况和医生建议，逐步增加负重，避免剧烈活动。

（3）长期康复（术后 6 周至 3 个月）

① 功能恢复：在佩戴支具的情况下，进行日常活动和轻度运动，如散步、游泳等。

② 避免不良姿势：避免长时间弯腰、扭转和提重物，防止再次损伤。

（4）康复指导

① 定期随访：术后需定期进行影像学检查，评估骨折愈合情况和内固定稳定性。

② 心理支持：康复过程中需关注患者的心理状态，提供必要的心理支持。

九、讨论

胸腰椎骨折是一种严重的脊柱损伤，其诊断和治疗具有一定的复杂性和挑战性。胸腰椎脊柱骨折的预后与损伤的严重程度、治疗时机和治疗方法等因素密切相关。早期诊断和及时治疗有助于改善预后，提高患者的神经功能恢复水平和生活质量。

参考文献

[1] Tomczyk-Warunek A, Kłapeć M, Blicharski R, et al. Comparison of methods for short-segment posterior stabilization of lumbar spine fractures and thoracolumbar junction. J Clin Med,2024,13(23):7318.

[2] Azizi A, Azizzadeh A, Tavakoli Y, et al. Thoracolumbar fracture and spinal cord injury in blunt trauma: a systematic review, meta-analysis, and meta-regression. Neurosurg Rev,2024,47(1):333.

[3] Wanner G A, Bloemers F, Nau C, et al. Thoracolumbar injuries: prehospital and emergency management, imaging, classifications and clinical implications. Eur J Trauma Emerg Surg, 2024,50(5):1943-1949.

[4] Striano B M, Crawford A M, Gong J, et al. Thoracolumbar fracture: A natural history study of survival following injury. J Bone Joint Surg Am, 2025,107(1):73-79.

[5] Ullrich B W, Schenk P, Scheyerer M J, et al. Georg Schmorl prize of the German spine society (DWG) 2022: Current treatment for inpatients with osteoporotic thoracolumbar fractures-results of the EOFTT study. Eur Spine J, 2023,32(5):1525-1535.

[6] Li T, Yan J, Liu X, et al. Efficacy and safety of conservative treatment compared with surgical treatment for thoracolumbar fracture with score 4 thoracolumbar injury classification and severity (TLICS): A systematic review and meta-analysis. Clin Spine Surg, 2024,37(5):230-241.

[7] Chou T Y, Tsuang F Y, Hsu Y L, et al. Surgical versus non-surgical treatment for thoracolumbar burst fractures without neurological deficit: A systematic review and meta-analysis. Global Spine J,2024,14(2):740-749.

[8] Yu Q, Chen K, Guo Z, et al. Effect of different injury morphology of the endplate on intervertebral disc degeneration: retrospective cohort study. Orthop Surg, 2024,16(12):2995-3005.

[9] Dolgun H, Emrahoğlu M E, Yılmaz E R, et al. Epidemiology of pediatric thoracolumbar spinal fractures and associated injuries: a single-center experience. Childs Nerv Syst, 2025,41(1):106.

[10] Fei G, Yan H. Clinical effect of minimally invasive percutaneous pedicle screw internal fixation combined with injured vertebrae bone grafting in the treatment of thoracolumbar fractures in orthopedic surgery. Emerg Med Int, 2022.

[11] Zhang J, Liu F, Xu J, et al. Automated detection and classification of acute vertebral body fractures using a convolutional neural network on computed tomography. Front Endocrinol (Lausanne), 2023,14:1132725.

[12] Yang S, Zhang S, Li R, et al. Chinese experts consensus and practice guideline on discoid lateral meniscus. Orthop Surg, 2023,15(4):915-929.

[13] Viola R, Juhász Á, Süvegh D, et al. Impact of treatment modalities and fracture stability on survival in thoracolumbar fractures: A 5-year observational study. J Clin Med, 2025,14(3):933.

[14] Alfaedi S A, Alharbi A M, Hassan A S, et al. A systematic review of the long-term outcomes of surgical versus non-surgical management for types A3 and A4 thoracolumbar spinal fractures with no neurological deficits. Cureus, 2024,16(10):e72620.

[15] Kweh B T S, Tee J W, Dandurand C, et al. The AO spine thoracolumbar injury classification system and treatment algorithm in decision making for thoracolumbar burst fractures without

neurologic deficit. Global Spine J, 2024,14(1_suppl):32S-40S.

[16] Chen X, Liu Y. A classification method for thoracolumbar vertebral fractures due to basketball sports injury based on deep learning. Comput Math Methods Med, 2022: 8747487.

[17] Esposito F, Bove I, Vitulli F, et al. Outcome measures of open versus minimally invasive surgery for thoracolumbar spinal traumatic fractures: A systematic review and meta-analysis. J Clin Med, 2024,13(18):5558.

[18] Jiang Y, Cui X, Ji W, et al. Novel uniplanar pedicle screw systems applied to thoracolumbar fractures: A biomechanical study. Front Bioeng Biotechnol, 2023,11:1172934.

第四节　骶骨骨折

一、概述

骶骨骨折是指骶骨受到外力作用导致其结构发生连续性中断或完整性破坏的情况。这种骨折可以发生在骶骨的任何部位，包括骶骨的体部、翼部、骶孔周围等区域。骶骨作为连接脊柱与骨盆的关键骨骼，具有重要的生物力学功能和神经传导作用。骶骨骨折多由高能量外伤引发，不仅会导致骨盆结构不稳定和慢性疼痛，还可能合并神经、血管及脏器损伤，给患者带来沉重负担。近年来，随着影像学技术和内固定器械的进步，骶骨骨折的诊断准确性和治疗效果显著提升，但仍有诸多问题需进一步探索。

二、解剖结构

（1）位置和形态：骶骨呈三角形，位于脊柱的最下端，由 5 块骶椎融合而成。其上部与腰椎相连，下部与尾骨相连，并且与两侧的髋骨通过骶髂关节相连，构成骨盆的后部结构。

（2）功能：骶骨起着承重和传导力量的作用，它将脊柱的重量传导至骨盆和下肢，并且在人体的运动和姿势维持中发挥重要作用。

三、病因与分类

1. 病因

骶骨骨折的病因主要包括以下几类。

（1）直接暴力：是导致骶骨骨折的主要原因之一，常见于以下情况。

① 高处坠落：从高处跌落时骶尾部直接撞击地面。

② 交通事故：骶尾部受到车辆直接撞击。

③ 重物压砸：身体被重物直接压砸。

④ 挤压伤：骶部被物体挤压。

（2）间接暴力：通常通过传导、杠杆、旋转或肌肉收缩等因素引起骶骨骨折，常见于以下情况。

① 跌坐伤：走路时不慎向后跌坐，臀部着地导致骶骨骨折。

② 传导暴力：暴力从骶尾椎远端向上传导。

（3）骨质疏松：会导致骨骼强度下降，使骶骨更容易在轻微外力下发生骨折。这种情况在老年人和绝经后妇女中更为常见。

（4）其他因素

① 长期使用皮质类固醇：可能导致骨骼脆弱，增加骨折风险。

② 类风湿关节炎：这种疾病也会增加骶骨骨折的风险。

③ 重复应力：如运动员长期在硬地上跑步，可能导致骶骨应力性骨折。

④ 分娩：在极少数情况下，分娩过程中盆腔受到过度压力也可能导致骶骨骨折。

2. 分类

骶骨骨折的分类方法有多种，常见的分类系统包括基于解剖位置的分类、基于稳定性评估的分类以及基于骨折形态描述的分类等。

（1）基于解剖位置的分类（Denis 分型）：Denis 分型是目前最常用的骶骨骨折分类方法，根据骨折线与骶骨神经孔的关系将骶骨分为三个区域。

① Ⅰ区骨折：骨折线位于骶骨翼区（神经孔外侧），约占骶骨骨折的 50%，神经损伤发生率较低（约 5.9%）。

② Ⅱ区骨折：骨折线穿过神经孔，但不累及椎管，神经损伤发生率约为 28.4%。

③ Ⅲ区骨折：骨折线累及椎管内侧，神经损伤风险最高（约 56.7%），且常伴有骨折不稳定。

（2）基于稳定性评估的分类（Isler 分型）：Isler 分型主要用于评估涉及腰骶关节（L5 ～ S1）的骶骨骨折的稳定性。

① Ⅰ型：骨折位于 L5 ～ S1 关节外侧，通常为稳定性骨折。

② Ⅱ型：骨折累及 L5 ～ S1 关节，常伴有不稳定。

③ Ⅲ型：骨折延伸至关节内侧，通常为不稳定性骨折，可能需要手术治疗。

（3）基于骨折形态描述的分类：Roy-Camille 分型常用于描述 Denis Ⅲ区的横形骨折，根据骨折的成角和移位情况分为以下 4 型。

① Ⅰ型：骨折有成角但无移位。

② Ⅱ型：骨折有成角且部分移位。

③ Ⅲ型：骨折完全移位。

④ Ⅳ型：由轴向暴力导致的粉碎性骨折。

（4）AO 分型系统：将骶骨骨折分为 A、B、C 三种类型。

① A 型：涉及骶尾部下部，不影响脊盆稳定性。

② B 型：为后部骨盆骨折，特征为单侧纵行骶骨骨折，导致同侧 S1 关节与骶骨内侧不连续，影响骨盆稳定性。

③ C 型：导致脊盆不稳定。

四、临床表现

骶骨骨折的临床表现因骨折的严重程度、位置以及是否累及周围神经和组织而有所不同。以下是常见的临床表现。

1. 疼痛

骶骨骨折后，患者通常会感到骶骨部位的持续性疼痛，尤其是在坐位、体位变换或按压骶骨区域时疼痛会明显加重；部分患者疼痛可能会放射至臀部或大腿后侧，甚至在咳嗽或打喷嚏等腹压增高动作时也会诱发疼痛加剧。

2. 活动受限

骶骨骨折会导致腰部及下肢活动障碍，患者常表现为翻身困难、无法完成仰卧起坐动作，行走时可能出现跛行。严重者因疼痛完全无法负重，需卧床制动。

3. 坐立困难

由于坐骨结节受压时会直接传导压力至骶骨，骨折患者通常无法保持坐姿，或需用单侧臀部支撑以减轻患侧压力。

4. 神经功能障碍

当骨折涉及骶孔时，可能损伤骶神经，表现为会阴部麻木、大小便功能障碍或性功能异常。严重者可出现鞍区感觉减退，提示骶 2～骶 4 神经根受压，这种情况属于急诊手术指征。

5. 淤血和肿胀

骶骨骨折后，周围组织可能会出现肿胀和淤血，导致局部皮肤发红、发热等症状。骶骨表面软组织较薄，骨折后局部可见皮下淤青，触诊可能有明显肿胀和压痛。

6. 其他症状

① 出血：骶骨骨折为骨松质骨折，出血量往往较大，严重者可能伴有大量出血。

② 排便困难和尿失禁：骶骨骨折可能导致肛门括约肌失去支撑作用，出现排便困难或尿失禁。

③ 性功能障碍：骶骨骨折可能影响男性的勃起功能和女性的阴道松弛度。

五、诊断

1. 体格检查

重点检查骨盆挤压分离试验是否阳性，评估会阴部、骶尾部是否有压痛、肿胀及皮下瘀斑，观察脊柱、骨盆形态，检查下肢肌力、感觉及反射，初步判断神经损伤程度。

2. 影像学检查

（1）X 线检查：正位片显示骶骨位置、形态，侧位片观察骶骨上下关节面及椎体序列，出口位片可清晰地显示骶骨翼内侧面及骶髂关节。但平片对骶骨骨折的敏感度较低，易漏诊。

（2）CT 检查：轴位像可详细了解骶骨骨折线走向、骶孔及骶髂关节损伤，薄层扫描和三维重建可准确判断骨折类型、移位程度及骨盆环完整性。

（3）MRI 检查：可清晰地显示骶骨骨折的软组织损伤，如韧带、肌肉、神经和血管损伤情况，对骶骨骨折的诊断和治疗选择具有重要意义。

（4）其他影像学检查：对于复杂或可疑病例，还可结合 PET-CT 等检查方法，更全面地评估骨折情况及周围组织损伤。

3. 特殊检查

对于怀疑有神经损伤的患者，可进行神经电生理检查，如肌电图和神经传导速度测定，以评估神经功能损伤程度；对于疑似血管损伤的患者，可行血管造影检查。

六、治疗

骶骨骨折的治疗主要包括保守治疗和手术治疗，具体选择取决于骨折的类型、移位程度、是否伴有神经损伤以及患者的全身状况等因素。

1. 保守治疗

保守治疗适用于稳定性骨折、无明显移位的骨折、无神经损伤的骶骨骨折。具体措施包括以下几种。

（1）卧床休息：患者需卧床休息，避免负重，以减少骶骨的负荷，促进骨折愈合。

（2）药物治疗：使用镇痛药物（如布洛芬、双氯芬酸钠等）缓解疼痛。对于骨质疏松性骶骨骨折，可补充钙剂、维生素 D、促进骨愈合的药物等。

（3）物理治疗：在疼痛缓解后，可逐渐进行康复锻炼，如肌肉力量训练和关节活动度训练。

（4）支具固定：对于部分稳定性骨折，可使用支具或石膏固定。

2. 手术治疗

手术治疗适用于不稳定性骨折、伴有神经损伤的骨折或保守治疗失败的病例。手术方式主要包括以下几种。

（1）骶髂关节螺钉固定：这是最常用的手术方式，通过在 X 线透视引导下将螺钉从髂骨翼旋入骶骨，穿过骶髂关节，固定骨折。

（2）钢板螺钉内固定：包括前路或后路钢板螺钉固定，适用于复杂骨折。

（3）脊柱 - 骨盆固定系统：通过在骶髂螺钉及钢板的基础上，借助脊柱 - 骨盆固定系统形成腰椎 - 骶骨 - 髂骨的三角固定系统，提高纵向稳定性。

（4）骶骨棒固定：适用于单侧骶骨骨折，且需满足一侧骨盆环稳定及双侧后结节完整等条件。

3. 特殊情况

（1）伴有马尾神经综合征（cauda equina syndrome）：在患者出现下肢神经功能障碍、性功能障碍、尿潴留或尿便失禁等症状时，应考虑早期手术减压。

（2）骨质疏松性骶骨骨折：对于骨质疏松性骶骨骨折，在手术时可使用骨水泥增强螺钉固定，以提高稳定性。

七、讨论

骶骨骨折的治疗需根据患者的具体情况制定个体化的治疗方案，综合运用保守治疗和手术治疗的优点，同时重视术后康复训练，以达到最佳的治疗效果。患者在治疗过程中需积极配合医生的治疗和康复指导，保持良好的心态，以促进康复。

参考文献

[1] Barber L A, Katsuura Y, Qureshi S. Sacral fractures: A review. HSS J, 2023, 19(2): 234-246.

[2] Yang S, Zhang S, Li R, et al. Chinese experts consensus and practice guideline on discoid lateral meniscus. Orthop Surg, 2023, 15(4): 915-929.

[3] Sun N, Liu Y, Yan H, et al. Recent progress in the classification and operation of sacral fractures. Emerg Med Int, 2023, 2795722.

[4] Lee S H, Kim D H, Park J H, et al. Incidence and risk factors of sacral fracture following lumbosacral fusion for degenerative spinal stenosis with a minimum follow-up of 2 years: A case-control study. World Neurosurg, 2024, 191: e633-e643.

[5] Hiranaka Y, Miyazaki S, Inoue S, et al. Clinical features and therapeutic process of sacral fatigue fractures in adolescents. Am J Sports Med, 2024, 52(8): 2046-2054.

[6] Nakamae T, Kamei N, Kanda T, et al. Sacral stress fracture in athletes with overuse: A clinical series of 11 patients and literature review. Clin Spine Surg, 2023, 36(8): 295-300.

[7] Shankar D S, Gillinov L A, Buldo-Licciardi M, et al. Clinical presentation and outcomes of sacral stress fractures in athletes: a case series of 13 patients. Sports Health, 2024, 16(5): 759-765.

[8] Sarigul B, Ogrenci A, Yilmaz M, et al. Sacral insufficiency fracture: a single-center experience of 185 patients with a minimum 5-year follow-up. Eur Spine J, 2024, 33(4): 1511-1517.

[9] Sassara G M, Smakaj A, De Mauro D, et al. Evaluating treatment outcomes for pelvic insufficiency fractures: a systematic review. J Clin Med, 2024, 13(11): 3176.

[10] Briggs P, King S W, Staniland T, et al. A systematic review of sacral insufficiency fractures: treatment modalities and outcomes. Cureus, 2023, 15(7): e41745.

[11] Lambrechts M J, Schroeder G D, Conaway W, et al. Management of C0 sacral fractures based on the A0 spine sacral injury classification: A narrative review. Clin Spine Surg, 2023, 36(2): 43-53.

[12] Kramer A, Naisan M, Kindel S, et al. Retrospective evaluation of percutaneous 3D-navigated screw fixation for fragility fractures of the sacrum: Technical notes and four-year experience. Sci Rep, 2023, 13(1): 12254.

[13] Oguzkaya S, Güvercin Y S, Kızkapan T B, et al. Fracture lines and comminution zones of traumatic sacral fractures. Ulus Travma Acil Cerrahi Derg, 2023, 29(2): 247-251.

[14] Tsatsaragkou A, Vlasis K, Raptis K, et al. Fatigue sacral fractures: a case series and literature review. J Musculoskelet Neuronal Interact, 2022, 22(3): 385-392.

[15] Umeda R, Iijima Y, Yamakawa N, et al. Assessment of the initial diagnostic accuracy of a fragility fracture of the sacrum: A study of 56 patients. Asian Spine J, 2023, 17(6): 1066-1073.

[16] Baghel A, Verma M K, Sharma P, et al. Functional outcomes and quality of life after sacrum fractures managed by either operative or conservative approaches: A case series with one-year follow-up. Cureus, 2024, 16(4): e59375.

[17] Igarashi S, Kobayashi T, Kijima H, et al. Distal sacral nerve roots severed by a fragility fracture of the sacrum: A case report. J Med Case Rep, 2022,16(1):315.

[18] Shin C P, Mascarenhas L D, Holderread B M, et al. Treatment for sacral insufficiency fractures: A systematic review. J Orthop, 2022, 34: 116-122.

[19] Rovere G, De Mauro D, Smakaj A, et al. Triangular osteosynthesis and lumbopelvic fixation as a valid surgical treatment in posterior pelvic ring lesions: A systematic review. Front Surg, 2024, 11: 1266393.

第五节　骨质疏松性椎体压缩性骨折

一、概述

骨质疏松性椎体压缩性骨折（osteoporotic vertebral compression fracture, OVCF）是指由于骨质疏松导致骨密度降低、骨骼微结构破坏，使椎体的骨强度减弱，在轻微外力或无明显外力作用下发生的椎体压缩性骨折。它是骨质疏松症最常见的骨折类型之一，尤其多见于老年人。OVCF 不仅会给患者带来身体上的痛苦，如疼痛、畸形、活动受限等，还会导致心肺功能下降、胃肠功能紊乱等一系列并发症，显著降低患者的生活质量，增加致残率和死亡率，给家庭和社会带来沉重的负担。

二、发病特点

1. 骨质疏松

骨质疏松是一种以骨量减少、骨微结构破坏为特征的代谢性骨病，导致骨骼脆性增加，容易发生骨折。骨质疏松的病理基础是骨密度降低，骨小梁稀疏，甚至断裂，骨骼的力学性能下降。

2. 椎体压缩性骨折

椎体因骨质疏松而变得脆弱，在轻微外力（如弯腰、咳嗽、打喷嚏、负重等）或无明显外力作用下，椎体会发生压缩变形，导致骨折。

3. 常见部位

骨质疏松性椎体压缩性骨折多发生在胸椎和腰椎，尤其是 T12 和 L1 椎体，因为这些部位是脊柱的应力集中区域。

三、发病机制

1. 骨质疏松因素

骨质疏松是 OVCF 发生的根本原因。随着年龄的增长，骨代谢失衡，骨吸收超过骨形成，导致骨量减少、骨微结构退化，骨骼的强度和韧性下降，使椎体更容易在较小的外力作用下发生骨折。绝经后女性由于雌激素水平下降，骨丢失加速，骨质疏松的发生率更高，因此 OVCF 的发病率也显著高于男性。

2. 力学因素

椎体在人体脊柱中承担着重要的力学作用，正常情况下，其能够承受一定的生理负荷。然而，当骨质疏松时，椎体的力学性能下降，无法承受日常活动中的应力，如弯腰、扭转身体等动作，就可能导致椎体微骨折，进而引发压缩性骨折。此外，不正确的姿势、脊柱的过度负荷等情况也会增加椎体骨折的风险。

3. 神经因素

椎体骨质疏松性骨折后易引起椎体微动及塌陷，椎体微动时，骨间和骨膜神经紧张，刺激神经产生 P 物质，这是一种已知的伤害感受物质。椎体塌陷时，骨膜中的伤害感受器感受到负荷的变化，引起疼痛介质的改变，进而导致疼痛的发生。

四、临床表现

骨质疏松性椎体压缩性骨折（OVCF）的临床表现因个体差异、骨折的急性程度以及是否伴有其他并发症而有所不同。

1. 疼痛

（1）急性疼痛：急性 OVCF 患者常表现为突发的胸腰背部疼痛，疼痛通常位于脊柱中线，但可能放射至侧腹部、臀部或大腿。

（2）慢性疼痛：部分骨折患者在急性期过后，疼痛可能转变为慢性、隐痛，尤其是骨折部位，在起床、蹲坐等动作时疼痛明显。

（3）疼痛特点：疼痛通常在活动时加重，如站立、行走、弯腰或提重物时，而在平卧时减轻。

2. 活动受限

患者可能会因疼痛，出现脊柱活动受限，难以完成弯腰、扭转等动作。患者长期卧床可能导致肌肉萎缩和关节僵硬，进一步限制活动能力。

3. 身高降低

椎体骨折后，随着椎体压缩改变、驼背，患者可能会出现身高降低，尤其是在多发性椎体骨折的情况下更加明显。

4. 脊柱畸形

多次或严重的椎体压缩性骨折可能导致脊柱后凸畸形（驼背），影响外观和身体平衡。

5. 神经压迫症状

虽然 OVCF 较少引起神经压迫，但在某些情况下，骨折碎片可能压迫脊髓或神经根，导致下肢麻木、无力或大小便功能障碍。

五、诊断方法

1. 病史与体格检查

详细的病史询问和体格检查是诊断 OVCF 的基础。患者常表现为突发的腰背部疼痛，疼痛可放射至腹部、腹股沟或下肢，活动时加重，休息后减轻。部分患者可能伴有脊柱后凸畸形、身高变矮等表现。体检时可发现患者腰背部有明显的压痛和叩击痛，严重者可能出现神经压迫症状，如肢体感觉减退、肌力下降、反射异常等。

2. 影像学检查

（1）X 线检查：是诊断 OVCF 常用的方法之一，能够显示椎体的形态、高度及骨质密度等情况。典型的 OVCF 在 X 线片上可表现为椎体楔形变、双凹变形或粉碎性骨折。但 X 线检查对于早期未发生明显椎体变形的骨折可能漏诊，且无法准确评估骨质疏松的程度。

（2）CT 检查：可提供更清晰的椎体横断面影像，能够准确显示椎体骨折的类型、程度以及是否存在椎管内骨碎片等情况，对指导治疗和评估预后具有重要意义。同时，CT 还可观察到椎体的细微结构变化，如骨小梁断裂、骨皮质塌陷等，对于早期诊断 OVCF 也有一定的价值。

（3）MRI 检查：对 OVCF 的诊断具有较高的敏感性和特异性，能够早期发现椎体内的微小骨折和骨挫伤。在 MRI 图像上，新鲜的 OVCF 椎体在 T1 加权像上呈低信号，T2 加权像上呈高信号，且常伴有骨髓水肿。此外，MRI 检查还可以评估脊髓和神经根的情况，对于合并神经症状的患者尤为重要。

（4）双能 X 线吸收法（DXA）：是目前诊断骨质疏松的金标准，可用于测定椎体等部位的骨密度，帮助评估患者的骨质疏松程度，预测骨折风险，为 OVCF 的诊断和防治提供依据。

六、治疗手段

1. 保守治疗

（1）卧床休息：对于症状较轻的患者，卧床休息可减轻椎体的负重，缓解疼痛。但长期卧床可能导致骨量进一步丢失、肌肉萎缩、血栓形成等并发症，因此一般建议卧硬板床休息 1～2 周，待疼痛缓解后逐渐增加活动量。

（2）药物治疗：旨在缓解疼痛、促进骨愈合和防止骨丢失。疼痛明显者可口服非甾体抗炎药，如布洛芬等，或使用阿片类药物、肌肉松弛剂等，但需注意药物的不良反应。同时，补充钙剂和维生素 D，以及使用抗骨质疏松药物，以改善骨质疏松状况，降低再次骨折的风险。

（3）支具固定：腰部支具或胸腰骶支具可限制脊柱的活动，减轻椎体的负担，缓解疼痛，有利于骨折的愈合。支具一般需佩戴 6～12 周，其间应注意皮肤护理，防止压疮的发生。

2. 手术治疗

（1）经皮椎体成形术（PVP）和经皮椎体后凸成形术（PKP）：是目前治疗 OVCF 常用的微创手术方法。在 X 线或 CT 的引导下，将骨水泥注入骨折的椎体，能够迅速缓解疼痛，稳定脊柱，改善患者的生活质量。PKP 相较于 PVP，可通过气囊扩张复位骨折椎体，恢复椎体高度和形态，减少了骨水泥渗漏的风险，但两种手术方法在减轻疼痛和促进术后快速康复方面均具有显著效果。

（2）开放性手术：对于少数伴有严重神经压迫症状、椎体不稳定或后凸畸形明显且影响心肺功能等的患者，可能需要进行开放性手术，如椎体次全切除术、脊柱融合术等，以彻底解除神经压迫，重建脊柱的稳定性和生理曲度。

七、典型病例

患者，老年女性，外伤后腰部疼痛，活动障碍 3h。

现病史：患者 3h 前不慎摔倒，落地后感腰部疼痛，活动受限，疼痛程度为中度，不伴下肢放射痛，无头痛、头晕，无胸闷、憋气，门诊行腰椎正侧位片、腰椎 MRI 检查，考虑腰 2 椎体压缩性骨折，为进一步治疗收入住院。自患病以来患者神志清，无发热，饮食可，大小便正常。

既往史：平素健康状况良好，无高血压病、糖尿病、冠心病、房颤病史，无外伤、手术史，无肝炎、肺结核、疟疾等传染病史。无输血史，否认食物、药物过敏史。

专科查体：腰椎后凸畸形，腰 2 棘突部位压痛、叩击痛明显，腰椎屈伸受限，双下肢皮肤感觉正常，肌力、肌张力未见明显异常，双侧膝反射、踝反射（++），双下肢直腿抬高试验阴性，双侧巴宾斯基征阴性。

辅助检查：腰椎 MR 提示腰 2 椎体压缩性骨折。

术前诊断：腰椎压缩性骨折（L2）、骨质疏松。

治疗方式：患者有腰部外伤史，结合症状、查体及影像学检查（图 5-5-1～图 5-5-3）腰椎骨折诊断明确，保守治疗需卧床，并发症较多，考虑患者合并骨质疏松，决定行经皮椎体成形术治疗，术中行椎体束 CT 引导（图 5-5-4～图 5-5-6），精准穿刺，注射骨水泥过程中可监测骨水泥填充情况，有无渗漏等。

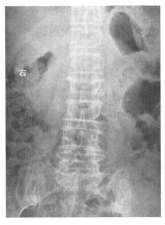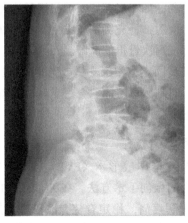

图 5-5-1　术前腰椎正侧位 X 线片

提示腰 2 椎体压缩性改变

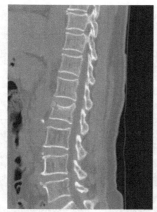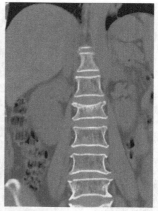

图 5-5-2 术前腰椎 CT

提示腰 2 椎体骨折，上终板塌陷

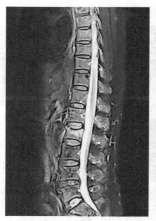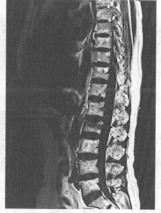

图 5-5-3 术前腰椎 MRI

提示腰 2 椎体压缩，椎体内信号改变

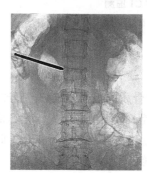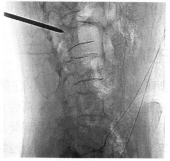

图 5-5-4 术中穿刺针定位情况

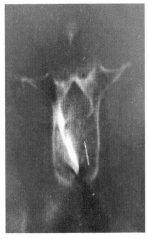 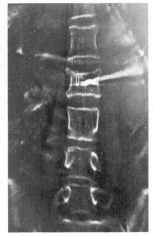 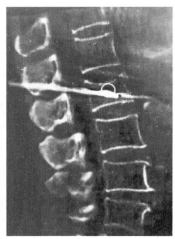

图 5-5-5　术中行椎体束 CT 引导下精准穿刺

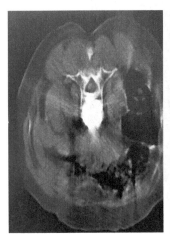 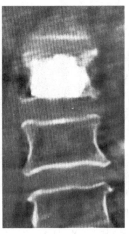 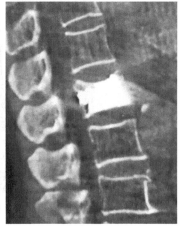

图 5-5-6　术中 CT 监测

可见骨水泥分布良好

八、预防及预后

　　OVCF 的预防应从年轻时期开始，注重骨质的积累和维护，通过合理的饮食、适当的运动、充足的日照等方式来提高骨量。对于中老年人，尤其是绝经后的女性，应定期进行骨密度检测，早期发现骨质疏松并及时进行干预。同时，避免吸烟、过量饮酒等不良生活习惯，注意防止跌倒，以降低骨折的风险。

　　OVCF 患者的预后因个体情况而异，部分患者经过及时有效的治疗后，疼痛可逐渐缓解，骨折愈合良好，能够恢复较好的生活自理能力。然而，也有部分患者由于年龄较大、基础疾病较多、骨折严重或治疗不及时等原因，可能出现长期疼痛、残疾甚至死亡等不良预后。因此，加强 OVCF 的预防和早期治疗，对于改善患者的预后具有重要意义。

参考文献

[1] Nicolaes J, Skjødt M K, Raeymaeckers S, et al. Towards improved identification of vertebral fractures in routine computed tomography (CT) scans: Development and external validation of a machine learning algorithm. J Bone Miner Res, 2023, 38(12): 1856-1866.

[2] Wells G A, Hsieh S C, Peterson J, et al. Etidronate for the primary and secondary prevention of osteoporotic fractures in postmenopausal women. Cochrane Database Syst Rev, 2024, 4(4): CD003376.

[3] US Preventive Services Task Force, Nicholson W K, Silverstein M, et al. Screening for osteoporosis to prevent fractures: Us preventive services task force recommendation statement. JAMA, 2025, 333(6): 498-508.

[4] Xu A Y, Shah K, Singh M, et al. Physical therapy for patients with thoracolumbar vertebral fractures. Am J Med, 2025, 138(3): 406-415.

[5] Zheng X Q, Xu L, Huang J, et al. Incidence and cost of vertebral fracture in urban China: A 5-year population-based cohort study. Int J Surg, 2023, 109(7): 1910-1918.

[6] Ward K A, Jarjou L, Pearse C, et al. Vertebral fracture prevalence and risk factors for fracture in The Gambia, West Africa: The Gambian bone and muscle ageing study. J Bone Miner Res, 2024, 40(1): 50-58.

[7] Williams C M, Henschke N, Maher C G, et al. Red flags to screen for vertebral fracture in patients presenting with low-back pain. Cochrane Database Syst Rev, 2023, 11(11): CD008643.

[8] Zhang Y Y, Xie N, Sun X D, et al. Insights and implications of sexual dimorphism in osteoporosis. Bone Res, 2024, 12(1): 8.

[9] Wiklund P, Buchebner D, Geijer M. Vertebral compression fractures at abdominal CT: Underdiagnosis, undertreatment, and evaluation of an AI algorithm. J Bone Miner Res, 2024, 39(8): 1113-1119.

[10] Ye C, Leslie W D, Bouxsein M L, et al. Association of vertebral fractures with worsening degenerative changes of the spine: A longitudinal study. J Bone Miner Res, 2024, 39(12): 1744-1751.

[11] Khan A A, Slart R H J A, Ali D S, et al. Osteoporotic fractures: diagnosis, evaluation, and significance from the international working group on DXA best practices. Mayo Clin Proc, 2024, 99(7): 1127-1141.

[12] Han C S, Hancock M J, Downie A, et al. Red flags to screen for vertebral fracture in people presenting with low back pain. Cochrane Database Syst Rev, 2023, 8(8): CD014461.

[13] Carli D, Venmans A, Lodder P, et al. Vertebroplasty versus active control intervention for chronic osteoporotic vertebral compression fractures: The VERTOS V randomized controlled trial. Radiology, 2023, 308(1): e222535.

[14] Miao X, Yang S, Zhu J, et al. Bioactive mineralized small intestinal submucosa acellular matrix/PMMA bone cement for vertebral bone regeneration. Regen Biomater, 2023, 10: 040.

[15] Zhang C, Cai X, Li M, et al. Preclinical evaluation of bioactive small intestinal submucosa-PMMA bone cement for vertebral augmentation. ACS Biomater Sci Eng, 2024, 10(4): 2398-2413.

[16] Wu Y, Zhou Z, Lu G, et al. Risk factors for cement leakage after percutaneous vertebral augmentation for osteoporotic vertebral compression fractures: A meta-analysis. Int J Surg, 2025, 111(1): 1231-1243.

[17] Katthagen J C, Koeppe J, Stolberg-Stolberg J, et al. Effects of anti-osteoporosis therapy on the risk of secondary fractures and surgical complications following surgical fixation of proximal humerus fracture in older people. Age Ageing, 2023, 52(6): afad097.

[18] Birtolo M F, Pedersini R, Palermo A, et al. Bone-active drugs in premenopausal women with breast cancer under hormone-deprivation therapies. Eur J Endocrinol, 2024, 191(2): 117-125.

[19] Maradit Kremers H, Grossardt B R, Miller A R, et al. Fracture risk among living kidney donors 25 years after donation. JAMA Netw Open, 2024, 7(1): e2353005.

第六节 无骨折脱位型颈脊髓损伤

一、概述

无骨折脱位型颈脊髓损伤（cervical spinal cord injury without fracture dislocation, CSCIWFD）是指患者在受伤后出现颈脊髓损伤的临床症状和体征，但在所有影像学检查中未发现骨折或脱位表现的一种特殊颈脊髓损伤类型。这种损伤多由高能量损伤导致，如车祸、高处坠落等，患者常表现为颈部疼痛、四肢麻木、肌力减退等症状。该类型损伤在临床上较为特殊，首诊时容易漏诊，可能导致进行性神经功能恶化甚至完全性瘫痪，严重影响患者的预后。

二、病因与发病机制

1. 病因

无骨折脱位型颈脊髓损伤的主要病因包括体育运动损伤、坠落损伤、交通事故损伤等，与交通工具、工作环境等因素相关，城市居民为高发群体。

2. 发病机制

无骨折脱位型颈脊髓损伤的发病机制复杂，涉及多种因素共同作用于颈椎管，导致脊髓受压迫或伤害。主要为不完全性脊髓损伤，其中中央型颈脊髓损伤发病率最高，主要损伤机制如下。

（1）颈椎解剖结构因素

① 颈椎椎管狭窄：许多患者存在先天性或退行性椎管狭窄，如颈椎间盘突出、后纵韧带骨化、黄韧带肥厚等。这些因素导致椎管容积变小，脊髓在受到外力时更容易受到压迫。

② 颈椎不稳定性：部分患者可能因颈椎退行性变或发育性因素导致颈椎稳定性下降，使得脊髓在轻微外力作用下即可受损。

（2）外力作用机制

① 过伸型损伤：在跌倒或外力作用下，颈椎向后上方牵引过伸，椎管被拉长变窄，脊髓受到牵引力损伤。

② 挥鞭样损伤：常见于车祸中，颈部在瞬间发生剧烈的前后摆动，导致脊髓反复受到牵拉和挤压。

（3）脊髓内部病理变化

① 脊髓水肿和出血：外力作用导致脊髓微血管破裂，引起脊髓水肿和出血，这种微结构损伤在 MRI 检查中可能表现为异常信号，但在 X 线或 CT 检查中难以发现骨折或脱位。

② 神经纤维损伤：脊髓内部的神经纤维可能因外力作用而发生断裂或扭曲，导致神经传导功能障碍。

（4）年龄因素：该损伤多见于儿童和 50 岁以上患者。儿童因脊柱椎体关节面发育不全，颈椎存在不稳定性；老年人则多因颈椎退行性变导致椎管狭窄。

三、诊断方法

1. 临床表现

无骨折脱位型颈脊髓损伤患者的临床表现多样，常见症状包括颈部疼痛、四肢无力、感觉异常、括约肌功能障碍等。由于影像学检查难以发现明显的骨折或脱位，临床医生需要根据患者的病史、症状和体征进行综合判断。

（1）颈部症状

① 颈部疼痛：患者常表现为颈部疼痛，尤其是在受伤部位，疼痛可能较为剧烈且可能向肩部或上肢放射。

② 颈部活动受限：患者可能因疼痛或肌肉痉挛导致颈部活动受限。

（2）四肢症状

① 四肢麻木或无力：这是最常见的临床表现之一。患者可能表现为四肢不同程度的麻木、无力，甚至瘫痪。损伤平面以下的感觉和运动功能障碍程度因个体差异而异，部分患者可能仅表现为轻度无力，而另一些患者可能出现完全性瘫痪。

② 上肢症状重于下肢：在某些情况下，如中央管综合征，上肢的瘫痪可能比

下肢更严重。

（3）大小便功能障碍：部分患者可能出现排尿困难、尿潴留或尿失禁，以及便秘或大便失禁。

（4）脊髓休克：伤后初期，患者可能出现脊髓休克，表现为损伤平面以下的弛缓性瘫痪，此时肌肉张力降低，反射消失。脊髓休克通常在数小时到数天内逐渐缓解，但恢复情况因人而异。

（5）呼吸功能障碍：若损伤累及 C3 ～ C4 节段，可能影响膈神经，导致呼吸功能障碍。

2. 影像学检查

（1）X 线检查：常规 X 线检查通常显示颈椎无骨折或脱位，但对于发现颈椎的稳定性异常和韧带损伤具有一定价值。

（2）CT 检查：能够提供更清晰的颈椎骨性结构图像，有助于发现椎间盘突出、椎管狭窄等病变。

（3）MRI 检查：是诊断 CSCIWFD 的关键手段，能够清晰地显示脊髓的形态、信号改变及周围软组织的损伤情况，如脊髓水肿、出血、软化等。此外，动态 MRI 检查可观察颈椎在不同运动状态下的变化，有助于发现潜在的不稳定因素。

（4）其他检查：除了影像学检查外，神经电生理检查（如肌电图、诱发电位等）也可用于评估神经功能损伤程度和定位病变部位。

四、治疗原则与方法

1. 非手术治疗

非手术治疗主要包括卧床休息、颈托固定、药物治疗和康复训练等。卧床休息可减轻颈椎的负担，缓解疼痛；颈托固定有助于限制颈椎活动，促进损伤的恢复；药物治疗包括使用神经营养药物、脱水剂、皮质类固醇等，以减轻脊髓水肿和促进神经修复；康复训练则着重于改善患者的肢体功能和日常生活能力。然而，非手术治疗的适应证缺乏循证标准，且存在继发性神经损伤风险。

2. 手术治疗

对于病情严重或非手术治疗效果不佳的患者，手术治疗可能是必要的选择。手术方式主要包括前路手术、后路手术及前后联合入路手术。前路手术可直接解除脊髓前方的压迫，如椎间盘突出、骨赘等；后路手术则通过扩大椎管空间，减轻脊髓后方的压迫；前后联合入路手术则适用于复杂的病例，可同时处理前后方的病变。然而，手术治疗的最佳手术时机及不同手术入路的适应证均存在争议。

五、预后

CSCIWFD 患者的预后因个体差异而异，受多种因素，如损伤程度、治疗时机、治疗方法、患者年龄及基础疾病等的影响。早期诊断和及时治疗对于改善预后至关重要。研究表明，伤后早期进行手术干预可显著改善患者的神经功能恢复，降低致残率。

六、康复治疗与管理

1. 康复治疗

康复治疗是 CSCIWFD 治疗的重要组成部分，旨在最大限度地恢复患者的神经功能和生活自理能力。康复治疗包括物理治疗（如运动疗法、电刺激、磁疗等）、作业治疗（如日常生活活动训练、手功能训练等）、言语治疗（针对构音障碍和吞咽困难的患者）等。康复治疗方案应根据患者的具体情况进行个体化制定，并在专业康复医师的指导下进行。

2. 康复管理

康复管理包括对患者的生活护理、心理支持、社会康复等方面。生活护理应注重患者的饮食、起居、个人卫生等，预防压疮、肺部感染、泌尿系统感染等并发症的发生。心理支持则有助于患者缓解焦虑、抑郁等情绪，增强康复信心。

七、总结

无骨折脱位型颈脊髓损伤是一种复杂且具有挑战性的疾病，其诊断和治疗均存在一定的困难。随着医疗技术的发展，对该疾病的认识逐渐深入，诊断和治疗方法日益完善。目前仍存在许多争议，如非手术治疗的适应证、手术治疗的最佳时机及不同手术入路的选择等。未来需要开展更多的临床研究，以探索更有效的诊断和治疗方案，改善患者预后，提高生活质量。

参考文献

[1] Liu A, Qiu N H, Zhong X R, et al. Dynamic evaluation of the cervical spine by kinematic MRI in patients with cervical spinal cord injury without fracture and dislocation. J Orthop Surg Res, 2023, 18(1): 249.

[2] Nakajima H, Honjoh K, Watanabe S, et al. Management of cervical spinal cord injury without major bone injury in adults. J Clin Med, 2023, 12(21): 6795.

[3] Brockie S, Zhou C, Fehlings M G. Resident immune responses to spinal cord injury: Role of astrocytes and microglia. Neural Regen Res, 2024, 19(8): 1678-1685.

[4] Kitade I, Nakajima H, Nakagawa H, et al. Improvement after surgery in a patient with prolonged

tetraplegia due to cervical spinal cord injury without bone injury. Cureus, 2023, 15(1): e33420.

[5] Zhang C, Talifu Z, Xu X, et al. MicroRNAs in spinal cord injury: A narrative review. Front Mol Neurosci, 2023, 16: 1099256.

[6] Wang Z, Zhou W, Li M. epidemiological characteristics of 1,806 patients with traumatic spinal cord injury: A retrospective study. Front Surg, 2023, 9: 988853.

[7] Nori S, Watanabe K, Takeda K, et al. Does surgery improve neurological outcomes in older individuals with cervical spinal cord injury without bone injury? A multicenter study. Spinal Cord, 2022, 60(10): 895-902.

[8] Yang L, Liu H, Zhao X, et al. Application of postmortem MRI for identification of medulla oblongata contusion as a cause of death: A case report. Int J Legal Med, 2023, 137(1): 115-121.

[9] Kamei N, Nakanishi K, Nakamae T, et al. Differences between spinal cord injury and cervical compressive myelopathy in intramedullary high-intensity lesions on T2-weighted magnetic resonance imaging: A retrospective study. Medicine (Baltimore), 2022, 101(34): e29982.

[10] Ren Z X, Xu J H, Cheng X, et al. Pathophysiological mechanisms of chronic compressive spinal cord injury due to vascular events. Neural Regen Res, 2023, 18(4): 790-796.

[11] Alcántar-Garibay O V, Incontri-Abraham D, Ibarra A. Spinal cord injury induced cognitive impairment: A narrative review. Neural Regen Res, 2022, 17(12): 2649-2654.

[12] Li J A, Shi M P, Cong L, et al. Circulating exosomal lncRNA contributes to the pathogenesis of spinal cord injury in rats. Neural Regen Res, 2023, 18(4): 889-894.

[13] McGrail CA, Burton V, Brown T, et al. A rare case of an adult with spinal cord injury without neuroimaging abnormality (SCIWONA). J Emerg Med, 2024, 67(4): e338-e345.

[14] Liu B, Yang Z, Ji H, et al. A novel classification of cervical spine trauma in ankylosing spondylitis and corresponding surgical outcomes. Orthop Surg, 2023, 15(6): 1590-1598.

[15] Liu G, Liu L, Wang Y. Surgical efficacy and prognostic factors for acute traumatic central cord syndrome without fracture and dislocation. Orthopedics, 2022, 45(6): 325-332.

[16] Yang Q, Yang Z C, Liu C X, et al. Severe traumatic dislocation of the lower cervical spine with mild neurological symptoms: Case reports and literature review. J Spinal Cord Med, 2025, 48(2): 357-363.

[17] Li T, Wang X, Ou Y, et al. Case report: A complete lower cervical fracture dislocation without permanent neurological impairment. BMC Musculoskelet Disord, 2024, 25(1): 465.

[18] Chen D, Chen H, Huang F. Efficacy of surgical treatment and conservative treatment for cervical spinal cord injury without fracture and dislocation in adults: A meta-analysis. Medicine (Baltimore), 2023, 102(33): e34892.

[19] Wu J, Tao Z, Tang Y, et al. Posterior hybrid technique for the treatment of traumatic cervical spinal cord injury with high signal intensity on T2WI. Indian J Orthop, 2023, 57(5): 768-775.

第六章

脊柱脊髓畸形

第一节　先天性脊柱侧凸

先天性脊柱侧凸（congenital scoliosis，CS）是一种较为罕见的脊柱畸形，是由于脊柱在胚胎期发育过程中出现的椎体形成、分节或混合性发育异常，导致脊柱在出生后出现侧向弯曲、旋转或后凸畸形。这种畸形是先天性的，即在胎儿期就已经形成，但可能在出生后随着生长发育逐渐显现出来。

一、病因

先天性脊柱侧凸的病因主要与遗传因素和环境因素相关。

1. 遗传因素

目前认为，先天性脊柱侧凸可能与多种遗传因素有关。例如，一些基因的突变或异常表达可能导致椎体发育不良或分节异常。

2. 环境因素

妊娠期的某些环境因素，包括妊娠糖尿病、缺氧、一氧化碳暴露、高热、抗癫痫药、酒精摄入、环境毒素、癌症、脊柱肿瘤、佝偻病、营养不良、维生素缺乏等，也可能增加先天性脊柱侧凸的风险。

二、临床表现

先天性脊柱侧凸的临床表现多样，主要包括以下几个方面。

（1）脊柱畸形：表现为脊柱的侧向弯曲，可能伴有旋转畸形。随着病情进展，畸形可能逐渐加重，导致躯干倾斜、肩部不等高、骨盆倾斜等。

（2）神经功能障碍：由于脊髓或神经根受压，患者可能出现肢体麻木、无力、大小便功能障碍等症状。

（3）心肺功能障碍：严重的胸廓畸形可能影响肺的发育和功能，导致肺活量降低、呼吸困难等。此外，先天性脊柱侧凸患者常伴有先天性心脏病，如法洛四联症等。

（4）其他系统异常：先天性脊柱侧凸常累及多个系统，如泌尿生殖系统、肌肉骨骼系统等。患者可能出现马蹄肾、膀胱输尿管反流等泌尿系统异常，Klippel-Feil综合征等肌肉骨骼异常。

三、诊断

1. 影像学检查

（1）X线检查：是诊断先天性脊柱侧凸的常用方法，可显示脊柱的形态、侧凸的角度（Cobb 角）以及椎体的发育异常等。通过前后位和侧位 X 线检查初步评估侧凸的严重程度和进展。

（2）CT 检查：能够提供更清晰的椎体和椎弓根的三维结构图像，有助于发现椎体分节不良、半椎体等异常。

（3）MRI 检查：可清晰地显示脊髓、神经根及周围软组织的情况，对于评估脊髓纵裂、脊髓栓系等异常情况具有重要价值。

2. 实验室检查

实验室检查主要包括血常规、血沉、C 反应蛋白等，用于评估炎症反应和排除其他疾病。

3. 产前诊断

产前超声检查可在胎儿发育 20 周时初步筛查脊柱畸形，但多数情况下难以准确诊断，须结合其他检查和临床评估。

四、治疗

1. 治疗选择的考虑因素

（1）年龄因素：年龄越小，脊柱生长潜力越大，侧凸进展的风险也越高，因此需要更积极地治疗。对于婴幼儿患者，手术时机和方法的选择需要特别谨慎，以避免影响其正常生长发育。

（2）侧弯角度和进展速度：侧弯角度超过 40°且进展迅速的患者通常需要进行手术治疗。对于侧弯角度较小且进展缓慢的患者，可先选择非手术治疗或密切观察。

（3）畸形类型：不同畸形类型对治疗方式的选择具有重要影响。例如，单个半椎体的畸形可通过半椎体切除术获得良好效果，复杂的多节段畸形可能需要采用生长棒或纵向扩张性人工钛合金肋骨植入（VEPTR）等技术。

（4）伴随畸形和并发症：先天性脊柱侧凸常伴有其他系统或脊髓的异常，如泌尿系统畸形、心脏异常、脊髓空洞症等。在治疗过程中，需要综合考虑这些伴随问题，必要时进行多学科协作治疗。

2. 保守治疗

（1）观察：对于一些轻度的先天性脊柱侧凸，尤其是侧弯角度较小（如 Cobb 角小于 20°）且进展缓慢的病例，可选择定期随访观察。患者在出生后的前 5 年内，建议每 6 个月随访 1 次，直到 5 岁，之后每年随访 1 次，直至青春期。

（2）支具治疗：适用于侧凸角度较小且具有进展风险的患者，可一定程度上控制畸形发展。

3. 手术治疗

（1）融合手术：通过切除病变椎体、植骨融合来稳定脊柱、纠正畸形。

（2）生长调节技术：如骨骺阻滞术，通过阻止凸侧的生长潜力，减缓畸形进展，适用于年龄较小、侧凸角度较小的患者。

（3）Hybrid 技术：顶椎截骨联合传统生长棒技术对于严重的、僵硬的早发型先天性脊柱侧凸患者可获得更好的三维畸形矫正。

五、总结

先天性脊柱侧凸的治疗需要根据患者的具体情况制定个体化的方案。非手术治疗适用于轻度或进展缓慢的病例，而手术治疗则是控制严重或进展性侧凸的有效手段。在选择手术方法时，需综合考虑患者的年龄、侧弯角度、畸形类型以及生长潜力等因素，以达到最佳的治疗效果。

参考文献

[1] Liu L, Zhang Y, Li X, et al. Microenvironment of pancreatic inflammation: Calling for nanotechnology for diagnosis and treatment. J Nanobiotechnology, 2023, 21(1): 443.

[2] Zhang H, Xiang G, Li J, et al. Promotion effect of FGF23 on osteopenia in congenital scoliosis through FGFr3/TNAP/OPN pathway. Chin Med J, 2023, 136(12): 1468-1477.

[3] Zhao S, Zhao H, Zhao L, et al. Unraveling the genetic architecture of congenital vertebral malformation with reference to the developing spine. Nat Commun, 2024, 15(1): 1125.

[4] Terhune E A, Heyn P C, Piper C R, et al. Genetic variants associated with the occurrence and progression of adolescent idiopathic scoliosis: A systematic review protocol. Syst Rev, 2022, 11(1): 118.

[5] Vanbelleghem E, Van Damme T, Beyens A, et al. Myhre syndrome in adulthood: clinical variability and emerging genotype-phenotype correlations .Eur J Hum Genet, 2024, 32(9): 1086-1094.

[6] Suri A, Tang S, Kargilis D, et al. Conquering the Cobb angle: A deep learning algorithm for automated, hardware-invariant measurement of Cobb angle on radiographs in patients with scoliosis. Radiol Artif Intell, 2023,5(4):e220158.

[7] Ahram D F, Lim TY, Ke J, et al. Rare single nucleotide and copy number variants and the etiology of congenital obstructive uropathy: Implications for genetic diagnosis. J Am Soc Nephrol, 2023, 34(6): 1105-1119.

[8] Fan W, Wang S, Li Q, et al. An all-in-one array of pressure sensors and semg electrodes for scoliosis monitoring. Small, 2024, 20(46): e2404136.

[9] Kano S, Inoue A, Masuoka S, et al. Clinical and imaging features of syphilis from head to toe. Radiographics, 2025, 45(6): e240170.

[10] Djebar M, Anselme I, Pezeron G, et al. Astrogliosis and neuroinflammation underlie scoliosis upon cilia dysfunction. Elife, 2024, 13: RP96831.

[11] Qi Q, Jiang Y, Zhou X, et al. Whole-genome sequencing analysis in fetal structural anomalies:

Novel phenotype-genotype discoveries. Ultrasound Obstet Gynecol, 2024, 63(5): 664-671.

[12] Romano M, Minozzi S, Bettany-Saltikov J, et al. Therapeutic exercises for idiopathic scoliosis in adolescents. Cochrane Database Syst Rev, 2024, 2(2): CD007837.

[13] Zhang T, Zhu C, Zhao Y, et al. Deep learning model to classify and monitor idiopathic scoliosis in adolescents using a single smartphone photograph. JAMA Netw Open, 2023, 6(8): e2330617.

[14] Ahonen M, Helenius I, Gissler M, et al. Mortality and causes of death in children with cerebral palsy with scoliosis treated with and without surgery. Neurology, 2023, 101(18): e1787-e1792.

[15] Wang H, Zhang T, Zhang C, et al. An intelligent composite model incorporating global / regional X-rays and clinical parameters to predict progressive adolescent idiopathic scoliosis curvatures and facilitate population screening. EBio Medicine, 2023, 95: 104768.

[16] Xie H, Li M, Kang Y, et al. Zebrafish: An important model for understanding scoliosis. Cell Mol Life Sci, 2022, 79(9): 506.

[17] Wang X, Yue M, Cheung J P Y, et al. Impaired glycine neurotransmission causes adolescent idiopathic scoliosis. J Clin Invest, 2024, 134(2): e168783.

第二节　青少年特发性脊柱侧凸

一、概述

青少年特发性脊柱侧凸（adolescent idiopathic scoliosis，AIS）是指发生在 10 ～ 16 岁青少年中的脊柱三维畸形，发病率约为 2% ～ 4%。其发病原因不明，对青少年的身心健康造成显著危害，导致心肺功能受限、疼痛和心理健康问题等。因此，深入研究 AIS 的发病机制、诊断和治疗方法具有重要意义。

二、病因

（1）遗传因素：家族遗传倾向在 AIS 的发病中起着关键作用。全基因组关联研究（GWAS）发现多个与 AIS 相关的基因位点的变异与 AIS 相关，其可能影响胶原蛋白的合成和结构，进而影响脊柱的发育和稳定性。

（2）神经平衡异常：研究发现 AIS 患者存在神经平衡异常，如后庭神经核和相关神经传导束的不对称性、小脑中线结构形态的改变等。这些异常可能导致患者身体平衡和姿势调节功能障碍，进而引发脊柱侧凸。

（3）其他因素：内分泌因素也可能与 AIS 有关，如生长激素、雌激素等激素水平的变化可能影响骨骼和肌肉的生长发育，进而对脊柱的形态产生影响。此外，脊柱节段性运动不稳定、神经内分泌血管等因素也可能在 AIS 的发病中起作用。

三、临床表现

1. 外观异常

AIS 患者的外观异常是其最直观的临床表现之一，通常在日常生活中容易被发现。常见的外观异常包括以下几种。

（1）双肩不等高：一侧肩膀可能比另一侧更高，尤其是在穿着贴身衣物时更为明显。

（2）肩胛骨不对称：一侧肩胛骨可能更突出，尤其是在弯腰或双手上举时。

（3）腰部褶皱不对称：一侧腰部皮肤褶皱可能比另一侧更明显，尤其是在弯腰时。

（4）躯干倾斜：身体可能向一侧倾斜，导致一侧腰部或髋部看起来更高。

（5）剃刀背畸形：弯腰时，背部一侧可能明显隆起，形成"剃刀背"。这种畸形是 AIS 的典型表现之一，通过 Adams 前屈试验可以初步筛查。

2. 脊柱侧弯

脊柱侧弯是 AIS 的核心特征，表现为脊柱向一侧或两侧的侧向弯曲。根据弯曲的方向和程度，侧弯可以分为以下几种类型。

（1）单弯型：脊柱向一侧弯曲，通常呈"C"形。

（2）双弯型：脊柱向两侧弯曲，通常呈"S"形。

（3）多弯型：脊柱存在多个弯曲，较为复杂。

通过 X 线检查，可以使用 Cobb 角来量化侧弯的角度。根据国际脊柱侧凸研究学会（Scoliosis Research Society, SRS）的标准，Cobb 角超过 10°即可诊断为脊柱侧凸。

3. 疼痛

虽然大多数 AIS 患者在早期并无明显疼痛，但随着侧弯的加重或生长发育的加速，部分患者可能会出现轻度背部疼痛。疼痛通常位于侧弯的部位，尤其是在活动后或长时间保持同一姿势后加重。疼痛的性质多为钝痛或隐痛，一般不会导致功能障碍。如果疼痛持续加重或伴有其他症状（如下肢麻木、无力），则需要警惕神经压迫的可能。

4. 呼吸功能影响

在极少数情况下，严重的脊柱侧凸可能影响肺部功能，导致呼吸困难。这是因为脊柱侧弯可能导致胸廓变形，限制肺部的扩张。此外，脊柱的旋转也可能压迫肺部组织，进一步影响呼吸功能。研究显示，当 Cobb 角超过 70°时，患者可能会出现明显的呼吸功能障碍。因此，对于严重侧弯的患者，需要定期进行肺功能测试，以评估其对呼吸功能的影响。

四、诊断

（1）临床检查：包括观察患者的姿态，是否有高低肩、剃刀背等外观表现，进行前屈试验，检查患者背部隆起情况等。同时，还需检查患者的神经功能，如肌力、感觉、反射等，以排除其他可能引起脊柱侧凸的神经系统疾病。

（2）影像学检查：X 线检查是诊断 AIS 的主要方法，可明确脊柱侧凸的严重程度，确定 Cobb 角，观察脊柱的曲度、旋转和骨骼成熟度等。三维 CT 检查和 MRI 检查可提供更详细的脊柱结构信息，有助于发现脊柱的隐性畸形、脊髓和神经根的受压情况，但应考虑辐射剂量和检查费用等因素。

（3）人工智能辅助诊断：基于深度学习的预测模型可用于 AIS 患者 Cobb 角的预测，具有较高的准确性和效率，为临床诊断和治疗方案的制定提供了有力的支持。

五、治疗

1. 支具治疗

支具治疗是 AIS 保守治疗的重要方法之一，适用于 Cobb 角在 20°～ 45°且骨骼未成熟的患者。目前常用的支具类型包括波士顿支具、色努支具等，每天需佩戴时间约 16 ～ 23 h。研究表明，与仅观察或电刺激治疗相比，支具治疗能有效控制脊柱侧凸的进展，且长期佩戴支具不会对患者的生活质量、心理状态和生育能力产生显著影响，也不会增加成年后疼痛的发生风险。

2. 康复治疗

康复治疗包括运动训练、姿势训练和呼吸训练等，旨在增强患者的核心肌群力量，改善姿势控制和呼吸功能。一些研究发现，康复治疗可作为支具、手术治疗的辅助治疗手段，提高治疗效果，且对患者的心理健康也有积极的影响。

3. 手术治疗

对于 Cobb 角大于 45°，且支具治疗无效或侧凸进行性加重的患者，手术治疗是主要的选择。手术的目的是矫正畸形，防止病情进展，改善心肺功能和患者的生活质量。目前，后路选择性胸腰骶椎融合术、后路胸椎去旋转术、腰椎选择性融合术等是常用的手术方法，其矫正率和安全性均较高。此外，新的手术技术和器械也在不断研发和应用，如导航技术、机器人辅助手术等，有望进一步提高手术的准确性和安全性。

六、研究展望

尽管在 AIS 的研究中已经取得了一定的进展，但仍有许多问题有待解决。例如，AIS 的发病机制尚未完全明确，需要进一步深入研究遗传因素、神经平衡异常等因素之间的相互作用及其对脊柱发育的影响。在诊断方面，如何提高早期诊断的准确性和效率，以及如何更好地利用人工智能等新技术来辅助诊断和治疗决策，仍是未来的研究方向。在治疗方面，需要进一步优化支具治疗和康复治疗方案，提高患者的治疗依从性和效果，同时不断改进手术技术和方法，降低手术风险和并发症的发生率。

总之，青少年特发性脊柱侧凸是一个复杂的疾病，需要多学科的综合研究和治疗。未来，随着科学技术的不断进步和研究的深入，我们有望更好地理解和应对这一疾病，为青少年的脊柱健康提供更好的保障。

参考文献

[1] Wang H, Zhang T, Zhang C, et al. An intelligent composite model incorporating global regional X-rays and clinical parameters to predict progressive adolescent idiopathic scoliosis curvatures and facilitate population screening. EBio Medicine, 2023, 95: 104768.

[2] Shi W, Giuste F O, Zhu Y, et al. Predicting pediatric patient rehabilitation outcomes after spinal deformity surgery with artificial intelligence. Commun Med (Lond), 2025, 5(1): 1.

[3] Hartley L, Zappalà M, Ehiogu U, et al. What is the most appropriate method for the measurement of the range of motion in the lumbar spine and how does surgical fixation affect the range of movement of the lumbar spine in adolescent idiopathic scoliosis? A systematic review protocol. Syst Rev, 2022, 11(1): 208.

[4] Terhune E A, Heyn P C, Piper C R, et al. Genetic variants associated with the occurrence and progression of adolescent idiopathic scoliosis: a systematic review protocol. Syst Rev, 2022, 11(1): 118.

[5] Romano M, Minozzi S, Bettany-Saltikov J, et al. Therapeutic exercises for idiopathic scoliosis in adolescents. Cochrane Database Syst Rev, 2024, 2(2): CD007837.

[6] Wang X, Yue M, Cheung J P Y, et al. Impaired glycine neurotransmission causes adolescent idiopathic scoliosis. J Clin Invest, 2024, 134(2): e168783.

[7] Ushiki A, Sheng R R, Zhang Y, et al. Deletion of Pax1 scoliosis-associated regulatory elements leads to a female-biased tail abnormality. Cell Rep, 2024, 43(3): 113907.

[8] Yonezawa Y, Guo L, Kakinuma H, et al. Identification of a functional susceptibility variant for adolescent idiopathic scoliosis that upregulates early growth response 1 (EGR1)-mediated UNCX expression. J Bone Miner Res, 2023, 38(1): 144-153.

[9] Yuan W, Shi W, Chen L, et al. Digital physiotherapeutic scoliosis-specific exercises for adolescent idiopathic scoliosis: a randomized clinical trial. JAMA Netw Open, 2025, 8(2): e2459929.

[10] Shao X, Fu X, Yang J, et al. The asymmetrical ESR1 signaling in muscle progenitor cells determines the progression of adolescent idiopathic scoliosis. Cell Discov, 2023, 9(1): 44.

[11] Xie H, Kang Y, Liu J, et al. Ependymal polarity defects coupled with disorganized ciliary beating drive abnormal cerebrospinal fluid flow and spine curvature in zebrafish. PLoS Biol, 2023, 21(3): e3002008.

[12] Zhang H, Yang G, Li J, et al. Impaired autophagy activity-induced abnormal differentiation of bone marrow stem cells is related to adolescent idiopathic scoliosis osteopenia. Chin Med J (Engl), 2023, 136(17): 2077-2085.

[13] Zhang T, Zhu C, Zhao Y, et al. Deep learning model to classify and monitor idiopathic scoliosis in adolescents using a single smartphone photograph. JAMA Netw Open, 2023, 6(8): e2330617.

[14] Suri A, Tang S, Kargilis D, et al. Conquering the Cobb angle: A deep learning algorithm for automated, hardware-invariant measurement of Cobb angle on radiographs in patients with scoliosis. Radiol Artif Intell, 2023, 5(4): e220158.

[15] He Z, Lu N, Chen Y, et al. Conditional generative adversarial network-assisted system for radiation-free evaluation of scoliosis using a single smartphone photograph: A model development and validation study. eClinicalMedicine, 2024, 75: 102779.

[16] Meng N, Wong K K, Zhao M, et al. Radiograph-comparable image synthesis for spine alignment analysis using deep learning with prospective clinical validation. eClinicalMedicine, 2023, 61: 102050.

[17] Charalampidis A, Diarbakerli E, Dufvenberg M, et al. Nighttime bracing or exercise in moderate-grade adolescent idiopathic scoliosis: A randomized clinical trial. JAMA Netw Open, 2024, 7(1): e2352492.

[18] Yang K G, Lee W Y, Hung A L, et al. Distinguishing risk of curve progression in adolescent idiopathic scoliosis with bone microarchitecture phenotyping: A 6-year longitudinal study. J Bone Miner Res, 2024, 39(7): 956-966.

第三节　脊髓空洞症

一、引言

脊髓空洞症（syringomyelia），是一种慢性脊髓病变，其特征是脊髓内形成一个或多个充满液体的空腔，这些空腔通常沿着脊髓的纵向扩展，可能导致脊髓内神经组织的损伤和功能障碍。脊髓空洞症可以引起疼痛、感觉异常、肌肉萎缩和力量减退等症状，严重时可能影响患者的生活质量。由于其发病隐匿且进展缓慢，早期诊断和治疗面临诸多挑战。

二、病因

1. 先天性发育异常

Chiari 畸形是脊髓空洞症的常见病因之一，主要与小脑扁桃体下疝所导致的枕骨大孔区脑脊液流体动力学障碍相关。小脑扁桃体下疝畸形可使颅颈交界区脑脊液循环受阻，导致脊髓中央管扩张，并逐渐形成空洞。

179

2. 脊髓损伤

脊髓损伤后，局部血液循环和神经结构受损可能引发无菌性炎症反应，进而导致脊髓软化、坏死，形成空洞。此外，脊髓损伤后的瘢痕形成和胶质增生也可能影响脑脊液的正常流动，促进空洞的形成。

3. 炎症反应

脊髓空洞症患者脊髓组织中存在炎症细胞浸润（如巨噬细胞和小胶质细胞等），这些炎症细胞可释放多种炎性介质，导致脊髓组织损伤和空洞形成。

4. 其他因素

脊髓肿瘤、脊髓血管畸形等疾病也可导致脊髓空洞症。此外，遗传因素、机械因素等也可能在脊髓空洞症的发生中起到一定作用。

三、临床表现

1. 感觉障碍

患者常表现为受损节段以下感觉分离，即痛觉和温度觉丧失而触觉保留。这是因为空洞多始于后角附近，影响传导痛温觉的神经纤维，而触觉纤维位于脊髓后索，相对不受累。

2. 运动障碍

患者可出现手部小肌肉萎缩、肌束颤动、肌力减退等上运动神经元受损的表现。空洞进一步发展可累及前角细胞和皮质脊髓束，导致肌肉萎缩和痉挛性瘫痪。

3. 自主神经功能障碍

部分患者可能出现血管运动功能障碍，表现为皮肤青紫、多汗或无汗等；还可出现皮肤营养障碍，如皮肤角化、指甲变形等。

4. 其他症状

根据病因不同，患者可能出现枕颈部疼痛、眼球震颤、共济失调等与病因相关的症状。例如，Chiari 畸形患者常伴有枕颈部疼痛和眩晕。

四、诊断

1. 影像学检查

MRI 检查是诊断脊髓空洞症的首选方法，可清晰地显示脊髓空洞的形态、范围、位置以及与周围组织的关系，还能发现 Chiari 畸形、脊髓肿瘤等潜在病因。

2. 临床表现评估

详细询问患者的病史和症状，如感觉异常、肌肉萎缩、疼痛等。结合体格检查发现的神经功能缺损体征，有助于初步判断是否患有脊髓空洞症。

3. 其他检查

对于怀疑合并颅颈不稳的患者，可行动力位影像学检查；增强 MRI 检查可用于排除脊髓肿瘤等病变。

五、治疗

1. 手术治疗

对于有明显症状且病情进展的患者，手术是主要的治疗方式。例如，对于 Chiari 畸形合并脊髓空洞症，颅后窝减压术可扩大颅颈交界区空间，改善脑脊液循环，促进空洞缩小。创伤后脊髓空洞症采用硬脊膜扩张术，通过切除脊髓周围的瘢痕组织，并在硬脊膜上添加补片，以扩大空间、恢复脑脊液的正常流动；蛛网膜粘连松解术，通过显微外科手术松解蛛网膜粘连，恢复脊髓蛛网膜下腔的脑脊液流动。如果脊髓空洞与 Chiari 畸形或肿瘤无关，或者上述手术方法无效，可能需要进行脊髓空洞引流术，将空洞内的液体引流到身体其他部位（如腹腔）吸收。

2. 药物治疗

目前尚无特效药物可治愈脊髓空洞症，但一些药物可用于缓解症状或延缓病情进展。例如，使用非甾体抗炎药可减轻疼痛；应用神经营养药物如甲钴胺等，有助于改善神经功能。

3. 康复治疗

康复训练可帮助患者恢复肢体功能，提高生活自理能力，包括物理治疗、作业治疗等。物理治疗如按摩、理疗等可促进血液循环，缓解肌肉痉挛；作业治疗可训练患者日常生活技能，增强手部功能。

六、预后

脊髓空洞症的预后因个体情况而异。部分患者病情进展缓慢，多年症状无明显加重；而有些患者则可能在短期内出现神经功能严重恶化。早期诊断和治疗对改善预后至关重要，手术治疗若能及时解除病因，部分患者的神经功能可得到一定程度的恢复和稳定。

七、研究展望

尽管脊髓空洞症的研究已取得了不少进展，但仍有许多问题亟待解决。在发病机制方面，需进一步深入研究室管膜纤毛减少及微环境变化等在脊髓空洞症发生发展中的具体作用机制，以便开发出更有针对性的治疗方法。在诊断方面，亟需寻找更敏感、更特异的生物标志物，以实现疾病的早期诊断和准确评估。在治疗方面，需不断优化手术技术和方法，提高疗效，降低并发症风险，同时加强对药物治疗和康复治疗的研究，为患者提供更全面、更有效的综合治疗方案。

参考文献

[1] Pukale D D, Adkins-Travis K, Aryal S R, et al. Investigating post-traumatic syringomyelia and local fluid osmoregulation via a rat model. Fluids Barriers CNS, 2024, 21(1):19.

[2] Ma L, Liu S, Yao Q, et al. Ependymal cilia decline and AQP4 upregulation in young adult rats with syringomyelia. Fluids Barriers CNS, 2025, 22(1):21.

[3] Liu S, Ma L, Qi B, et al. Suppression of TGF β R-Smad3 pathway alleviates the syrinx induced by syringomyelia. Cell Biosci, 2023, 13(1):98.

[4] Jaffer H, Andrabi S S, Petro M, et al. Catalytic antioxidant nanoparticles mitigate secondary injury progression and promote functional recovery in spinal cord injury model. J Control Release, 2023, 364:109-123.

[5] Mekbib K Y, Muñoz W, Allington G, et al. Human genetics and molecular genomics of Chiari malformation type 1. Trends Mol Med, 2023, 29(12):1059-1075.

[6] Jones R, Cirovic S, Rusbridge C. A review of cerebrospinal fluid circulation with respect to Chiari-like malformation and syringomyelia in brachycephalic dogs. Fluids Barriers CNS, 2025, 22(1):25.

[7] Wu J, Ji S, Niu P, et al. Knowledge mapping of syringomyelia from 2003 to 2022: A bibliometric analysis. J Clin Neurosci, 2023, 110:63-70.

[8] Ingale G D, Zade R J, Timothy R P. Physiotherapeutic intervention in a 19-year-old female patient with syringohydromyelia: A case report. Cureus, 2023, 15(12):e50419.

[9] Lu C, Ma L, Yuan C, et al. Phenotypes and prognostic factors of syringomyelia in single-center patients with chiari Ⅰ malformation: Moniliform type as a special configuration. Neurospine, 2022, 19(3):816-827.

[10] Zheng Y C, Liu Y T, Wei K C, et al. Outcome predictors and clinical presentation of syringomyelia. Asian J Surg, 2023, 46(2):705-711.

[11] Zhang W, Liu Z, Wang K, et al. Spinal adhesive arachnoidopathy, the disorder more than simply adhesive arachnoiditis: A comprehensive systematic review of 510 cases. CNS Neurosci Ther, 2024, 30(10):e70084.

[12] Mahmoud I, Zarrouk Z, Ben Tekaya A, et al. Neuropathic arthropathy of the shoulder as a presenting feature of Chiari malformation with syringomyelia: A case report with a systematic literature review. Eur Spine J, 2022, 31(10):2733-2752.

[13] Fadila M, Sarrabia G, Shapira S, et al. Orthopedic manifestations of syringomyelia: A comprehensive review. J Clin Med, 2025, 14(9):3145.

[14] Wawrzyniak A, Lubiatowski P. Shoulder arthropathy secondary to syringomyelia: Systematic review. EFORT Open Rev, 2023, 8(1):26-34.

[15] Tsuchiya T, Takami H, Yoshimoto S, et al. Chronological progression and management of syringobulbia caused by spinal hemangioblastoma: A case series and review of the literature. World Neurosurg, 2022, 167:e127-e136.

[16] Zhang M, Hu Y, Song D, et al. Exploring the prognostic differences in patients of Chiari malformation type Ⅰ with syringomyelia undergoing different surgical methods. Front Neurol, 2023, 13:1062239.

[17] Maruyama T, Nakamae T, Kamei N, et al. Foramen magnum decompression with outer dura matter layer resection for chiari type Ⅰ malformation: factors correlated with syrinx reduction. Asian Spine J, 2023,17(2):365-372.

第四节　脊髓栓系综合征

一、引言

脊髓栓系综合征（简称脊髓栓系）是指脊髓的下端因各种原因被不正常地固定（栓系）在椎管内，导致脊髓在发育过程中受到牵拉而出现一系列神经功能障碍的综合征。脊髓栓系综合征常见于儿童的脊柱脊髓畸形病例中，但随着诊疗技术的进步，成人脊髓栓系综合征的发病情况也日益被发现，其可导致排尿、排便功能障碍，双下肢运动、感觉障碍，躯体畸形，疼痛等一系列症状，严重影响患者生活质量，且部分病例起病隐蔽，易误诊漏诊。因此，深入研究脊髓栓系综合征的发病机制、诊断和治疗方法具有重要意义。

二、发病机制

1. 正常情况

在正常胚胎发育过程中，脊髓和脊柱是同步发育的，脊髓下端随着脊柱的生长逐渐上移。到出生时，脊髓下端位于第3腰椎水平，到成年时上移至第1腰椎水平。

2. 异常情况

如果脊髓下端被异常组织（如纤维带、脂肪瘤、终丝增粗等）固定，脊髓就无法正常上移，随着身体的生长发育，脊髓会被持续牵拉，导致脊髓组织受到损伤，出现神经功能障碍。

三、病因

1. 先天性因素

占 70%~80%。在妊娠早期，神经胚形成过程若受干扰，可导致神经管闭合不全，使圆锥和终丝受累，出现肥厚、脂肪性或紧张的终丝，牵拉或压迫圆锥，进而引发脊髓栓系综合征。如脊柱裂、脊髓脊膜膨出等情况，椎管闭合不全，脊髓末端与脊膜粘连，形成栓系。终丝异常如终丝增粗（>2mm）、脂肪化或纤维化，也会限制脊髓上升。此外，脂肪瘤、畸胎瘤等椎管内占位压迫脊髓或包裹终丝，同样是先天性脊髓栓系的病因。

2. 后天性因素

包括外伤、炎症、肿瘤等。脊柱术后瘢痕粘连、脊髓炎症导致蛛网膜增厚，会使脊髓圆锥受到异常牵拉。椎管内肿瘤压迫脊髓圆锥，也会引发脊髓栓系。

3. 生物力学失衡

脊柱生长速度快于脊髓，导致脊髓圆锥相对低位，随着年龄增长牵拉加重，长期的牵拉可导致脊髓缺血、坏死、变性，最终引发脊髓栓系。

四、临床表现

1. 感觉障碍

患者可能会出现下肢的感觉异常，如麻木、刺痛、针刺感等。这是因为脊髓受到牵拉后，感觉神经纤维受损，导致感觉传导障碍。

2. 运动障碍

下肢肌肉力量减弱，行走困难，甚至可能出现足下垂、马蹄内翻足等情况。这是因为运动神经纤维受损，肌肉得不到正常的神经支配。

3. 大小便功能障碍

可能会出现排尿困难、尿失禁、便秘、大便失禁等。这是因为控制膀胱和肠道的神经受到牵拉损伤，神经信号传导出现异常。

4. 脊柱侧弯

部分患者可能会出现脊柱侧弯，这是因为脊髓受到牵拉后，脊柱的生长发育受到影响，导致脊柱的形态异常。

另外儿童多在 5~7 岁开始出现症状，如进行性双下肢无力、肌张力增高、感觉障碍、大小便失禁等，还可能伴有足部畸形、下肢肌肉萎缩等，且病情进展较快，若不及时治疗，可能在几年内丧失行走能力。成人以疼痛为最常见的首发症状，易与脊柱退变导致的腰背痛混淆，因而容易误诊漏诊，还可出现神经源性膀胱、下肢运动感觉障碍等症状，但疼痛程度通常较轻，就诊时往往已有明显脊髓和神经损伤，手术效果欠佳。

五、诊断

1. 病史和体格检查

详细询问患者的病史，包括症状的起始时间、发展过程等。体格检查时会检查下肢的感觉、运动情况，以及脊柱的形态等。

2. 影像学检查

是诊断脊髓栓系综合征的主要方法。

（1）MRI 检查：可清晰地显示脊髓圆锥的位置、形态以及终丝是否增粗、脂肪化或纤维化等情况，还能发现脂肪瘤、畸胎瘤等椎管内占位性病变，对脊髓栓系的诊断具有重要价值。

（2）CT 检查：对骨性结构的显示较为清晰，可发现脊柱裂、脊椎畸形等异常，但对软组织的分辨力不如 MRI 检查。

（3）超声检查：对儿童脊髓栓系综合征的诊断及术后随访有一定价值，可观察脊髓圆锥的位置、形态及运动情况等。

3. 神经电生理检查

可用于检测神经传导速度和诱发电位，有助于评估神经功能损伤程度，对脊髓栓系综合征的早期诊断和病情监测具有重要意义。

4. 其他检查

对于有排尿、排便功能障碍的患者，可进行尿动力学检查，了解膀胱功能状态，为诊断和治疗提供参考。

六、治疗

1. 手术治疗

是脊髓栓系综合征的主要治疗方法。

（1）脊髓栓系松解术：在显微镜下切断终丝或切除脂肪瘤，解除牵拉，改善血供，从而缓解症状、防止病情进展。

（2）创新术式：如脊柱均匀短缩术，通过缩短脊柱间接减压，降低再栓系风险。

2. 药物治疗

可作为手术的辅助治疗手段。包括神经营养药如甲钴胺、维生素 B_1 等，可促进神经修复。如短期使用激素作为抗炎药物，可减轻术后水肿。

3. 康复治疗

术后进行康复训练可帮助患者恢复肢体功能，提高生活自理能力。包括物理治疗如按摩、理疗等，促进血液循环，缓解肌肉痉挛。

七、预后

脊髓栓系综合征的预后因个体情况而异。一般来说，对于单纯性脊髓栓系综合征患者，初次手术的预后较好，而复杂或复发病例则预后较差。早期诊断和治疗对改善预后至关重要，若能做到早期发现、早期手术松解栓系，部分患者的神经功能可得到一定程度的恢复和稳定。

尽管在脊髓栓系综合征的研究中已取得诸多进展，但仍有许多问题亟待解决。在发病机制方面，需进一步深入研究终丝张力增加导致脊髓栓系综合征的具体分子机制和信号通路，以及生物力学失衡在其中的作用，以便开发出更有针对性的治疗方法。在诊断方面，亟需寻找更敏感、更特异的早期诊断标志物，以提高早期诊断率，减少误诊、漏诊。在治疗方面，需不断优化手术技术和方法，提高疗效，降低并发症风险，同时加强对药物治疗和康复治疗的研究，为患者提供更全面、更有效的综合治疗方案。

参考文献

[1] Qin N, Chen Y, De Freitas D, et al. Outcomes of myofascial flap closure following complex tethered cord release in pediatric patients. J Plast Reconstr Aesthet Surg, 2025, 103: 309-315.

[2] Jiao L, Yang X, Wang S, et al. Dekyphosis operation combined with limited osteotomy to treat the symptomatic adult tethered cord syndrome with complicated malformations: A case report. Medicine (Baltimore), 2023, 102(17): e33600.

[3] AbdelFatah M A, Ibrahim A, Hefny S. Walking recovery after tethered cord release. Neurosurg Rev, 2024, 47(1): 292.

[4] Findlay M C, Tenhoeve S, Terry S A, et al. Disparities in indications and outcomes reporting for pediatric tethered cord surgery: The need for a standardized outcome assessment tool. Childs Nerv Syst, 2024, 40(4): 1111-1120.

[5] Belanger K, McKay W, Oleszek J, et al. Spinal cord tethering after selective dorsal rhizotomy below the conus medullaris. Childs Nerv Syst, 2022, 38(11): 2129-2132.

[6] Hsieh P, Apaydin E, Briggs R G, et al. Diagnosis and treatment of tethered spinal cord: A systematic review. Pediatrics, 2024, 154(5): e2024068270.

[7] Chen S, Wei Y. Malignant melanotic schwannoma of the cervical spinal cord: A case report. BMC Neurol, 2024, 24(1): 181.

[8] Shields L B, Iyer V G, Zhang Y P, et al. Importance of electrodiagnostic testing prior to a tethered

cord release in a patient with overlapping symptoms of charcot-marie-tooth disease. Cureus, 2022, 14(11): e32076.

[9] Nisheljeet S, Azizi A B, Palaniandy K, et al. Survey on untethering of the spinal cord and urological manifestations among spina bifida patients in malaysia. Children (Basel), 2022, 9(7): 1090.

[10] Guo J, Zheng X, Leng H, et al. Application of neurophysiological monitoring during tethered cord release in children. Childs Nerv Syst, 2024, 40(9): 2921-2927.

[11] Pan J, Boop S H, Barber J K, et al. Perioperative complications and secondary retethering after pediatric tethered cord release surgery. J Neurosurg Pediatr, 2023, 32(5): 607-616.

[12] Flanders T M, Franco A J, Lincul K L, et al. Tethered cord release in patients after open fetal myelomeningocele closure: Intraoperative neuromonitoring data and patient outcomes. Childs Nerv Syst, 2023, 39(3): 663-670.

[13] Kobayashi T, Miyakoshi N, Abe T, et al. Surgical technique of spine-shortening vertebral osteotomy for adult tethered cord syndrome: A case report and review of the literature. J Med Case Rep, 2023, 17(1): 425.

[14] Shah H A, Shao M M, Santhumayor B A, et al. Posterior vertebral column resection for recurrent tethered cord syndrome: A 10-year case series. J Neurosurg Spine, 2025, 42(5): 633-640.

[15] Bratelj D, Stalder S, Capone C, et al. Spinal cord tethering and syringomyelia after trauma: Impact of age and surgical outcome. Sci Rep, 2023,13(1):11442.

[16] Idriceanu T, Beuriat P A, Di Rocco F, et al. Recurrent tethering in conus lipomas: A late complication not to be ignored. World Neurosurg, 2022,168:e12-e18.

第七章

脊柱感染

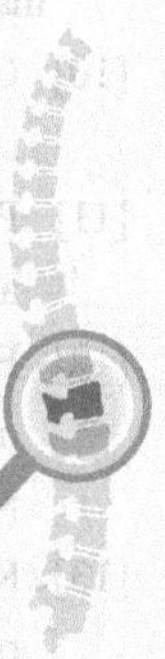

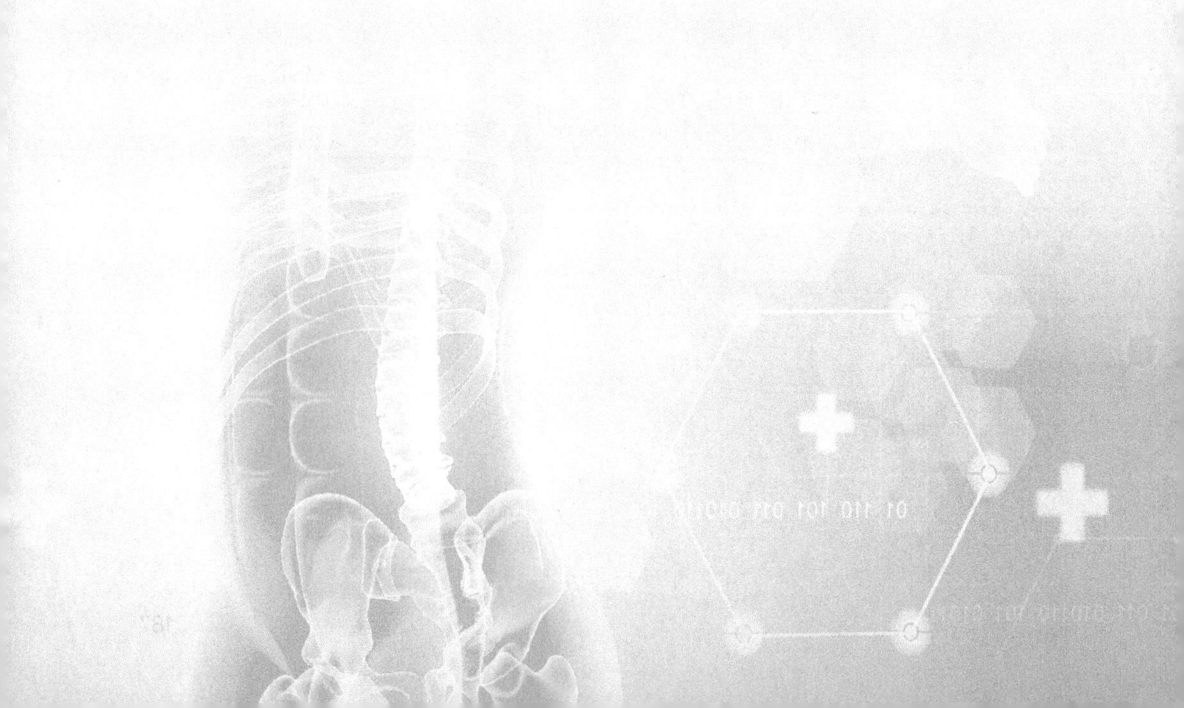

第一节 脊柱结核

一、概述

脊柱结核是结核分枝杆菌侵入脊柱骨质、椎间盘及周围组织引起的慢性感染性疾病。脊柱结核是结核病的一种重要类型，约占全身骨结核的 50%，好发于胸椎和腰椎。近年来，尽管抗结核药物和手术方法不断进步，但由于脊柱结核的复杂性和多样性，诊疗过程中仍存在诸多问题。

二、流行病学

脊柱结核的发病率为（1.3 ~ 2.3）/10 万，男性略多于女性，发病年龄多在 20 ~ 50 岁。近年来，随着耐药结核菌的出现以及艾滋病等免疫抑制性疾病患者的增多，脊柱结核的发病率有上升趋势。

三、病因与发病机制

脊柱结核多继发于肺结核，结核分枝杆菌通过血行播散至脊柱，定植于椎体骨松质内，形成微小结核病灶。在免疫力低下时，病灶逐渐扩大，累及周围椎体和椎间盘，形成典型的椎体破坏、椎间隙狭窄等表现。

四、临床表现

脊柱结核的临床表现多样，主要包括以下几个方面。

1. 疼痛

是最常见的症状，多为慢性起病，逐渐加重。病变部位的疼痛可放射至相应节段的神经分布区域。

2. 神经功能障碍

由于椎体破坏、椎旁脓肿压迫脊髓或神经根，患者可能出现肢体麻木、无力、大小便功能障碍等症状，严重时可导致截瘫。

3. 脊柱畸形

胸椎结核常导致后凸畸形，腰椎结核则可能引起腰椎前凸消失或后凸。

4. 全身症状

部分患者可能出现低热、盗汗、消瘦等全身中毒症状。

五、诊断方法

1. 影像学检查

（1）X线检查：可显示椎体破坏、椎间隙狭窄、椎体塌陷等表现，但早期病变可能不明显。

（2）CT检查：能清晰显示椎体、椎弓根及附件的破坏情况，以及椎旁脓肿的范围。

（3）MRI检查：是诊断脊柱结核的首选影像学检查方法。可早期发现椎体骨髓的信号改变、椎间盘的病变、软组织肿胀及脓肿形成等。

2. 实验室检查

（1）血常规及血沉：血沉增快是脊柱结核的重要实验室指标之一，但缺乏特异性。

（2）结核菌素试验（PPD试验）：阳性结果提示机体感染过结核分枝杆菌，但不能区分活动性结核和既往感染。

（3）结核分枝杆菌培养：是确诊脊柱结核的金标准，但培养时间较长，阳性率较低。

（4）结核分枝杆菌核酸检测：如结核分枝杆菌聚合酶链反应（PCR），具有较高的敏感性和特异性，可快速检测结核分枝杆菌。

六、非手术治疗

1. 抗结核药物治疗

抗结核化疗是治疗脊柱结核的基础，贯穿于整个治疗过程。目前的抗结核治疗方案主要采用一线抗结核药物，如异烟肼、利福平、吡嗪酰胺和乙胺丁醇（或链霉素）联合使用，此方案在最佳情况下，可达到90%～100%的治愈率，复发率＜3%。药物的选择、剂量、疗程等应根据患者的年龄、体重、病情严重程度等因素进行个体化调整。此外，患者在治疗过程中可能出现药物不良反应，如异烟肼引起的周围神经炎、利福平引起的肝功能损害等，需密切监测并及时处理。

2. 制动与卧床休息

制动是脊柱结核治疗的重要辅助手段之一，包括使用躯干支具、石膏背心等。制动可限制脊柱活动，减轻疼痛，避免病灶进一步恶化，促进病变的修复和稳定。卧床休息通常建议患者在硬板床上休息，以减轻脊柱的负担，缓解症状。但长期卧床可能导致骨质疏松、肌肉萎缩、压疮等并发症，因此在卧床期间应加强护理，指导患者进行适当的康复锻炼，预防并发症的发生。

七、手术治疗

1. 手术适应证

手术治疗在脊柱结核的治疗中占据重要地位，但需严格掌握手术适应证。并非所有脊柱结核患者都需要手术治疗，以下情况通常需要考虑手术干预。

（1）脊髓压迫：当影像学检查显示脊髓或神经根受压，且患者出现进行性神经功能障碍时，手术可及时解除压迫，恢复脊髓功能。

（2）脊柱不稳定：严重的椎体破坏、椎间隙塌陷或后凸畸形可能导致脊柱不稳定，手术可通过病灶清除、植骨融合及内固定来重建脊柱的稳定性。

（3）顽固性疼痛：经过规范的非手术治疗后，疼痛仍无法缓解，影响患者生活质量，手术可能有助于缓解症状。

（4）大脓肿形成：较大的椎旁脓肿可能压迫邻近组织或引起全身中毒症状，手术清除脓肿可改善病情。

2. 手术方式

脊柱结核的手术方式主要有前路手术和后路手术。前路手术可直接清除病灶，植骨融合，恢复脊柱的稳定性；后路手术则主要用于处理后凸畸形、神经功能障碍等。近年来，随着微创技术的发展，微创手术在脊柱结核的治疗中也得到了一定的应用，具有创伤小、恢复快等优点，但其适应证和疗效仍需进一步研究和验证。

八、预后

脊柱结核的预后因个体差异而异，早期诊断和及时治疗是改善预后的关键。在规范的抗结核药物治疗和适当的手术干预下，大多数患者的病情可以得到有效控制，脊柱功能得以恢复。然而，部分患者可能出现后凸畸形、神经功能障碍等后遗症，严重影响生活质量。对于这些患者，后续的康复治疗和功能锻炼也至关重要。

九、康复治疗与管理

康复治疗是脊柱结核治疗的重要组成部分，旨在最大限度地恢复患者的脊柱功能和生活自理能力。康复治疗包括物理治疗、作业治疗、康复护理等。物理治疗如运动疗法、电刺激、磁疗等，可促进肌肉力量恢复、改善关节活动度、缓解疼痛；作业治疗则着重于日常生活中的活动训练、手功能训练等，可提高患者的自理能力和生活质量。同时，康复护理也应贯穿整个康复过程，包括指导患者正确使用支具、预防并发症、进行心理支持等，以帮助患者更好地适应康复治疗，增强康复信心。

十、总结

脊柱结核是一种具有高致残率的复杂疾病，其诊断和治疗需要综合考虑多种因素。近年来，影像学技术、抗结核药物和手术技术的发展为脊柱结核的诊疗带来了新的突破，但目前仍存在诸多挑战，如耐药结核菌的出现、手术适应证的精确把握、康复治疗的优化等。未来需要进一步加强多学科合作，开展更多的临床研究，探索更有效的诊疗方案，提高脊柱结核的治愈率和患者的生活质量。

参考文献

[1] Scherer J, Mukasa S L, Wolmarans K, et al. Multi-level tuberculosis of the spine identified by 18 F-FDG-PET/CT and concomitant urogenital tuberculosis: A case report from the spinal TB X cohort. Infection, 2024, 52(6): 2507-2519.

[2] Yahia S, Khalil I A, El-Sherbiny I M. Dual antituberculosis drugs-loaded gelatin hydrogel bioimplant for treating spinal tuberculosis. Int J Pharm, 2023, 633: 122609.

[3] Litvinjenko S, Magwood O, Wu S, et al. Burden of tuberculosis among vulnerable populations worldwide: An overview of systematic reviews. Lancet Infect Dis, 2023, 23(12): 1395-1407.

[4] Anderson D B, Beard D J, Rannou F, et al. Clinical assessment and management of lumbar spinal stenosis: clinical dilemmas and considerations for surgical referral. Lancet Rheumatol, 2024, 6(10): e727-e732.

[5] Baumrin E, Loren A W, Falk S J, et al. Chronic graft-versus-host disease. Part Ⅰ: Epidemiology, pathogenesis, and clinical manifestations. J Am Acad Dermatol, 2024, 90(1):1-16.

[6] Jadhav S S, Shah R, Patil V. Tumor-induced osteomalacia: An overview. Best Pract Res Clin Endocrinol Metab, 2024, 38(2): 101834.

[7] Liu R, He J, Fan Q, et al. Clinical efficacy of different surgical approaches in the treatment of thoracolumbar tuberculosis: a multicenter retrospective case-control study with a minimum 10-year follow-up. Int J Surg, 2024, 110(6): 3178-3189.

[8] Zhu H, Guest J D, Dunlop S, et al. Surgical intervention combined with weight-bearing walking training promotes recovery in patients with chronic spinal cord injury: A randomized controlled study. Neural Regen Res, 2024, 19(12): 2773-2784.

[9] Jeyaraman N, Jeyaraman M, Nallakumarasamy A, et al. A proposed management classification for spinal brucellosis from India. Travel Med Infect Dis, 2023, 54: 102614.

[10] Ahluwalia R, Yip G, Richter M, et al. Surgical controversies and current concepts in Lisfranc injuries. Br Med Bull, 2022, 144(1): 57-75.

[11] Taylor J, Bastos M L, Lachapelle-Chisholm S, et al. Residual respiratory disability after successful treatment of pulmonary tuberculosis: A systematic review and meta-analysis. eClinicalMedicine, 2023, 59:101979.

[12] Dogra P, Bancos I, Young W F Jr. Primary Aldosteronism: A pragmatic approach to diagnosis and management. Mayo Clin Proc, 2023, 98(8): 1207-1215.

[13] Pedersen O S, Holmgaard F B, Mikkelsen M K D, et al. Global treatment outcomes of

extensively drug-resistant tuberculosis in adults: A systematic review and meta-analysis. J Infect, 2023, 87(3): 177-189.

第二节　椎间隙化脓性感染

一、概述

椎间隙化脓性感染（pyogenic intervertebral space infection）是一种由化脓性细菌（如金黄色葡萄球菌、白色葡萄球菌等）引起的脊柱感染性疾病，主要累及椎间盘及其相邻的椎体。其发病机制复杂，临床表现多样，早期诊断困难，易导致严重并发症。近年来，随着医学影像技术和抗感染治疗的发展，对该疾病的认识和治疗手段不断进步。

二、流行病学

椎间隙化脓性感染的发病率较低，好发于腰椎，其次为胸椎、颈椎等。主要累及椎体前部。好发年龄为 50 岁以上，男性比女性更易患病。

三、病因与发病机制

椎间隙化脓性感染的病因复杂，多为细菌感染所致。常见的致病菌包括金黄色葡萄球菌、链球菌、大肠杆菌等。感染途径主要有以下几种。

（1）血源性感染：身体其他部位的感染灶通过血液循环传播至椎间隙。

（2）直接感染：如脊柱手术、外伤等直接导致椎间隙感染。

（3）邻近组织感染扩散：如椎旁脓肿、腰大肌脓肿等扩散至椎间隙。

此外，患者的易感因素也与发病密切相关，如糖尿病、长期使用糖皮质激素、恶性肿瘤、营养不良及免疫低下等。

四、临床表现

椎间隙化脓性感染的临床表现多样，主要包括以下几个方面。

1. 疼痛

是最常见的症状，多为持续性钝痛或剧痛，活动时加重，休息后减轻。疼痛部位与受累椎体相关，如腰椎病变常伴有腰痛，可放射至下肢。

2. 发热

多数患者出现发热症状，体温可高达 38℃以上，部分患者可能出现寒战。

3. 神经功能障碍

由于感染导致脊髓或神经根受压，患者可能出现肢体麻木、无力、大小便功能障碍等症状，严重时可导致截瘫。

4. 脊柱畸形

晚期可能出现脊柱后凸或侧凸畸形。

五、诊断方法

1. 影像学检查

（1）X线检查：早期多无明显异常，随着病情发展，可出现椎体破坏、椎间隙狭窄、椎体塌陷等表现。

（2）CT检查：可清晰地显示椎体、椎弓根及附件的破坏情况，以及椎旁脓肿的范围。

（3）MRI检查：是诊断化脓性椎间隙感染的首选影像学检查方法。可早期发现椎体骨髓的信号改变、椎间盘的病变、软组织肿胀及脓肿形成等。

2. 实验室检查

（1）血常规及血沉：血沉增快是常见的实验室指标之一，但缺乏特异性。

（2）C反应蛋白（CRP）：CRP水平升高提示炎症反应活跃。

（3）病原菌培养：通过血液、穿刺液或手术标本进行病原菌培养，明确致病菌，为抗感染治疗提供依据。

3. 穿刺活检

对于疑似椎间隙化脓性感染的患者，可在CT引导下进行椎间隙穿刺活检，获取组织样本进行病理学检查和病原菌培养，以明确诊断。

六、治疗手段

1. 非手术治疗

非手术治疗主要包括抗感染治疗、卧床休息及康复锻炼等。

（1）抗感染治疗：是治疗化脓性椎间隙感染的基础，应根据病原菌培养和药敏试验结果选择合适的抗生素。初始治疗可经验性选择广谱抗生素，待明确病原菌后调整抗生素种类。治疗疗程通常较长，一般为4～6周，甚至更长。

（2）卧床休息：建议患者在硬板床上休息，以减轻脊柱的负担，缓解症状。

（3）康复锻炼：在炎症控制后，逐步进行康复锻炼，增强脊柱稳定性，改善功能。

2.手术治疗

手术治疗适用于以下情况。

（1）神经功能障碍：当患者出现进行性神经功能障碍时，手术可及时解除压迫，恢复脊髓功能。

（2）脊柱不稳定：严重的椎体破坏、椎间隙塌陷或脊柱畸形可能导致脊柱不稳定，手术可通过病灶清除、植骨融合及内固定来重建脊柱的稳定性。

（3）脓肿形成：较大的椎旁脓肿或硬膜外脓肿可能压迫邻近组织或引起全身中毒症状，手术清除脓肿可改善病情。

七、典型案例

患者，中年女性，因"颈痛伴四肢麻木2周"入院。

现病史：患者2周前出现发热，最高体温39.0℃，于当地医院抗感染治疗后体温恢复正常，患者出现颈部疼痛不适，伴有四肢麻木不适感，症状逐渐加重，行颈椎MRI检查考虑C3/4化脓性感染，收入住院治疗。

既往史：平素健康状况良好，否认高血压病史，无糖尿病史，无冠心病史，无房颤史，无外伤史，否认手术史，无肝炎、肺结核、疟疾、菌痢等传染病史。无输血史，否认食物、药物过敏史。

专科查体：脊柱生理弯曲存在，颈椎屈伸活动受限，双侧三角肌外展肌力5级，肱二头肌肌力5级，双手握力5级，双手皮肤感觉减退，Hoffmann征阴性。双侧髂腰肌肌力5级，股四头肌肌力5级，皮肤感觉减退。

辅助检查：颈椎MRI提示颈椎化脓性感染（C3/4），见图7-2-1。

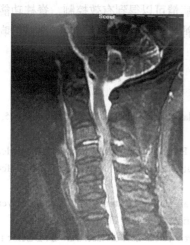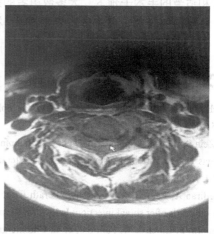

图 7-2-1 术前颈椎 MRI 显示 C3/4 椎间高信号，椎管内脓肿形成

术前诊断：颈椎化脓性感染（C3/4）。

治疗方案：前路颈椎感染病灶清除，取髂骨植骨内固定术，术中透视内固定位置良好（图 7-2-2）。术后进行抗感染治疗，愈合良好。

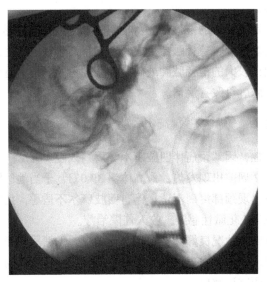

图 7-2-2　术中透视内固定位置良好

八、预后

化脓性椎间隙感染的预后与早期诊断和及时治疗密切相关。在规范的抗感染药物治疗和适当的手术干预下，大多数患者的病情可以得到有效控制，脊柱功能得以恢复。然而，部分患者可能出现脊柱畸形、神经功能障碍等后遗症，严重影响生活质量。

参考文献

[1] Eichenberger E M, Little J S, Baddley J W. Histoplasmosis. Infect Dis Clin North Am, 2025, 39(1): 145-161.

[2] El Zein S, Berbari E F, Passerini M, et al. Rifampin Based Therapy for Patients With Staphylococcus aureus Native Vertebral Osteomyelitis: A Systematic Review and Meta-analysis. Clin Infect Dis, 2024, 78(1): 40-47.

[3] Yagdiran A, Paul G, Meyer-Schwickerath C, et al. Clinical features and outcome of vertebral osteomyelitis after spinal injection: Is it worth the price?. Infection, 2023, 51(3): 599-607.

[4] Baumrin E, Loren A W, Falk S J, et al. Chronic graft-versus-host disease. Part Ⅱ: Disease activity grading and therapeutic management. J Am Acad Dermatol, 2024, 90(1): 19-36.

[5] Baumrin E, Loren A W, Falk S J, et al. Chronic graft-versus-host disease. Part I : Epidemiology, pathogenesis, and clinical manifestations. J Am Acad Dermatol, 2024, 90(1): 1-16.

[6] Schweizer T A, Andreoni F, Acevedo C, et al. Intervertebral disc cell chondroptosis elicits neutrophil response in Staphylococcus aureus spondylodiscitis. Front Immunol, 2022, 13: 908211.

[7] Gao Z, Fan H, He L, et al. Prolonged local retention of vancomycin achieved by a multivesicular liposomes in thermoresponsive gel system for the prevention and treatment of intervertebral disc infection. Colloids Surf B Biointerfaces, 2025, 251: 114593.

[8] Wang Y S, Zhou Y L, Bai G N, et al. Expert consensus on the diagnosis and treatment of macrolide resistant Mycoplasma pneumoniae pneumonia in children. World J Pediatr, 2024, 20(9): 901-914.

[9] Lee C C, Ho C Y, Hong M Y, et al. A simple scoring algorithm predicting paravertebral and/or iliopsoas abscess among adults with community-onset bloodstream infections: Matters of PVL-producing Staphylococcus aureus Infection, 2025, 53(1): 209-220.

[10] Schwartzman G, Reddy S A, Berg S H, et al. Cutaneous melioidosis: An updated review and primer for the dermatologist. J Am Acad Dermatol, 2023, 89(6): 1201-1208.

[11] Caprioli S, Tagliafico A, Fiannacca M, et al. Imaging assessment of deep neck spaces infections: An anatomical approach. Radiol Med, 2023, 128(1): 81-92.

[12] Faiyazuddin M, Sophia A, Ashique S, et al. Virulence traits and novel drug delivery strategies for mucormycosis post-COVID-19: A comprehensive review. Front Immunol, 2023, 14: 1264502.

[13] Yang Y, Wang J, Chang Z. The percutaneous endoscopic lumbar debridement and irrigation drainage technique for the first-stage treatment of spontaneous lumbar spondylodiscitis: A clinical retrospective study. Oxid Med Cell Longev, 2022.

[14] Torres V E, Ahn C, Barten T R M, et al. KDIGO 2025 clinical practice guideline for the evaluation, management, and treatment of autosomal dominant polycystic kidney disease (ADPKD): Executive summary. Kidney Int, 2025, 107(2): 234-254.

[15] Dysphagia Research Team, Chen J, Dai L, et al. A multidisciplinary collaborative diagnosis and rehabilitation program for dysphagia in general hospitals. Biosci Trends, 2024, 18(2): 108-115.

[16] Gu Z, He Y, Xiang H, et al. Self-healing injectable multifunctional hydrogels for intervertebral disc disease. Mater Today Bio, 2025, 32: 101655.

第八章
脊柱肿瘤

第一节　脊柱肿瘤分类与流行病学

一、概述

脊柱是人体重要的结构，支撑着身体的重量并保护脊髓和神经。脊柱肿瘤是一类涉及脊柱骨质、椎管内组织及周围软组织的病变，包括原发性和继发性肿瘤。随着医学技术的发展，对脊柱肿瘤的分类和流行病学研究不断深入，为临床诊断和治疗提供了重要依据。

二、脊柱肿瘤的分类

脊柱肿瘤的分类是临床诊断和治疗的重要基础，分类方法包括肿瘤性质分类、解剖分类等。分类有助于临床医生更好地理解肿瘤的生物学行为，制定合理的治疗方案，并对患者的预后进行评估。

1. 按肿瘤性质分类

脊柱肿瘤可以根据其性质分为良性肿瘤和恶性肿瘤。

（1）良性肿瘤：是指发生在脊柱及其附属结构的良性肿瘤，通常生长缓慢，不会发生远处转移，但可能会引起局部症状，如疼痛、神经压迫或脊柱畸形。

① 骨软骨瘤：属于软骨源性肿瘤，骨软骨瘤是脊柱最常见的良性骨肿瘤之一，通常生长缓慢，多发生在脊柱的后部，常表现为骨表面的外生性生长，由软骨帽和骨性基底组成。一般无症状，除非肿瘤体积较大，压迫神经或脊髓。在骨软骨瘤的影像学表现中，X线检查显示为骨性突起，表面覆盖一层软骨帽；CT检查可见带蒂或无蒂的骨性突起；MRI检查可显示软骨帽厚度（若＞2cm需警惕恶变）。对于骨软骨瘤的治疗，无症状者可观察，在压迫神经或疑似恶变时宜手术切除。

② 骨样骨瘤：常见于青少年和年轻成人，占原发性骨肿瘤的3%，好发于长骨和脊柱，通常表现为夜间疼痛，疼痛可通过非甾体抗炎药缓解。疼痛是主要症状，可能伴有局部压痛。骨样骨瘤的CT检查多显示为小的放射透亮区，周围有骨质硬化；MRI检查显示瘤巢强化。治疗可以采用射频消融或手术切除。

③ 骨母细胞瘤：与骨样骨瘤组织学相似，但瘤巢＞1.5cm，更具侵袭性，好发于儿童和青少年脊柱。通常生长更快，可能引起局部疼痛，疼痛和局部肿胀是常见症状。骨母细胞瘤的X线和CT检查多显示为骨质破坏，周围有骨质增生。治疗以手术切除为主，复发率较高。

④ 血管瘤：脊柱血管瘤是最常见的良性脊柱肿瘤，通常发生在椎体，大多数患者无症状，少数可能引起疼痛或病理性骨折。血管瘤的X线片典型表现为"栅

栏样"或"蜂窝样"改变；CT 检查多提示"栅栏样"骨小梁；MRI 检查多提示 T1 和 T2 加权高信号，增强扫描后信号增强明显。

⑤ 神经鞘瘤：占原发性脊柱肿瘤的 25%～30%，起源于感觉神经根（颈／胸段多见）。神经鞘瘤是脊柱最常见的髓外硬膜下肿瘤，通常为良性。可能引起神经根压迫症状，如疼痛、麻木或肌力减退。MRI 检查显示为边界清楚的肿块，常有对比增强。治疗以手术切除为主，预后良好。

⑥ 脑膜瘤：是脊柱硬膜外最常见的良性肿瘤，通常生长缓慢。可能引起局部疼痛或神经压迫症状。MRI 检查显示为边界清楚的肿块，常有"硬膜尾征"，均匀强化。治疗以手术切除为主，次全切后可能复发。

⑦ 巨细胞瘤：是一种具有局部侵袭性的良性肿瘤，多发生在骶骨，组织学上可见多核巨细胞和单核基质细胞。可引起局部疼痛或神经压迫症状。X 线检查显示为溶骨性骨质破坏，MRI 检查可见"液 - 液平面"。治疗以手术刮除＋辅助治疗为主，复发率高。

⑧ 动脉瘤样骨囊肿：是一种良性肿瘤，膨胀性多房囊性病变，多发生在青少年和年轻成人，可能引起局部疼痛或病理性骨折。X 线检查显示为多房性囊性病变。MRI 检查可见特征性"液 - 液平面"，CT 检查显示薄层骨壳。治疗以栓塞或手术为主，复发风险高。

⑨ 嗜酸性肉芽肿：是一种良性肿瘤，是朗格汉斯细胞组织增生症的表现，儿童多见，可能引起椎体塌陷或局部疼痛。X 线检查显示为椎体均匀性塌陷，可伴软组织肿块。治疗以观察或低剂量放疗为主，部分患者可自愈。

脊柱良性肿瘤虽然通常不会发生远处转移，但可能会引起局部症状，如疼痛、神经压迫或脊柱畸形。对于无症状的小型肿瘤，通常可以选择观察；而对于引起症状或生长迅速的肿瘤，则可能需要手术切除。

（2）恶性肿瘤

① 骨肉瘤：是儿童和青少年中最常见的恶性原发性骨肿瘤之一，占儿童恶性骨肿瘤的 17.46%，与尤因肉瘤共同构成儿童恶性原发性骨肿瘤的 90%。好发于 11～20 岁年龄段，长骨是典型发病部位，脊柱原发罕见。常表现为非特异性症状，如背痛、神经功能缺损和脊柱不稳。转移性或复发性骨肉瘤中可检测到 IFN-γ 和 TGF-β 水平升高，同时 CD4$^+$/CD8$^+$ 比率显著降低。PPARγ mRNA 和蛋白表达水平在骨肉瘤中显著高于良性肿瘤，且与肿瘤分级、转移和复发相关。β-catenin 表达水平也与恶性程度呈正相关。化疗能够显著改善骨肉瘤的预后，但脊柱原发病例（尤其是骶骨型）侵袭性强，预后较差。

② 尤因肉瘤：尤因肉瘤家族肿瘤包括骨原发、骨外原发（如软组织）及原始神经外胚层肿瘤。脊柱原发尤因肉瘤罕见，仅占所有病例的 3%～9%，骶骨是最

常见的发生部位，非骶骨脊柱型侵袭性较低。好发于 5 ～ 15 岁儿童，脊柱病变可表现为原发性或转移性，骶骨型进展迅速且预后差。复发时可表现为硬膜内或硬膜外肿瘤。化疗对尤因肉瘤有效，但对软骨肉瘤反应较差。脊柱病例需多学科协作，手术联合放化疗是主要手段。

③ 转移性脊柱肿瘤：是最常见的恶性脊柱肿瘤，多来源于肺、乳腺、前列腺等部位，占所有原发性脊柱肿瘤的 22%，可导致病理性骨折、恶性脊髓压迫。MRI 检查是评估脊髓压迫风险的关键。综合诊断方法（如 PET-CT）和预防性手术可提高患者生活质量，个体化治疗需结合分子分型，如基于 PPARγ 或 β-catenin 的表达制定策略。

2. 按解剖位置分类

脊柱肿瘤可以根据其在脊柱内的解剖位置分为以下几类。

（1）椎体肿瘤

① 椎体血管瘤：通常为良性，多见于椎体。

② 脊索瘤：多见于骶尾部，生长缓慢但具有局部侵袭性。

（2）椎弓骨巨细胞瘤：具有一定的局部侵袭性。

（3）椎管内肿瘤

① 髓内肿瘤：如脊髓胶质瘤（包括室管膜瘤和星形细胞瘤），发生在脊髓内部。

② 髓外硬膜下肿瘤：如神经鞘瘤和脑膜瘤。

③ 硬膜外肿瘤：多为转移性肿瘤。

脊柱肿瘤的分类对于临床诊断、治疗方案选择及预后评估具有重要意义。解剖分类方法有助于手术规划，而肿瘤性质分类则有助于评估预后和制定治疗策略。

三、脊柱肿瘤的流行病学

1. 总体流行病学特征

（1）发病率：脊柱肿瘤的发病率相对较低，但具体数据因地区、种族等因素而异。原发性脊柱肿瘤在所有骨肿瘤中所占比例约为 10%～ 20%。继发性脊柱肿瘤则相对常见，约占所有恶性肿瘤的 5%～ 10%。

（2）年龄分布：良性脊柱肿瘤多见于青少年和年轻人，而恶性脊柱肿瘤则多见于中老年人。脊柱转移性肿瘤的发病年龄与原发肿瘤的发病年龄相关。

（3）性别分布：在脊柱原发肿瘤中，男性所占比例高于女性。但骨巨细胞瘤中女性所占比例为 52%，男性为 48%。

2. 不同类型脊柱肿瘤的流行病学特征

（1）脊索瘤：多见于男性，发病年龄范围较广，常见于骶骨和颅底。脊索瘤的发病率约为（0.1～0.2）/100万。

（2）软骨肉瘤：多见于中老年人，男性稍多于女性，常见于胸腰段脊柱。

（3）尤文氏肉瘤：多见于儿童和青少年，男性稍多于女性，好发于脊柱及骨盆。

（4）骨肉瘤：多见于青少年，男性稍多于女性，脊柱部位的骨肉瘤相对较少。

（5）转移性脊柱肿瘤：随着恶性肿瘤患者生存期的延长，转移性脊柱肿瘤的发病率呈上升趋势。30%～70%的恶性肿瘤患者在病程中会出现脊柱转移。

3. 不同部位脊柱肿瘤的流行病学特征

（1）颈椎：颈椎肿瘤相对较少，约占脊柱原发肿瘤的25%。良性肿瘤好发于颈椎。

（2）胸椎：胸椎肿瘤约占脊柱原发肿瘤的26%。良性肿瘤和恶性肿瘤均可发生于胸椎，其中良性肿瘤以骨巨细胞瘤和软骨瘤较为常见，恶性肿瘤以脊索瘤和软骨肉瘤较为常见。

（3）腰椎：腰椎肿瘤约占脊柱原发肿瘤的22%。良性肿瘤和恶性肿瘤的分布与胸椎类似。

（4）骶椎：骶椎肿瘤约占脊柱原发肿瘤的27%。恶性肿瘤以骶椎多见，其中脊索瘤和软骨肉瘤较为常见。

四、研究进展

（1）分类研究进展：随着分子病理学的发展，脊柱肿瘤的分类更加细化和精准，为脊柱肿瘤的诊断与治疗提供了新的标准。

（2）流行病学研究进展：近年来，对脊柱肿瘤流行病学特征的研究不断深入，通过大样本的临床研究和Meta分析，对脊柱肿瘤的发病率、年龄分布、性别分布等有了更准确的了解。

参考文献

[1] Creze M, Ghaouche J, Missenard G, et al. Understanding a mass in the paraspinal region: An anatomical approach. Insights Imaging, 2023, 14(1): 128.

[2] Guerin J B, Kaufmann T J, Eckel L J, et al. A radiologist's guide to the 2021 who central nervous system tumor classification: Part 2-newly described and revised tumor types. Radiology, 2023, 307(5): e221885.

[3] Neyazi S, Yamazawa E, Hack K, et al. Transcriptomic and epigenetic dissection of spinal ependymoma (SP-EPN) identifies clinically relevant subtypes enriched for tumors with and without NF2 mutation. Acta Neuropathol, 2024, 147(1): 22.

[4] Purkait S, Praeger S, Felsberg J, et al. Strong nuclear expression of HOXB13 is a reliable surrogate marker for DNA methylome profiling to distinguish myxopapillary ependymoma from spinal ependymoma. Acta Neuropathol, 2025, 149(1): 29.

[5] Wang Y, Wang X, Yu T, et al. Epidemiology and survival of patients with spinal meningiomas: A

large retrospective cohort study. Int J Surg, 2024, 110(2): 921-933.

[6] Chai R C, Yan H, An S Y, et al. Genomic profiling and prognostic factors of H3 K27M-mutant spinal cord diffuse glioma. Brain Pathol, 2023, 33(4): e13153.

[7] Jasiewicz B, Helenius I. Tumors and infections of the growing spine. J Child Orthop, 2023, 17(6): 556-572.

[8] Gomes I, Oliveira R J D S, Girol A P. Signaling pathways in glioblastoma. Crit Rev Oncol Hematol, 2025, 209: 104647.

[9] Murphy K P, Sanders C, Rabatin A E. Evaluation and treatment of the child with acute back pain. Pediatr Clin North Am, 2023, 70(3): 545-574.

[10] Misove A, Vicha A, Broz P, et al. Integrated genomic analysis reveals actionable targets in pediatric spinal cord low-grade gliomas. Acta Neuropathol Commun, 2022, 10(1): 143.

[11] Métais A, Bouchoucha Y, Kergrohen T, et al. Pediatric spinal pilocytic astrocytomas form a distinct epigenetic subclass from pilocytic astrocytomas of other locations and diffuse leptomeningeal glioneuronal tumours. Acta Neuropathol, 2023, 145(1): 83-95.

[12] Zhuo Z, Zhang J, Duan Y, et al. Automated classification of intramedullary spinal cord tumors and inflammatory demyelinating lesions using deep learning. Radiol Artif Intell, 2022, 4(6): e210292.

[13] Chai R, An S, Lin H, et al. Sequencing of cerebrospinal fluid cell-free DNA facilitated early differential diagnosis of intramedullary spinal cord tumors. NPJ Precis Oncol, 2024, 8(1): 43.

[14] Tappa K, Bird J E, Arribas E M, et al. Multimodality imaging for 3D printing and surgical rehearsal in complex spine surgery. Radiographics, 2024, 44(3): e230116.

[15] Mao G, Theodore N. Spinal brachytherapy. Neuro Oncol, 2022, 24(Suppl 6): S62-S68.

[16] Weber M A, Bazzocchi A, Nöbauer-Huhmann I M. Tumors of the spine: When can biopsy be avoided?. Semin Musculoskelet Radiol, 2022, 26(4): 453-468.

第二节　脊柱肿瘤的分期

一、概述

脊柱肿瘤的异质性较大，准确的分期有助于临床医生制定合理的治疗方案并评估预后。随着影像学技术和分子病理学的发展，脊柱肿瘤的分期方法不断细化和优化。目前，脊柱肿瘤的分期主要依据解剖学特点、肿瘤的侵袭范围以及分子病理学特征等。

二、外科分期

1. Weinstein-Boriani-Biagini（WBB）分期

WBB 分期系统是目前应用最广泛的脊柱肿瘤分期方法之一。它通过分析脊柱肿瘤的解剖学位置和侵袭范围，将脊柱肿瘤分为不同的类型，从而指导手术切除策略。WBB 分期系统将脊椎横断面顺时针分为 12 个区，由浅表向深部分为 5 层（A～E 层），并根据肿瘤在纵向的侵犯范围进行综合评估。

A 层：骨外软组织。

B 层：骨性结构浅层。

C 层：骨性结构深层。

D 层：椎管内硬膜外部分。

E 层：硬膜内部分。

WBB 分期的特点在于它能全面考虑肿瘤在脊柱各个方向上的扩展情况，为制定手术切除边界提供了详细的解剖学依据。例如，当肿瘤主要侵犯前部结构（4～9 区）且局限于椎体时，可考虑行椎体切除；若肿瘤侵犯后部结构（1～3 区和 10～12 区）则需行脊椎后弓切除等。

局限性：WBB 系统是一个手术分期系统，主要用于定义肿瘤的局部范围，而不涉及肿瘤的分级或远处转移情况。WBB 分期系统为脊柱肿瘤的手术治疗提供了重要的指导，但在临床实践中，还需结合其他评估系统（Tomita 分期、Tokuhashi 评分等）来综合判断。

2. Tomita 分期

Tomita 分期系统将脊柱肿瘤分为 7 种类型，主要依据肿瘤的侵犯范围，从椎体内局限到多节段跳跃性转移。此分期系统的特点是更具体地描述全脊椎肿瘤，不仅考虑肿瘤的解剖区域，还强调肿瘤的侵犯范围，从而更好地指导全脊椎肿瘤的术前分期和手术计划。

Ⅰ 型：肿瘤局限在椎体内。

Ⅱ 型：肿瘤侵犯椎弓根。

Ⅲ 型：肿瘤从椎体向椎板延伸。

Ⅳ 型：肿瘤侵犯到硬膜外。

Ⅴ 型：肿瘤向椎旁侵犯。

Ⅵ 型：肿瘤侵犯邻近椎体，累及 2～3 个椎节。

Ⅶ 型：3 个或 3 个以上椎节的椎体、椎板被侵犯。

Tomita 分期在指导全脊椎整块切除术方面具有重要意义，通过量化患者的预后风险，帮助医生制定个体化治疗方案。例如，对于预后较差的患者可能倾向于选择姑息性治疗，而预后较好的患者可能更适合积极的手术干预，其应用可能减少治疗不足或过度治疗的风险，从而改善患者的生活质量和生存结局。

3. Enneking 分期

主要用于评估骨肿瘤的生物学行为和侵袭性，帮助制定治疗策略和预测预后，该系统的具体分期如下。

（1）良性脊柱肿瘤分期

Ⅰ期：静止性生长，肿瘤有明显分界和完整包膜，通常无临床症状，一般不需手术，在有神经压迫症状时才手术。

Ⅱ期：生长缓慢，肿瘤包膜不完整或有假包膜，临床症状轻微，肿瘤局限于间室内。可行囊内切除，也可行整块切除或广泛切除，术后复发率低，辅以局部治疗（冷冻、放疗等）可使术后复发率进一步降低。

Ⅲ期：侵袭性且向间室外生长，包膜菲薄或非常不完整，常有反应带形成的假包膜，单纯行囊内刮除易复发，应行整块切除或广泛切除，术后进行放疗、化疗等辅助治疗。

（2）恶性脊柱肿瘤分期

Ⅰ期：低度恶性，可分为ⅠA期（局限于椎体内）和ⅠB期（侵入椎旁间室），肿瘤没有包膜，但周围有反应带形成的假包膜，假包膜外围存在卫星病灶，故单纯沿假包膜切除肿瘤局部易复发，手术应以整块切除或广泛切除为主，特别是ⅠB期，术后应同时辅以有效的综合治疗。

Ⅱ期：高度恶性，可分为ⅡA期（局限于椎体内）和ⅡB期（侵入间室外），肿瘤生长迅速，反应带多不完整，易产生跳跃性转移，周围存在卫星病灶和跳跃性转移灶，应尽量做到广泛的切除边界，术后辅以化疗、放疗等，以减少复发和远处转移。

Ⅲ期：恶性晚期，有远处转移，应以综合治疗为主，不宜手术或仅行局部姑息手术。

Enneking分期系统对脊柱肿瘤的治疗具有重要的指导意义，能够帮助医生根据肿瘤的分期选择合适的治疗方案，以提高治疗效果和患者的生存质量。

三、分期的临床意义

1.治疗决策

外科分期系统如WBB和Tomita分期，为手术切除范围和方式的选择提供了依据。例如，对于WBB分期中局限于椎体的肿瘤，可采用较为局限的切除；而对于侵犯范围广的肿瘤，则需考虑更广泛的切除甚至全脊椎整块切除。明确病理分期有助于指导术后辅助治疗，如对于高危的脊索瘤患者，可考虑术后放疗或化疗。

2.预后评估

不同分期的脊柱肿瘤患者具有不同的预后。分期越早，预后越好。早期肿瘤通常局限于原发部位，手术容易彻底切除，复发和转移风险较低，患者生存时间较长，生活质量较高。分期越晚，预后越差。晚期肿瘤可能侵犯周围组织或发生远处转移，手术难以彻底切除，复发和转移风险较高，患者生存时间较短，生活质量较差。

四、展望

随着影像学技术和分子病理学的不断发展，脊柱肿瘤的分期方法将更加精确和细化。未来的脊柱肿瘤分期系统可能会整合更多的分子标志物和基因信息，从而为个体化治疗和预后评估提供更有力的支持。此外，多学科团队的协作也将促进脊柱肿瘤分期系统的不断完善和应用。

参考文献

[1] Zhou H, Wu F, Dang L, et al. Comparison of the prognostic factors of total en bloc spondylectomy and total piecemeal spondylectomy in patients with Enneking stage Ⅲ giant cell tumor in the thoracic and lumbar spine. Eur Spine J, 2023, 32(1): 254-260.

[2] Tappa K, Bird J E, Arribas E M, et al. Multimodality Imaging for 3D Printing and Surgical Rehearsal in Complex Spine Surgery. Radiographics, 2024, 44(3): e230116.

[3] Capp J C, Pennington Z, Hamouda A, et al. Risk factors for early pathological fracture following stereotactic body radiation therapy for spinal metastases. Neurosurg Focus, 2025, 58(5): E13.

[4] Chhabra A M, Snider J W, Kole A J, et al. Proton therapy for spinal tumors: A consensus statement from the particle therapy cooperative group. Int J Radiat Oncol Biol Phys, 2024, 120(4): 1135-1148.

[5] Yan M, Wu J, Xue M, et al. The Studies of prognostic factors and the genetic polymorphism of methylenetetrahydrofolate reductase C667T in thymic epithelial tumors. Front Oncol, 2022, 12: 847957.

[6] Cao S, Chen K, Jiang L, et al. Intralesional marginal resection for osteoblastoma in the mobile spine: Experience from a single center. Front Surg, 2022, 9: 838235.

[7] MacLean M A, Touchette C J, Georgiopoulos M, et al. Systemic considerations for the surgical treatment of spinal metastatic disease: A scoping literature review. Lancet Oncol, 2022, 23(7): e321-e333.

[8] Nakauchi M, Walch H S, Nussenzweig S, et al. Genomic landscape of adenocarcinomas across the gastroesophageal junction: Moving on from the siewert classification. Ann Surg, 2025, 281(6): 989-996.

[9] Kang Y K, Na K J, Park J, et al. Preoperative evaluation of mediastinal lymph nodes in non-small cell lung cancer using FAPI-46 PET/CT: A prospective pilot study. Eur J Nucl Med Mol Imaging, 2024, 51(8): 2409-2419.

[10] Guo W, Xu W, Meng T, et al. FAP-targeted PET/CT imaging in patients with breast cancer from a prospective bi-center study: Insights into diagnosis and clinic management. Eur J Nucl Med Mol Imaging, 2025, 52(7)2317-2334.

[11] Macedo A C, Tissot C, Therriault J, et al. The use of tau PET to stage alzheimer disease according to the Braak staging framework. J Nucl Med, 2023, 64(8): 1171-1178.

[12] Li X F, Ma T T, Li T. Risk factors and survival prediction model establishment for prognosis in patients with radical resection of gallbladder cancer. World J Gastrointest Surg, 2024, 16(10): 3239-3252.

[13] Tsuji Y, Fukuo Y, Kanemitsu T, et al. Multimodal management of combined posterior and anterior surgical approach and postoperative pharmacological therapy for giant cell tumor of the cervical spine encasing the vertebral artery: a technical case report. Neurol Med Chir (Tokyo), 2022, 62(9): 438-443.

[14] Chanplakorn P, Budsayavilaimas C, Jaipanya P, et al. Validation of traditional prognosis scoring systems and skeletal oncology research group nomogram for predicting survival of spinal metastasis patients undergoing surgery. Clin Orthop Surg, 2022, 14(4): 548-556.

[15] Li Z, Liu W, Hao L, et al. The clinical outcomes and prognostic factors of dedifferentiated central chondrosarcoma in extremities. J Orthop Surg Res, 2024, 19(1): 621.

第三节　脊柱肿瘤的临床表现

一、概述

脊柱肿瘤是较为复杂的疾病，其临床表现多样，易与其他脊柱疾病混淆，导致误诊、漏诊。准确识别脊柱肿瘤的临床表现对于早期诊断和治疗具有重要意义。

二、脊柱肿瘤的常见临床表现

1. 疼痛

疼痛是脊柱肿瘤患者最常见的主诉，其特点和性质因肿瘤类型和部位而异，疼痛性质多样，可表现为局部背痛或放射性疼痛，且常对常规镇痛药物的反应不佳，多为间歇性隐痛，随着病情发展逐渐加重，夜间或活动时尤为明显，疼痛可能从背部放射至身体其他部位，如髋关节、腿部、足部或手臂等。良性肿瘤如骨软骨瘤，通常疼痛较轻或无疼痛，多在影像学检查时偶然发现。恶性肿瘤如脊索瘤、骨肉瘤等，疼痛较为剧烈且呈进行性加重。在转移性脊柱肿瘤中，疼痛控制是治疗的重要目标之一。疼痛的机制可能与肿瘤的生长、骨质破坏、神经压迫等因素有关。例如，脊索瘤常表现为慢性、进行性加重的疼痛，伴有局部压痛。

2. 神经功能障碍

脊柱肿瘤可压迫脊髓和神经根，导致不同程度的神经功能障碍。常见表现包括感觉障碍、运动障碍和自主神经功能障碍。

（1）感觉障碍：患者可出现受损节段以下感觉分离，即痛觉和温度觉丧失而触觉保留。这是因为肿瘤多起始于后角附近，影响传导痛温觉的神经纤维，而触觉纤维位于脊髓后索，相对不受累。

（2）运动障碍：肿瘤压迫脊髓或神经根可能导致四肢无力，患者可出现手部小肌肉萎缩、肌束颤动、肌力减退等上运动神经元受损的表现。若肿瘤压迫前角细胞和皮质脊髓束，可导致肌肉萎缩和痉挛性瘫痪。

（3）自主神经功能障碍：部分患者可能出现血管运动功能障碍，表现为皮肤青紫、多汗或无汗等；还可出现皮肤营养障碍，如皮肤角化、指甲变形等。

（4）大小便功能障碍：可能出现膀胱或肠道功能异常，如排便或排尿困难、大小便失禁等。

3. 脊柱畸形

脊柱肿瘤可导致脊柱的稳定性下降，进而引起脊柱畸形，如后凸、侧凸等。脊柱畸形不仅影响患者的外观，还可加重神经压迫症状，导致疼痛和神经功能障碍加重。例如，胸椎肿瘤常导致后凸畸形，严重时可影响心肺功能。

4. 病理性骨折

肿瘤破坏骨质后，脊柱可能在轻微外力下发生骨折，导致剧烈疼痛且恢复困难。

5. 全身症状

恶性脊柱肿瘤患者可能出现全身症状，如体重减轻、乏力、贫血等。这些症状与肿瘤的消耗性作用有关，提示预后较差。

三、不同类型脊柱肿瘤的临床表现特点

1. 脊索瘤

脊索瘤是一种罕见的骨肿瘤，起源于胚胎残留的脊索细胞，通常生长缓慢但具有局部侵袭性，是一种低级别的恶性肿瘤，多见于男性，常见于骶骨和颅底。其临床表现主要有以下几种。

（1）疼痛：患者常有局部持续性或间歇性疼痛，疼痛可能会向周围放射。

（2）神经压迫症状：骶骨脊索瘤可引起会阴部疼痛、排尿困难、便秘等；颅底脊索瘤可导致头痛、视力减退、复视、平衡障碍、听力下降、面部瘫痪等。

脊索瘤的复发率较高，尤其在手术切除不完全时。虽然脊索瘤的远处转移倾向较低，但去分化亚型的转移风险较高。其主要治疗方法为手术切除，术后常辅以高剂量放疗。

2. 骨巨细胞瘤

骨巨细胞瘤是一种介于良性和恶性之间的肿瘤，多见于青少年和年轻人。其临床表现主要为局部疼痛和肿胀，活动后加重，休息后缓解。若肿瘤侵犯周围组织，

可导致病理性骨折和神经压迫症状。

3.转移性脊柱肿瘤

脊柱是骨转移的常见部位，约90%的脊柱肿瘤为转移性，近年来发病率上升与癌症患者生存期延长及影像学技术进步相关。多见于中老年人，胸椎最常见，其次为腰椎和颈椎，临床表现主要为疼痛和神经功能障碍。疼痛通常较为剧烈，呈进行性加重，伴有夜间痛。神经功能障碍可表现为肢体无力、感觉减退、大小便失禁等。

四、影像学和实验室检查的辅助作用

影像学检查是诊断脊柱肿瘤的重要手段，可显示肿瘤的部位、大小、形态及与周围组织的关系。MRI检查是诊断脊柱肿瘤的首选方法，可清晰地显示脊髓和神经根的受压情况。CT检查对骨质破坏的显示较为清晰，有助于判断肿瘤的侵犯范围。实验室检查如血清肿瘤标志物检测，可为脊柱肿瘤的诊断和鉴别诊断提供参考。例如，骨肉瘤患者血清碱性磷酸酶水平可能升高；转移性脊柱肿瘤患者血清癌胚抗原等肿瘤标志物水平可能升高。

五、总结

脊柱肿瘤的治疗将更加注重多学科的深度融合，包括肿瘤学、神经外科、骨科、放射科、病理科等，以制定更加精准、个性化的治疗方案。随着对脊柱肿瘤生物学行为和分子机制的深入研究，精准医疗将成为未来的发展方向，通过基因检测、蛋白质组学等技术，深入了解肿瘤的分子特征，开发针对特定靶点的药物，实现精准诊断和治疗。

参考文献

[1] Nevzati E, Poletti N, Spiessberger A, et al. Establishing the Swiss Spinal Tumor Registry (Swiss-STR): A prospective observation of surgical treatment patterns and long-term outcomes in patients with primary and metastatic spinal tumors. Front Surg, 2023, 10:1222595.

[2] Qian J, Su L, He J, et al. Dual-Modal Imaging and Synergistic Spinal Tumor Therapy Enabled by Hierarchical-Structured Nanofibers with Cascade Release and Postoperative Anti-adhesion. ACS Nano, 2022, 16(10):16880-16897.

[3] Huo X, Wang K, Yao B, et al. Function and regulation of miR-186-5p, miR-125b-5p and miR-1260a in chordoma. BMC Cancer, 2023, 23(1):1152.

[4] Shakil H, Malhotra A K, Essa A, et al. Chordoma incidence, treatment, and survival in the 21st century: A population-based Ontario cohort study. J Neurosurg, 2024, 142(3):702-711.

[5] Chen S, Ulloa R, Soffer J, et al. Chordoma: A comprehensive systematic review of clinical trials.

Cancers (Basel)，2023，15(24):5800.

[6] Koshimizu H, Nakashima H, Ando K, et al. Patient factors influencing a delay in diagnosis in pediatric spinal cord tumors. Nagoya J Med Sci, 2022, 84(3):516-525.

[7] Kivioja T, Posti J P, Sipilä J, et al. Motor dysfunction as a primary symptom predicts poor outcome: multicenter study of glioma symptoms. Front Oncol, 2024, 13:1305725.

[8] Murakami H, Mizutani H, Nakahara K, et al. Utilization of heavily T2-weighted imaging and dynamic contrast-enhanced 3T magnetic resonance angiography for diagnosing spinal extradural arteriovenous fistula: A case report. Cureus, 2024, 16(12):e76708.

[9] Zheng Y C, Liu Y T, Wei K C, et al. Outcome predictors and clinical presentation of syringomyelia. Asian J Surg, 2023, 46(2): 705-711.

[10] Onesimo R, Agazzi C, Massimi L, et al. Bladder and bowel dysfunction in Down syndrome with neural tube defect: Case report and review of the literature. Ital J Pediatr, 2023, 49(1):89.

[11] Chen Y C, Ou Y C, Hu J C, et al. Bladder Management Strategies for Urological Complications in Patients with Chronic Spinal Cord Injury. J Clin Med, 2022, 11(22):6850.

[12] Payas A, Çiçek F, Ekinci Y, et al. Tractography analysis results of the trigeminus nerve, which contains fibers responsible for proprioception sensation and motor control in Adolescent Idiopathic Scoliosis. Eur Spine J, 2024, 33(12):4702-4709.

[13] Kim M J, Marianayagam N J, Chandra A, et al. Integrated management of metastatic spinal tumors: Current status and future directions. Med Oncol, 2025, 42(6):210.

[14] Takamiya S, Kawabori M, Yamazaki K, et al. Intravenous transplantation of amnion-derived mesenchymal stem cells promotes functional recovery and alleviates intestinal dysfunction after spinal cord injury. PLoS One, 2022, 17(7):e0270606.

[15] Myneni S, Tang L, Akbari H, et al. The skull base chordoma patient reported outcome survey (sbCPROS): a patient-centered, disease-specific tool for assessing quality of life in chordoma patients. J Neurooncol, 2025, 173(1):157-166.

[16] Valbuena Valecillos A D, Gater D R Jr, Alvarez G. Concomitant brain injury and spinal cord injury management strategies: A narrative review. J Pers Med, 2022, 12(7):1108.

[17] Alvarez-Crespo D J, Conlon M, Kazim S F, et al. Clinical characteristics and surgical outcomes of 2542 patients with spinal schwannomas: A systematic review and meta-analysis. World Neurosurg, 2024, 182:165-183.

第四节　脊柱肿瘤的辅助检查

一、概述

　　脊柱肿瘤诊断和治疗需要多种辅助检查手段的综合应用，以明确肿瘤的性质、范围及对周围组织的影响。影像学检查、实验室检查和病理学检查是脊柱肿瘤诊断的重要组成部分，对脊柱肿瘤的诊断、制定合理的治疗方案和评估预后具有重要意义。随着医学技术的发展，这些检查方法不断进步，为脊柱肿瘤的早期诊断和治疗提供了有力支持。

二、影像学检查

1. X 线检查

X 线检查是脊柱肿瘤的初步筛查手段，主要用于观察脊柱的整体形态和骨质改变。X 线平片可以显示脊柱的侧弯、后凸畸形、椎体溶骨性或成骨性改变、椎间隙狭窄或增宽等。例如，溶骨性改变常见于转移性肿瘤，而成骨性改变则可能提示骨肉瘤或骨转移瘤的成骨反应。然而，X 线检查的分辨率较低，对于软组织结构和早期骨质改变的显示能力有限，在 X 线出现骨转移时已处于晚期，误诊和漏诊情况多，且无法提供有关病灶的详细信息，通常需要结合其他影像学检查进一步明确诊断。

2. CT 检查

CT 检查能够显示解剖信息，反映骨质的结构和变化，评估骨骼的完整性和骨质破坏。其具有较高的空间分辨率，可以显示微小病变和软组织肿块，且能观察到骨骼改变，有利于判定骨转移部位、形态和结构，并进行骨组织密度的测量，掌握其他组织成分。研究表明，CT 检查对肺癌脊柱骨转移的诊断准确率较高，能谱曲线在脊柱转移瘤和感染性病变的鉴别诊断中具有重要价值。

（1）常规 CT 检查：能够提供脊柱的横断面图像，对骨质的细微结构和病变的显示更为清晰，对于骨质破坏和软组织肿块的检出具有较高的敏感性。常规 CT 检查可以明确椎体、椎弓根、椎管等骨质的破坏范围，评估肿瘤对脊柱稳定性的影响。例如，CT 检查可以清晰地显示脊柱转移瘤导致的椎体溶骨性破坏、病理性骨折的风险以及椎管内骨质压迫脊髓的情况。此外，CT 检查还可以用于评估脊柱手术的适应证和手术方案的制定，如椎体切除术、内固定术等。

（2）能谱 CT 检查：是一种新型的 CT 成像方法，它通过分析不同能量水平下的 X 线衰减差异，能够更准确地识别组织成分和病变性质。在脊柱肿瘤的诊断中，能谱 CT 可以用于区分骨质中的钙化、出血、坏死等成分，有助于判断肿瘤的良恶性。例如，能谱 CT 可以检测到脊柱转移瘤中的微小钙化灶，提示肿瘤的侵袭性；同时，通过对比增强能谱 CT，可以清晰地显示肿瘤的血供情况和血管生成情况，为肿瘤的分期和治疗提供重要依据。

3. MRI 检查

MRI 检查是诊断脊柱肿瘤的重要手段之一，能够提供脊柱的多平面成像，对软组织结构的分辨率极高，可清晰地显示脊髓和神经根的受压情况，以及肿瘤的部位、大小、形态及与周围组织的关系。MRI 检查对骨转移病灶类型的检出率较高，且对脊柱肿瘤的诊断具有较高的敏感性和准确性。

（1）常规 MRI 检查：通过 T1 加权成像（T1WI）和 T2 加权成像（T2WI）序列，可以清晰地显示脊柱的解剖结构和病变特征。T1WI 上肿瘤多呈低信号或等信号，T2WI 上肿瘤多呈高信号或等信号。常规 MRI 检查可以清晰地显示脊柱肿瘤的大小、形态、位置，以及与周围组织的关系，包括脊髓、神经根、椎旁软组织等。例如，MRI 检查可以区分脊柱肿瘤的实质部分和囊性部分，评估肿瘤对脊髓的压迫程度，判断是否存在脊髓水肿或变性。此外，MRI 检查还可以通过 T1 加权成像（T1WI）和 T2 加权成像（T2WI）的不同信号特征，初步判断肿瘤的性质，如良性肿瘤通常表现为均匀的低信号或等信号，而恶性肿瘤可能表现为不均匀的高信号。

（2）增强 MRI 检查：通过静脉注射造影剂，能够进一步提高肿瘤的显示效果，增强肿瘤与周围正常组织的对比度。增强 MRI 可以清晰地显示肿瘤的血供情况、血管生成情况以及肿瘤内部的坏死、出血等病理改变。例如，在脊柱转移瘤的诊断中，增强 MRI 检查可以显示肿瘤的强化模式，如环形强化、不均匀强化等，有助于判断肿瘤的恶性程度和侵袭性。此外，增强 MRI 检查还可用于评估脊柱肿瘤的治疗效果，如手术切除范围、放疗后的肿瘤反应等。

4. 脊髓造影

脊髓造影是一种传统的脊柱肿瘤诊断方法，通过向蛛网膜下隙注入造影剂，再进行 X 线或 CT 扫描，观察脊髓和神经根的形态改变、受压情况等，对于脊髓肿瘤的诊断具有一定的价值。脊髓造影主要用于评估脊髓内肿瘤或椎管内占位性病变对脊髓和神经根的压迫情况。例如，脊髓造影可以显示脊髓肿瘤导致的脊髓增粗、蛛网膜下隙狭窄或阻塞等改变，有助于判断肿瘤的范围和严重程度。然而，脊髓造影是一种有创性检查，且对软组织病变的分辨率较低，目前已逐渐被无创性的 MRI 检查所替代。

5. PET-CT 检查

PET-CT 检查是一种将正电子发射断层扫描（PET）和 CT 成像相结合的检查方法，通过检测体内放射性核素的分布情况，能够提供组织代谢信息和解剖结构信息，反应肿瘤的代谢活性和全身转移情况，对于脊柱肿瘤的诊断和分期具有重要意义，尤其是对于转移性脊柱肿瘤的检测具有较高的敏感性和特异性。例如，PET-CT 可以通过检测肿瘤细胞对放射性示踪剂的摄取情况，判断肿瘤的代谢活性，从而区分良性和恶性肿瘤。此外，PET-CT 还可以用于评估脊柱肿瘤的全身转移情况，如骨转移、肺转移等，为肿瘤的分期和治疗方案的选择提供重要依据。

三、实验室检查

实验室检查在脊柱肿瘤的诊断中主要用于评估肿瘤的生物学行为和患者的全身状况。常见的实验室检查项目包括以下几种。

1. 肿瘤标志物

肿瘤标志物是一类由肿瘤细胞分泌或产生的物质，可以在血液、尿液或其他体液中检测到。在脊柱肿瘤的诊断中，常用的肿瘤标志物包括以下几种。

（1）碱性磷酸酶（ALP）：在骨肉瘤和骨转移肿瘤中，ALP水平可能升高，提示骨质的代谢活跃。

（2）乳酸脱氢酶（LDH）：LDH水平升高可能提示肿瘤的恶性程度较高，如脊柱恶性淋巴瘤或转移性肿瘤。

（3）前列腺特异性抗原（PSA）：对于男性患者，PSA水平升高可能提示来源于前列腺癌的骨转移。

（4）癌胚抗原（CEA）：CEA水平升高可能提示某些消化道肿瘤的骨转移。

2. 血液学检查

血液学检查包括血常规、血生化等，主要用于评估患者的全身状况和是否存在贫血、感染等情况。例如，贫血可能提示慢性失血或存在恶性肿瘤的消耗，血生化检查可以评估患者的肝肾功能、电解质平衡等，为手术和治疗提供参考。

3. 骨代谢标志物

骨代谢标志物包括骨钙素、降钙素、骨碱性磷酸酶等，主要用于评估骨质的代谢状态。在脊柱肿瘤的诊断中，骨代谢标志物的水平变化可能提示骨质的破坏和修复情况，有助于判断肿瘤的侵袭性和治疗效果。

四、病理学检查

病理学检查是确诊脊柱肿瘤的金标准。通过手术活检或穿刺活检获取肿瘤组织，进行组织病理学检查和免疫组化分析，可以明确肿瘤的类型和性质。分子病理学检查则可以揭示肿瘤的分子特征，为个体化治疗提供依据。

1. 活检

活检是获取肿瘤组织样本的常用方法，包括穿刺活检和手术活检。穿刺活检是一种微创性检查方法，通过细针穿刺肿瘤组织，获取少量组织样本进行病理学检查。手术活检则是在手术过程中直接切除肿瘤组织进行病理学检查。活检的准确性取决于取材的部位和样本的质量，因此需要在影像学引导下进行精准取材。

2. 组织病理学检查

组织病理学检查是通过显微镜观察肿瘤组织的细胞形态、组织结构和核分裂象等特征，明确肿瘤的良恶性、类型和分级。例如，骨肉瘤的病理学特征包括肿瘤细胞的多形性、核分裂象增多以及骨样基质的形成，脊柱转移瘤的病理学特征则取决于原发肿瘤的类型和来源。此外，组织病理学检查还可以通过免疫组化染色等技术，检测肿瘤细胞的特定抗原表达，进一步明确肿瘤的来源和性质。

3. 分子病理学检查

随着分子生物学技术的发展，分子病理学检查在脊柱肿瘤的诊断中逐渐得到应用。分子病理学检查主要包括基因检测、染色体分析、DNA 甲基化检测等，能够检测肿瘤细胞的基因突变、融合基因、染色体异常等分子特征。例如，脊索瘤的分子病理学检查可以检测到 BRAF 基因突变、EGFR 扩增等分子标志物，为靶向治疗提供依据；脊柱转移瘤的分子病理学检查可以检测到原发肿瘤的基因特征，帮助明确肿瘤的来源和转移途径。

五、研究进展

1. CT 能谱曲线在鉴别诊断中的应用

CT 能谱成像技术通过分析不同能量水平下的 X 线衰减特性，提供比传统 CT 更丰富的组织信息。近年来，CT 能谱曲线在脊柱肿瘤的鉴别诊断中显示出重要价值。例如，CT 能谱曲线在脊柱转移瘤和感染性病变的鉴别诊断中的应用。脊柱感染性病变和转移瘤的能谱曲线斜率和 CT 值存在显著差异，当 CT 能谱曲线斜率的阈值为 1.72 时，鉴别两者的灵敏度为 88%，特异性较高。

2. MRI 检查的新进展

（1）高分辨率 MRI 技术：可以更清晰地显示脊柱肿瘤的微小病变和软组织成分，提高诊断的准确性。

（2）功能 MRI 成像：如扩散加权成像（DWI）和磁共振波谱成像（MRS），可以提供肿瘤的代谢信息，有助于肿瘤的早期诊断和鉴别诊断。

3. 分子影像学检查

分子影像学检查通过检测肿瘤特异性分子标志物的表达，可以实现肿瘤的早期诊断和精准定位。例如，使用放射性核素标记的肿瘤特异性抗体或小分子化合物，可以特异性地显示肿瘤细胞，为临床诊断和治疗提供新的视角。

六、展望

随着影像学技术和分子诊断技术的不断发展，脊柱肿瘤的辅助检查方法将更加精确和多样化。未来的脊柱肿瘤辅助检查将整合更多的分子标志物和基因信息，为个体化治疗和预后评估提供更有力的支持。此外，多学科团队的协作也将促进脊柱肿瘤辅助检查技术的不断完善和应用。

参考文献

[1] Bezu M T, Nour A S, Tefera T G, et al. Preliminary review of spine tumor radiologic, intra-operative and histopathology findings, Addis Ababa, Ethiopia. Ethiop J Health Sci, 2022, 32(Spec Iss 1): 41-46.

[2] Takamiya S, Malvea A, Ishaque A H, et al. Advances in imaging modalities for spinal tumors. Neurooncol Adv, 2024, 6(Suppl 3): iii13-iii27.

[3] Alektoroff K, Papanagiotou P. Spinale Tumoren im Kindesalter [Pediatric spinal tumors]. Radiologie (Heidelb), 2023, 63(8): 609-613.

[4] Saha A, Gibbs H, Peck K K, et al. Comprehensive review of the utility of dynamic contrast-enhanced MRI for the diagnosis and treatment assessment of spinal benign and malignant osseous disease. AJNR Am J Neuroradiol, 2025, 46(3): 465-475.

[5] Haddad G, Moussalem C, Saade M C, et al. Imaging of adult malignant soft tissue tumors of the spinal canal: a guide for spine surgeons. World Neurosurg, 2024, 187: 133-140.

[6] Liu J, Xing Y. A case of salmonella enteritis infection in the lumbar spine. Clin Lab, 2025, 71(5): 10.

[7] Sumitani M, Kimura A, Mochizuki T, et al. Cerebrospinal fluid lysophosphatidylcholine species for distinguishing narrowing of the lumbar spine. World Neurosurg, 2024, 183: e571-e575.

[8] Edlow J A. Misdiagnosis of acute headache: Mitigating medico-legal risks. Emerg Med Clin North Am, 2025, 43(1): 67-80.

[9] Tan S K, Bettegowda C, Yip S, et al. Liquid biopsy for spinal tumors: On the frontiers of clinical application. Global Spine J, 2025, 15(1 suppl): 16S-28S.

[10] Hong Y, Zhong L, Lv X, et al. Application of spectral CT in diagnosis, classification and prognostic monitoring of gastrointestinal cancers: progress, limitations and prospects. Front Mol Biosci, 2023, 10: 1284549.

[11] Javed Z, Tariq M, Shamim M S. Role of intra-operative ultrasound in spine tumour surgeries. J Pak Med Assoc, 2025, 75(2): 340-342.

[12] Matsumoto Y. Recent topics in diagnosis and treatment of malignant spinal tumors. Fukushima J Med Sci, 2025, 71(2): 85-95.

[13] Kou M Q, Xu B Q, Liu H T. Multimodal imaging in the diagnosis of bone giant cell tumors: A retrospective study. World J Clin Cases, 2024, 12(16): 2722-2728.

[14] Maciejczak A, Gasik R, Kotrych D, et al. Spinal tumours: Recommendations of the polish society of spine surgery, the polish society of oncology, the polish society of neurosurgeons, the polish society of oncologic surgery, the polish society of oncologic radiotherapy, and the

常见脊柱外科疾病诊疗

polish society of orthopaedics and traumatology. Eur Spine J, 2023, 32(4): 1300-1325.

[15] Bhimreddy M, Weber-Levine C, Jiang K, et al. Sacroiliitis: Current imaging modalities and future directions: a narrative review. Spine J, 2025, 25(5): 863-875.

[16] Lu M, Zhou Z, Chen W, et al. En bloc resection of huge primary tumors with epidural involvement in the mobile spine using the "rotation-reversion" technique: Feasibility, safety, and clinical outcome of 11 cases. Front Oncol, 2022, 12: 1031708.

[17] Patel S, Khan M F, Gensler R, et al. Applications of endoscopic techniques in spinal oncology: A systematic review of the contemporary literature. J Clin Neurosci, 2025, 136: 111232.

第五节　脊柱肿瘤的治疗

一、概述

脊柱肿瘤是临床中较为复杂的疾病，其治疗对于改善患者的生活质量和延长生存期具有重要意义。随着医学技术的发展，脊柱肿瘤的治疗方法不断更新，为患者提供了更多的选择和希望。

二、手术治疗

1. 手术原则

手术是脊柱肿瘤治疗的重要手段之一，其主要目的是切除肿瘤、缓解神经压迫、重建脊柱稳定性和恢复脊柱功能。手术原则包括：尽量完整切除肿瘤，减少对周围正常组织的损伤，避免术后神经功能恶化，确保脊柱的稳定性。

2. 手术方式

（1）整块切除：对于良性肿瘤或局限性恶性肿瘤，如脊索瘤，整块切除是首选的手术方式，可最大限度地减少肿瘤复发。

（2）分块切除：对于较大或侵犯周围组织的肿瘤，可采用分块切除的方法，但在手术过程中需尽量避免肿瘤细胞的扩散。

（3）减压手术：对于脊柱转移性肿瘤，若患者出现脊髓压迫症状，如肢体无力、感觉障碍等，可采用减压手术，以缓解神经压迫，改善患者的生活质量。

3. 手术适应证

（1）良性肿瘤：如骨软骨瘤，当肿瘤压迫周围组织导致脊髓压迫、神经受压或病理性骨折等临床症状时，手术切除是首选。

216

（2）恶性肿瘤：对于早期发现的脊索瘤、软骨肉瘤等恶性肿瘤，手术切除是主要的治疗方式。对于脊柱转移性肿瘤，若患者预期寿命较长，且肿瘤对放疗不敏感，可考虑手术治疗。

三、典型案例

患者，中年男性，右肩背部及右上肢疼痛不适 1 周。

现病史：1 周前患者无明显病因出现右肩背部疼痛，疼痛程度为中度并向右上肢放射，无头痛、头晕，无胸闷、憋气，门诊检查颈胸椎 MRI 考虑胸 2 水平椎管内占位性病变，为进一步治疗收住院。

既往史：平素健康状况一般，有小儿麻痹症病史，否认高血压病史，无糖尿病史，无冠心病史，无房颤史，无外伤史，否认手术史，无肝炎、肺结核、疟疾、菌痢等传染病史。无输血史，否认食物、药物过敏史。

专科查体：胸椎侧弯，颈椎屈伸活动可，右侧肩背部压痛，右上臂浅感觉减退，右肩外展肌力 4+ 级，右肱二头肌力 4+ 级，右手握力 4+ 级，双侧桡骨膜反射存在，双侧 Hoffmann 征阴性。双下肢肌肉萎缩，左下肢较对侧短缩约 3cm，左髂腰肌肌力 1 级，左股四头肌肌力 1 级，左踝屈伸肌力、左足趾屈伸肌力 0 级，右髂腰肌肌力 4- 级，右股四头肌肌力 4- 级，右踝屈伸肌力 3 级、右足踇趾屈伸肌力 3 级，肌张力减低，末梢血运良好。

辅助检查：颈椎 MRI 提示胸段椎管内占位性病变，颈椎间盘突出 C5/6；胸椎 MRI 增强单脏器薄层扫描提示胸 2 水平椎管内髓外硬膜下占位性病变（图 8-5-1、图 8-5-2）。

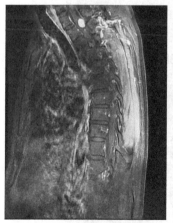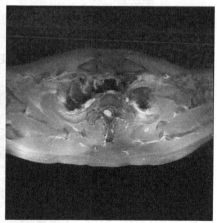

图 8-5-1　术前胸椎增强 MRI（1）

显示椎管内占位性病变，强化明显

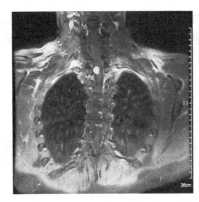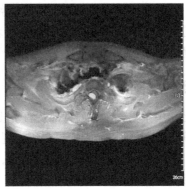

图 8-5-2　术前胸椎增强 MRI（2）

显示椎管内占位性病变，强化明显

术前诊断：胸椎管内肿瘤（胸 2 水平）、脊髓灰质炎后遗症。

治疗方案：显微镜下胸椎管内肿瘤切除术＋椎管减压植骨融合术，术中切开硬脊膜后见胸椎管内肿瘤组织位于髓外硬膜下方（图 8-5-3、图 8-5-4），术中为防止脑脊液漏，行硬脊膜修补（图 8-5-5），完整切除肿瘤组织（图 8-5-6）。

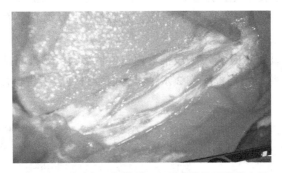

图 8-5-3　术中切开硬脊膜，见肿瘤位于硬脊膜内侧

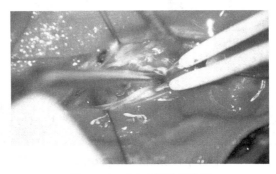

图 8-5-4　术中分离肿瘤组织

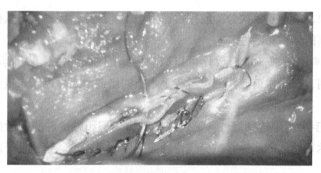

图 8-5-5　完整切除肿瘤组织，行硬脊膜修补

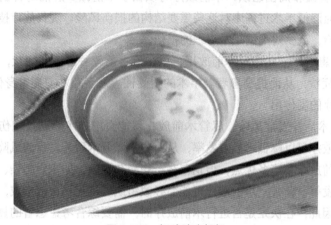

图 8-5-6　切除肿瘤组织

四、放射治疗

放射治疗（radiotherapy，RT）是脊柱肿瘤治疗的重要手段之一，尤其适用于无法完全手术切除的肿瘤、多发性转移瘤以及对放疗敏感的肿瘤类型。

1. 放射治疗的原理

放射治疗通过高能射线破坏肿瘤细胞的 DNA，导致细胞死亡，从而达到控制肿瘤生长的目的。现代放射治疗技术，如立体定向放射治疗能够更精准地定位肿瘤，减少对周围正常组织的损伤，通过高剂量的放射线快速杀死肿瘤细胞。

2. 放射治疗的应用

（1）术前放疗：在治疗脊柱肿瘤中具有重要作用，主要作用有以下几种。

① 缩小肿瘤体积：术前放疗的主要目的是缩小肿瘤体积，从而降低手术难度、

减少术中出血。高剂量单次分割放疗常被用于术前放疗，因为其可以在手术切除前有效减少肿瘤的体积和活性。

② 减少术中出血：术前放疗可以减少肿瘤的血管供应，从而降低术中出血量。研究表明，接受术前放疗的患者在手术中的出血量显著低于未接受术前放疗的患者。

③ 提高手术切除的彻底性：通过缩小肿瘤体积和减少肿瘤的活性，术前放疗可以提高手术切除的彻底性，减少残留肿瘤细胞的可能性。这有助于降低术后复发的风险。

④ 保护脊髓和周围组织：术前放疗可以在手术前减少肿瘤对脊髓和周围组织的压迫，从而降低手术过程中对这些重要结构的损伤风险。现代放疗技术能够更精准地定位肿瘤，减少对周围正常组织的损伤。

⑤ 改善患者术前状态：术前放疗可以在手术前改善患者的症状，如缓解疼痛和神经压迫症状，从而提高患者对手术的耐受性。患者在术前通常身体状况较好，更能耐受放疗的副作用。

⑥ 降低术后并发症风险：尽管术前放疗可能会增加术后感染和伤口问题的风险，但术前放疗可以降低术后复发率，从而间接降低术后并发症的风险。

尽管术前放疗有诸多优点，但也存在一些潜在风险，如术后感染、伤口愈合不良和局部复发等。此外，术前放疗可能会导致组织纤维化和瘢痕形成，增加手术操作的难度。因此，在决定是否进行术前放疗时，需要综合考虑患者的具体情况和肿瘤的特征。

（2）术后放疗：脊柱肿瘤的术后放疗（postoperative radiotherapy，PORT）是治疗脊柱肿瘤的重要组成部分，其主要作用包括以下几种。

① 降低局部复发风险：术后放疗的主要目的是减少肿瘤的局部复发。对于一些难以完全切除的肿瘤，如脊索瘤、尤因肉瘤、骨肉瘤等，术后放疗可以显著降低局部复发率。

② 提高生存率：术后放疗可以延长患者的生存时间。对于转移性脊柱肿瘤，术后放疗的中位生存时间显著长于未接受放疗的患者。

③ 缓解症状，提高生活质量：术后放疗可以缓解由肿瘤引起的疼痛、神经压迫等症状，从而提高患者的生活质量。例如，对于一些术后仍有残留肿瘤的患者，术后放疗可以有效控制肿瘤生长，减少对神经的压迫。

④ 减少术后并发症：尽管术后放疗可能会带来一些并发症，如放射性脊髓病、骨坏死等，但其在降低局部复发风险方面的收益通常大于风险。

⑤ 减少对正常组织的损伤：现代放疗技术，如立体定向放射治疗，能够更精

准地定位肿瘤，减少对周围正常组织的损伤。

⑥ 适用于多种肿瘤类型：术后放疗适用于多种脊柱肿瘤，包括原发性肿瘤（如尤因肉瘤、骨肉瘤）和转移性肿瘤。对于一些对放疗敏感的肿瘤，术后放疗可以作为标准治疗手段。

术后放疗在脊柱肿瘤的治疗中具有重要作用，能够显著降低局部复发风险，提高患者的生存率和生活质量。然而，术后放疗也需要根据患者的具体情况进行个体化调整，以最大限度地发挥其治疗效果。

（3）姑息性放疗（palliative radiotherapy，PR）：是针对晚期或转移性脊柱肿瘤患者的一种重要治疗手段，其主要目的是缓解症状、改善患者的生活质量，而非治愈疾病。姑息性放疗在脊柱肿瘤治疗中的主要作用如下。

① 缓解疼痛：疼痛是脊柱肿瘤患者最常见的症状之一，尤其是当肿瘤侵犯椎体或压迫神经时。姑息性放疗可以通过缩小肿瘤体积、减少对周围神经和骨组织的压迫来有效缓解疼痛。

② 改善神经功能：脊柱肿瘤可能导致脊髓压迫，引起神经功能障碍，如肢体麻木、无力甚至瘫痪。姑息性放疗可以快速缩小压迫脊髓的肿瘤，改善神经功能，防止进一步的神经损伤。

③ 预防病理骨折：对于骨转移导致的椎体不稳定或即将发生病理骨折的患者，姑息性放疗可以增强骨质，减少骨折风险。

④ 控制肿瘤生长：虽然姑息性放疗的主要目标不是治愈肿瘤，但它可以通过控制肿瘤的局部生长，减少肿瘤对周围组织的侵袭，从而延长患者的生存时间。

⑤ 改善呼吸功能：当肿瘤压迫气道或导致呼吸困难时，姑息性放疗可以缩小肿瘤体积，缓解气道阻塞，改善患者的呼吸功能。

⑥ 减少出血：对于一些容易出血的肿瘤，姑息性放疗可以通过减少肿瘤的血管生成，降低出血风险。

（4）立体定向放射治疗和立体定向体部放射治疗：是近年来在脊柱肿瘤治疗中广泛应用的先进放疗技术。其主要作用如下。

① 局部肿瘤控制：高剂量精准照射，通过高剂量的精准照射，能够有效控制脊柱肿瘤的局部生长。与传统放疗相比，其更高的剂量分割和更精准的定位可以显著提高局部控制率。

② 缓解疼痛：能够在短时间内显著缓解由脊柱肿瘤引起的疼痛，高剂量放疗能够更持久地控制疼痛，减少患者后续需要的治疗次数。

③ 改善神经功能，减轻神经压迫：对于脊柱肿瘤引起的脊髓压迫，放疗能够

快速缩小肿瘤体积，减轻对脊髓和神经根的压迫，从而改善神经功能。通过精准的剂量分布，能够最大限度地保护周围正常组织，减少神经损伤的风险。

④ 抗血管生成和免疫效应：能够破坏肿瘤的血管生成，减少肿瘤的血液供应，从而抑制肿瘤生长。通过高剂量放疗诱导肿瘤细胞释放抗原，激活免疫系统，产生抗肿瘤免疫反应。

⑤ 远隔效应：不仅对局部肿瘤有显著的控制作用，还可能通过激活免疫系统产生远隔效应，对全身其他部位的肿瘤也起到一定的抑制作用。

⑥ 治疗机制的独特性：能够产生更多的 DNA 双链断裂，减少肿瘤细胞的 DNA 修复能力，从而更有效地杀死肿瘤细胞。能够实现从治疗区域到周围正常组织的快速剂量梯度变化，最大限度地保护脊髓等敏感组织。

（5）近距离放射治疗：近距离放射治疗（brachytherapy）是一种将放射性物质直接放置在肿瘤内部或附近的治疗方法，广泛应用于多种肿瘤的治疗，包括脊柱肿瘤。其主要作用如下。

① 局部肿瘤控制：近距离放射治疗能够将高剂量的放射性物质直接作用于肿瘤，从而实现对肿瘤的精准打击，显著提高局部肿瘤的控制率。

② 缓解疼痛：疼痛是脊柱肿瘤患者最常见的症状之一，近距离放射治疗能够有效缓解由肿瘤引起的疼痛。

③ 改善神经功能：脊柱肿瘤常压迫脊髓或神经根，导致神经功能障碍。近距离放射治疗通过缩小肿瘤体积，减轻对神经结构的压迫，从而改善患者的神经功能。

④ 减少对周围正常组织的损伤：近距离放射治疗的一个显著优势是其能够最大限度地减少对周围正常组织的放射性损伤。

（6）重离子放射治疗（heavy ion radiotherapy，HIR）：是近年来在脊柱肿瘤治疗中逐渐受到关注的先进放疗技术。其主要作用如下。

① 精准打击肿瘤：重离子放射治疗利用高能重离子束的物理特性，能够将能量高度集中在肿瘤内部，最大限度地减少对周围正常组织的损伤。

② 更高的生物学效应：重离子放射治疗具有更高的相对生物学效应，对肿瘤细胞的杀伤能力更强。

③ 治疗难治性肿瘤重离子放射治疗在治疗对传统放疗不敏感的肿瘤方面表现出色。例如，对于脊索瘤患者，重离子放射治疗能够显著提高局部控制率和生存率。

④ 减少副作用：由于重离子放射治疗的精准性和高生物学效应，其在治疗过程中能够减少对周围正常组织的损伤，从而降低副作用的发生率。

总之，放射治疗是脊柱肿瘤治疗的重要组成部分，其在缓解症状、控制肿瘤生长和延长患者生存期方面发挥了重要作用。未来，随着技术的不断进步，放射治疗将为脊柱肿瘤患者带来更多的治疗选择和更好的预后。

五、化学治疗

脊柱肿瘤的化学治疗（chemotherapy for spinal tumors）是指通过使用化学药物来治疗脊柱肿瘤的一种治疗方法。这些化学药物可以是细胞毒性药物、靶向药物或免疫调节药物，其目的是通过药物的药理作用来抑制或杀灭肿瘤细胞，从而达到治疗脊柱肿瘤的目的。

1. 治疗对象

脊柱肿瘤，包括原发性脊柱肿瘤（脊柱骨肉瘤、脊索瘤、脊柱胶质瘤等）和继发性脊柱肿瘤（脊柱转移瘤）。

2. 治疗机制

化疗药物通过干扰肿瘤细胞的 DNA 合成、细胞分裂或代谢过程，抑制肿瘤细胞的增殖或诱导其凋亡。一些新型化疗药物（如靶向药物）还可以通过特异性作用于肿瘤细胞的特定靶点，减少对正常细胞的损伤。

3. 给药方式

化疗药物通常通过静脉注射、口服或脊髓内注射等方式给药。给药方式的选择取决于药物的药代动力学特性、肿瘤的类型和患者的个体情况。

4. 治疗目的

① 抑制肿瘤细胞生长：化疗药物通过干扰肿瘤细胞的增殖周期，抑制其生长和分裂，从而延缓肿瘤的进展。

② 缩小肿瘤体积：术前化疗可以使肿瘤体积缩小，降低手术难度，提高手术切除率。

③ 预防和治疗肿瘤转移：化疗可以清除潜在的微小转移灶，降低肿瘤转移的风险。对于脊柱转移瘤，化疗药物可以进入血液循环，作用于全身的肿瘤细胞，减少转移的可能性。

④ 缓解症状：化疗可以减轻肿瘤引起的疼痛、神经压迫等症状，改善患者的生活质量。

⑤ 延长生存期：对于一些恶性脊柱肿瘤，化疗可以延长患者的生存期。

⑥ 联合治疗：化疗常与其他治疗方法（如手术、放疗）联合使用，以提高治疗效果。

六、靶向治疗

脊柱肿瘤的靶向治疗是指通过对肿瘤细胞特有的分子靶点（如基因突变、蛋白质表达等），使用特异性药物来抑制肿瘤生长、转移或诱导肿瘤细胞凋亡的一种精准治疗手段。靶向治疗具有更高的选择性和更低的全身毒性。

脊柱肿瘤的靶向治疗通过精准作用于肿瘤细胞的特定分子靶点，主要作用机制如下。

（1）抑制肿瘤细胞增殖：靶向药物可以特异性地阻断肿瘤细胞内的信号传导通路，从而抑制肿瘤细胞的增殖。

（2）诱导肿瘤细胞凋亡：靶向药物可以通过多种机制诱导肿瘤细胞凋亡，从而减少肿瘤细胞的数量。

（3）抑制肿瘤血管生成：肿瘤的生长和转移依赖于丰富的血液供应，靶向药物可以通过抑制肿瘤血管生成来抑制肿瘤。

（4）增强免疫系统对肿瘤的识别和攻击：靶向治疗可以通过调节肿瘤微环境，增强免疫系统对肿瘤细胞的识别和攻击能力。

（5）缓解症状、改善患者生活质量：靶向治疗可以有效控制肿瘤的生长和转移，从而缓解肿瘤引起的疼痛、神经压迫等症状，改善患者的生活质量。

（6）延长生存期：靶向治疗通过精准抑制肿瘤细胞的生长和转移，可以显著延长患者的无进展生存期。

七、总结

（1）手术治疗方面：微创手术的发展如经皮椎弓根螺钉内固定、经椎弓根注射骨水泥的椎体成形术可增强脊柱稳定性，以较小代价维持脊柱稳定。此外，手术与放疗的联合应用也取得了显著进展，如分离手术后行立体定向放疗可提高局部控制率和生存率。

（2）放射治疗方面：随着放射治疗技术的不断进步，脊柱肿瘤的放射治疗效果显著提高，可实现高精度、高剂量的放射治疗，减少对周围正常组织的损伤，提高患者的生存率和生活质量。

（3）靶向治疗方面：靶向治疗在脊柱肿瘤中的应用前景广阔，通过基因检测和分子诊断，识别肿瘤特异性分子标志物，可实现精准治疗。

参考文献

[1] Lenga P, Kühlwein D, Grutza M, et al. Decoding pediatric spinal tumors: A single-center retrospective case series on etiology, presentation, therapeutic strategies, and outcomes. Neurosurg Rev, 2024, 47(1): 557.

[2] Esparragosa Vazquez I, Ducray F. The role of radiotherapy, chemotherapy, and targeted therapies in adult intramedullary spinal cord tumors. Cancers (Basel), 2024, 16(16): 2781.

[3] Seok S Y, Cho J H, Lee H R, et al. Analysis of early post-radiation surgical management of metastatic spinal tumors. J Clin Med, 2025, 14(3): 1032.

[4] Czyz M, Wensink E G, Coimbra B, et al. AO Spine clinical practice recommendations: Current systemic oncological treatments with the largest impact on patients with metastatic spinal disease. Global Spine J, 2025, 15(4): 1884-1889.

[5] Chen H, Ghia A J, Maralani P J, et al. Advanced radiotherapy technologies in spine tumors: What the surgeon needs to know. Global Spine J, 2025, 15(1 suppl): 104S-119S.

[6] Salako O, Habeebu M Y, Okediji P T, et al. A systematic review and meta-analysis of side effects influenced by non-surgical treatments in African cancer patients. Support Care Cancer, 2025, 33(4): 356.

[7] Fetisov T I, Khazanova S A, Shtompel P A, et al. Perspectives of cell sensitivity/resistance assay in soft tissue sarcomas chemotherapy. Int J Mol Sci, 2023, 24(15): 12292.

[8] Zhang X, Zhang X, Yin H, et al. Roles of SPOCK1 in the formation mechanisms and treatment of non-small-cell lung cancer and brain metastases from lung cancer. Onco Targets Ther, 2025, 18: 35-47.

[9] Li Y, Yan B, He S. Advances and challenges in the treatment of lung cancer. Biomed Pharmacother, 2023, 169: 115891.

[10] Luo D, Liao S, Li Q, et al. Case Report: A Case of Locally Advanced Pancreatic Cancer Which Achieved Progression Free for Over 12 Months by Subsequent Therapy with Anlotinib Hydrochloride Plus Tegafur-Gimeracil-Oteracil Potassium (TS-1). Front Oncol, 2022, 12: 862600.

[11] Biczo A, Sahgal A, Verlaan J J, et al. Latest developments in targeted biological therapies in the management of chordoma and chondrosarcoma. Global Spine J, 2025, 15(1 suppl): 120S-131S.

[12] Chaliparambil R K, Krushelnytskyy M, Shlobin N A, et al. Surgical management of spinal metastases from primary thyroid carcinoma: demographics, clinical characteristics, and treatment outcomes - a retrospective analysis. J Craniovertebr Junction Spine, 2024, 15(1): 92-98.

[13] Huang J H, Guo W, Liu Z. Discussion on gemcitabine combined with targeted drugs in the treatment of pancreatic cancer. World J Gastroenterol, 2023, 29(3): 579-581.

[14] Tan S K, Bettegowda C, Yip S, et al. Liquid biopsy for spinal tumors: On the frontiers of clinical application. Global Spine J, 2025, 15(1 suppl): 16S-28S.

[15] Singh S, Sawal A. Comprehensive review on pancreatic head cancer: Pathogenesis, diagnosis,

and treatment challenges in the quest for improved survival. Cureus, 2024, 16(2): e54290.

[16] Singh S, Sawal A. Comprehensive review on pancreatic head cancer: Pathogenesis, diagnosis, and treatment challenges in the quest for improved survival. Cureus, 2024, 16(2): e54290.

[17] Mahdi O A, Gharios M, Fatfat A, et al. Epidemiology, tumour characteristics, treatment and outcomes associated with spinal nerve sheath tumours: A systematic review protocol. BMJ Open, 2024, 14(10): e083011.

[18] Makishima J, Yamamoto S, Yata S, et al. Efficacy of subtraction computed tomography arteriography during preoperative embolization in spinal tumors. Yonago Acta Med, 2024, 67(1): 61-67.

第六节　脊柱肿瘤的随访

一、概述

脊柱肿瘤的随访是治疗过程的重要组成部分，通过定期随访可以及时发现肿瘤复发、转移或新的病变，评估治疗效果，调整治疗方案，提高患者的生活质量和生存率。随着医学技术的发展，脊柱肿瘤的随访方法和内容也在不断丰富和完善。

二、脊柱肿瘤的随访目的

脊柱肿瘤随访的主要目的是监测患者的病情变化，评估治疗效果，及时发现复发或转移，并采取相应的干预措施，随访还可以帮助评估患者的神经功能恢复情况、疼痛缓解程度以及生活质量的改善情况。

（1）监测肿瘤复发和转移：通过定期的影像学检查和实验室检查等，及时发现肿瘤的复发和转移，以便早期干预。

（2）评估治疗效果：观察患者在接受治疗后的症状缓解情况、神经功能恢复情况以及生活质量的改善情况。

（3）早期发现并发症：及时发现和处理治疗后可能出现的并发症，如感染、神经损伤等。

（4）调整治疗方案：根据随访结果，及时调整治疗方案，优化治疗效果。

三、脊柱肿瘤的随访内容

1. 病史采集

（1）症状评估：详细询问患者的疼痛情况、神经功能变化、肢体活动能力等。

（2）生活质量评估：了解患者的生活自理能力、心理状态等，可使用生活质量评估量表进行量化评估。

2. 体格检查

（1）神经系统检查：重点检查患者的肌力、感觉、反射等神经功能情况。

（2）脊柱检查：观察脊柱的形态、活动度，检查有无压痛、叩击痛等。

3. 影像学检查

（1）X线检查：用于观察脊柱的形态和稳定性，但敏感性和特异性相对较低。

（2）CT检查：可清晰地显示脊柱的骨质结构和病变的范围，对于骨质破坏和软组织肿块的检出具有较高的敏感性。

（3）MRI检查：是评估脊柱肿瘤及其对周围组织影响的首选方法，可清晰地显示脊髓和神经根的受压情况，以及肿瘤的部位、大小、形态及与周围组织的关系。

（4）PET-CT检查：对于监测肿瘤的全身转移情况具有重要意义，尤其是对于转移性脊柱肿瘤的检测具有较高的敏感性和特异性。

4. 实验室检查

（1）血清肿瘤标志物检测：如癌胚抗原（CEA）、甲胎蛋白（AFP）、前列腺特异抗原（PSA）等，可用于监测肿瘤的复发和转移情况。

（2）血常规和生化检查：了解患者的全身状况，评估治疗的副作用等。

四、脊柱肿瘤的随访方法

1. 门诊随访

门诊随访是最常见的随访方式，患者定期到医院进行复诊，接受病史采集、体格检查和必要的辅助检查。门诊随访的优点是能够直接与医生交流，进行详细的检查和评估，但需要患者往返医院，容易受医院资源和时间的限制。

2. 电话随访

通过电话与患者进行沟通，了解患者的病情变化和治疗效果。电话随访的优点是方便快捷，可在短时间内完成对患者的随访，但无法进行详细的体格检查和辅助检查，信息获取相对有限。

3. 远程医疗随访

利用互联网技术，通过视频会议、在线问卷等方式进行随访。远程医疗随访可突破时间和空间的限制，提高随访的便利性和效率，尤其适用于居住偏远或行动不便的患者。但远程医疗随访对设备和技术要求较高，且不能完全替代面对面的检查和评估。

五、随访计划的制定

1. 随访频率

根据患者的病情、肿瘤类型、治疗方式等因素制定个性化的随访频率。

（1）术后早期随访：术后 3～6 个月内进行首次影像学检查如 MRI 或 CT 检查，评估手术效果和肿瘤切除情况。

（2）术后中期随访：术后 1 年内每 3～4 个月进行一次随访，包括影像学检查和实验室检查。

（3）术后长期随访：术后 1 年后，根据患者的具体情况，每 6 个月进行一次随访，持续 5 年或更长时间。

2. 随访内容的选择

根据每次随访的目的和患者的实际情况选择合适的随访内容。例如，对于术后患者，早期随访应重点关注伤口愈合情况、神经功能恢复情况等；对于放疗后的患者，应关注放疗引起的副作用和迟发性反应等。

六、预后评估

1. 预后影响因素

（1）肿瘤类型和分期：不同类型的脊柱肿瘤具有不同的预后。

（2）治疗方式：手术切除的程度、放疗的剂量和范围、化疗的方案等都会影响患者的预后。

（3）患者个体因素：如年龄、性别、基础疾病、免疫功能等。

（4）随访发现的复发和转移情况：肿瘤的复发和转移是影响预后的重要因素，早期发现和干预可改善预后。

2. 预后评分系统

脊柱肿瘤的预后评分系统是评估患者治疗效果和生存预后的重要工具。常见的预后评分系统有以下几种。

（1）Tomita 评分系统：主要用于评估脊柱转移瘤患者的预后，并指导手术治疗决策。该评分系统考虑了原发肿瘤的生长速度、内脏转移情况、骨转移情况这三种因素。评分结果及对应治疗手段如下。

2～3 分：预期寿命较长，适合进行广泛性或边缘性肿瘤切除术。

4～5分：预期寿命适中（1～2年），适合局部控制肿瘤的手术。

6～7分：预期寿命较短（6～12个月），适合姑息性手术。

8～10分：预期寿命极短，通常小于3个月，预后较差，不建议手术。

（2）Tokuhashi评分系统：是另一种广泛使用的预后评分工具，主要用于评估脊柱转移瘤患者的预期生存期。

该评分系统包括患者的全身状况、脊柱外骨转移的数目、椎体骨转移的数目、重要内脏器官转移情况、原发病灶类型、脊髓损害程度（根据Frankel分级）六个参数。

根据其评分结果预期的生存时间如下：

0～8分：预期生存时间小于6个月。

9～11分：预期生存时间为6～12个月。

12～15分：预期生存时间超过12个月。

（3）改良Bauer评分系统：是一种用于评估脊柱转移瘤患者预后的评分工具，主要用于预测患者的生存期，并指导临床治疗决策。改良Bauer评分系统从有无内脏转移，原发肿瘤类型（非肺癌），原发肿瘤为乳腺癌、肾癌、淋巴瘤或骨髓瘤，单骨转移这四个维度进行评估。评分为0～4分，得分越高，预后越好。

（4）新英格兰脊柱转移瘤评分系统（NESMS）：NESMS系统是近年来提出的一种新的预后评分工具，通过改良Bauer评分、术前行走状态及血白蛋白水平等指标进行评分，可预测脊柱转移瘤患者的生存期。

脊柱肿瘤的预后评分系统在临床实践中具有重要意义，不同的评分系统适用于不同的临床场景，选择合适的评分工具可以帮助医生更准确地评估患者的预后，制定个性化的治疗方案。

七、展望

1. 随访方法的创新

随着科技的发展，远程医疗技术在脊柱肿瘤随访中的应用越来越广泛，提高了随访的便利性和效率。

2. 预后评估的精准化

通过基因检测和分子诊断技术，识别肿瘤特异性分子标志物，可实现更精准的预后评估，为个体化治疗提供依据。

3. 多学科团队协作

脊柱肿瘤的随访应由多学科团队共同参与，包括脊柱外科医生、肿瘤科医生、影像科医生、康复治疗师等，以确保患者获得全面的评估和治疗。

参考文献

[1] Pan J, Gu Y, Zhang F. One step excision combined with unilateral transforaminal intervertebral fusion via minimally invasive technique in the surgical treatment of spinal dumbbell-shaped tumors: A retrospective study with a minimum of 5 years' follow-up. Front Surg, 2022, 9: 939505.

[2] Aloui A, Kacem M S, Bahroun S, et al. Solitary plasmocytoma of the thoracic spine: A case report. Int J Surg Case Rep, 2023, 111: 108799.

[3] Kumar J I, Jallo G I, Shimony N. Knowledge Review of Spinal Deformity and the Need for Fusion and Fixation following Treatment for Spinal Tumors among the Pediatric Age Group. Pediatr Neurosurg, 2023, 58(5): 281-289.

[4] Hu X, Barber S M, Ji Y, et al. Implant failure and revision strategies after total spondylectomy for spinal tumors. J Bone Oncol, 2023, 42: 100497.

[5] Liao D, Li D, Wang R, et al. Hemilaminectomy for the removal of the spinal tumors: An analysis of 901 patients. Front Neurol, 2023, 13: 1094073.

[6] Salas Campos D A, Weihs D, Rosenkranz M, et al. Pre and postoperative levels of carcinoembryonic antigen in microsatellite stable versus instable colon cancer: A retrospective analysis. J Gastrointest Cancer, 2023, 54(2): 600-605.

[7] Rogers S N, Udayasankar U, Pruthi S, et al. Imaging of pediatric spine and spinal cord tumors: A COG Diagnostic Imaging Committee/SPR Oncology Committee/ASPNR White Paper. Pediatr Blood Cancer, 2023, 70 (Suppl 4): e30150.

[8] Zhang J K, Javeed S, Greenberg J K, et al. Diffusion MRI metrics characterize postoperative clinical outcomes after surgery for cervical spondylotic myelopathy. Neurosurgery, 2025, 96(1): 69-77.

[9] Paris E, De Marco G, Vazquez O, et al. Polyostotic fibrous dysplasia with epiphyseal involvement of the proximal femur in a child: A case report and review of the literature. Front Pediatr, 2025, 12: 1505766.

[10] Tan S K, Bettegowda C, Yip S, et al. Liquid biopsy for spinal tumors: On the frontiers of clinical application. Global Spine J, 2025, 15(1 suppl): 16S-28S.

[11] Liu J, Huang J N, Wang M H, et al. Image-based differentiation of benign and malignant peripheral nerve sheath tumors in neurofibromatosis type 1. Front Oncol, 2022, 12: 898971.

[12] Wang L, Gan J, Tang N, et al. Innovative dura-splitting strategy for resection of spinal meningioma along with the inner layer of dura mater. Neurosurg Focus, 2025, 58(5): E3.

[13] Saccenti L, Varble N, Borde T, et al. Quantifying morphologic variations as an alternate to standard response criteria for unresectable primary liver tumors after checkpoint inhibition therapy. Radiol Med, 2025, 130(2): 226-234.

[14] Biczo A, Sahgal A, Verlaan J J, et al. Latest developments in targeted biological therapies in the management of chordoma and chondrosarcoma. Global Spine J, 2025, 15(1 suppl):

120S-131S.

[15] Polinelli F, Pileggi M, Cabrilo I, et al. An extended follow-up of spinal instrumentation rescue with cement augmentation. AJNR Am J Neuroradiol, 2024, 45(11): 1805-1810.

[16] Vetrano I G, Gioppo A, Faragò G, et al. Hemangioblastomas and other vascular origating tumors of brain or spinal cord. adv exp med biol, 2023, 1405: 377-403.